Irma Brenman Pick
Authentizität in der psychoanalytischen Begegnung

Das Anliegen der Buchreihe Bibliothek der Psychoanalyse besteht darin, ein Forum der Auseinandersetzung zu schaffen, das der Psychoanalyse als Grundlagenwissenschaft, als Human- und Kulturwissenschaft sowie als klinische Theorie und Praxis neue Impulse verleiht. Die verschiedenen Strömungen innerhalb der Psychoanalyse sollen zu Wort kommen, und der kritische Dialog mit den Nachbarwissenschaften soll intensiviert werden. Bislang haben sich folgende Themenschwerpunkte herauskristallisiert: Die Wiederentdeckung lange vergriffener Klassiker der Psychoanalyse – wie beispielsweise der Werke von Otto Fenichel, Karl Abraham, Siegfried Bernfeld, W. R. D. Fairbairn, Sándor Ferenczi und Otto Rank – soll die gemeinsamen Wurzeln der von Zersplitterung bedrohten psychoanalytischen Bewegung stärken. Einen weiteren Baustein psychoanalytischer Identität bildet die Beschäftigung mit dem Werk und der Person Sigmund Freuds und den Diskussionen und Konflikten in der Frühgeschichte der psychoanalytischen Bewegung.

Im Zuge ihrer Etablierung als medizinisch-psychologisches Heilverfahren hat die Psychoanalyse ihre geisteswissenschaftlichen, kulturanalytischen und politischen Bezüge vernachlässigt. Indem der Dialog mit den Nachbarwissenschaften wiederaufgenommen wird, soll das kultur- und gesellschaftskritische Erbe der Psychoanalyse wiederbelebt und weiterentwickelt werden.

Die Psychoanalyse steht in Konkurrenz zu benachbarten Psychotherapieverfahren und der biologisch-naturwissenschaftlichen Psychiatrie. Als das ambitionierteste unter den psychotherapeutischen Verfahren sollte sich die Psychoanalyse der Überprüfung ihrer Verfahrensweisen und ihrer Therapie-Erfolge durch die empirischen Wissenschaften stellen, aber auch eigene Kriterien und Verfahren zur Erfolgskontrolle entwickeln. In diesen Zusammenhang gehört auch die Wiederaufnahme der Diskussion über den besonderen wissenschaftstheoretischen Status der Psychoanalyse.

Hundert Jahre nach ihrer Schöpfung durch Sigmund Freud sieht sich die Psychoanalyse vor neue Herausforderungen gestellt, die sie nur bewältigen kann, wenn sie sich auf ihr kritisches Potenzial besinnt.

Bibliothek der Psychoanalyse
Herausgegeben von Hans-Jürgen Wirth

Irma Brenman Pick

Authentizität in der psychoanalytischen Begegnung

Ausgewählte Schriften

Herausgegeben von M. Fakhry Davids und Naomi Shavit

Mit einem Vorwort von Michael Brearley

Aus dem Englischen von Antje Vaihinger

Die deutsche Ausgabe ist herausgegeben
und mit einem Vorwort versehen von
Christine Glombitza und Ulrike Guercke

Psychosozial-Verlag

Titel der englischen Originalausgabe:
Authenticity in the Psychoanalytic Encounter. The work of Irma Brenman Pick.
First published 2018 by Routledge

Die deutsche Ausgabe ist gegenüber der englischen Ausgabe
um die Übersetzungen der folgenden beiden Texte erweitert:
Irma Pick/Hanna Segal: »Melanie Klein's Contribution
to Child Analysis: Theory and Technique«.
In Jules Glenn (Hrsg.), *Child Analysis and Therapy*.
Irma Brenman Pick: »Reflections on *Envy and Gratitude*« (2008)

Bibliografische Information der Deutschen Nationalbibliothek
Die Deutsche Nationalbibliothek verzeichnet diese Publikation
in der Deutschen Nationalbibliografie; detaillierte bibliografische Daten
sind im Internet über http://dnb.d-nb.de abrufbar.

Deutsche Erstausgabe

E-Mail: info@psychosozial-verlag.de
www.psychosozial-verlag.de

Umschlagabbildung: Davina Jackson, *Blowing Bubbles*, 2017
Umschlaggestaltung und Innenlayout nach Entwürfen von Hanspeter Ludwig, Wetzlar
Satz: SatzHerstellung Verlagsdienstleistungen Heike Amthor, Fernwald
ISBN 978-3-8379-3048-1 (Print)
ISBN 978-3-8379-7745-5 (E-Book-PDF)

Inhalt

Teil II Authentizität

Teil III Adoleszenz und Sexualität

Teil IV Weitere klinische Themen

Appendix

Vorwort zur deutschen Ausgabe

Irma Brenman Pick

Die vorliegende Übersetzung meines Buches ins Deutsche empfinde ich als eine Ehre, die mir viel Freude bereitet. Vieles hat sich verändert, seit ich 1985, zusammen mit meinem vor einigen Jahren verstorbenen Ehemann Eric Brenman, nach Hamburg kam, um an der IPA-Tagung teilzunehmen – kein leichter Schritt für uns damals. Aber die Welt hat sich weiterentwickelt, und inzwischen fühle ich mich sehr unwohl bei dem Blick auf das Land, in dem ich lebe!

Aber ich bin dankbar für meine analytische Ausbildung in London, zunächst zur Kinderpsychotherapeutin an der Tavistock Clinic und dann zur Erwachsenenpsychoanalytikerin in der British Psychoanalytical Society. Damals supervidierte Herbert Rosenfeld meinen ersten Ausbildungsfall, Hans Thorner war mein Analytiker. Rosenfeld kam aus Nürnberg und Thorner aus Frankfurt. Und ich erinnere mich an meine Verwirrung, als ich mich bei meiner ersten Deutung für meinen ersten erwachsenen Patienten mit einem deutschen Akzent und deutscher Intonation reden hörte!

Bei meiner späteren Arbeit mit deutschen Kollegen war ich beeindruckt von ihrer Aufgeschlossenheit und ihrem großen Interesse an der Arbeit der britischen kleinianischen Analytiker, dem ich sowohl in der DPG als auch in der DPV begegnet bin. Und obwohl die meisten der deutschen Kollegen von ihrer Ausbildung her einen ganz anderen Erfahrungshintergrund hatten, entwickelten sie voller Begeisterung immer stärkeres Interesse daran, sich auf diese andere Art des Denkens und Arbeitens einzulassen.

Und heute schreibe ich in der Zeit von Covid-19, und ich erinnere mich gern an die vielen Arbeitsbesuche, die mich – zunächst zusammen mit Eric – nach Deutschland führten und an die herzliche Gastfreundschaft, die uns entgegengebracht wurde und die mich immer sehr berührt hat, während mich jetzt die Qual der Ungewissheit ganz betroffen macht.

Obwohl es ein Thema ist, über das ich geschrieben habe, glaube ich nicht, dass ich damals wirklich ganz erfasst hatte, wie schmerzhaft es ist, Ungewissheit ertragen zu müssen. Ich hoffe sehr, dass der Tag kommt, an dem wir uns wieder treffen können!

Ich danke Antje Vaihinger für ihre Übersetzung. Mein tief empfundener Dank gilt vor allem Christine Glombitza und Ulrike Guercke für ihre Initiative zu diesem Projekt und ihre unermüdliche Bereitschaft, es mit großer Sorgfalt umzusetzen. Ihnen widme ich diese Ausgabe.

Irma Brenman Pick
London, Juli 2020

Vorwort

Michael Brearley

Irma Brenman Pick hat uns gezeigt, dass wir als Psychoanalytiker bei der Arbeit mit unseren Patienten beide Hände brauchen: die eine Hand, um voller Mitgefühl den bedürftigen, leidenden Teil des Patienten zu halten; die andere, um ihn fest an die Hand zu nehmen und uns mit der Destruktivität, der Perversion, dem Hass auf das Leben, Denken und Fühlen auseinanderzusetzen.

Und über genau diese Fähigkeit verfügt Irma; sie ist sowohl im Kontakt mit den schmerzlichen und verzweifelten Gefühlen, mit denen Patienten zur Analyse kommen, als auch im Kontakt mit ihrer mutigen Suche nach neuen Denkweisen. Sie ist gleichzeitig in der Lage, mit den Forderungen ihrer Patienten, ihren Projektionen und ihrem Nichtwissenwollen in Kontakt zu sein, also dem, was den Widerstand gegen den psychoanalytischen Prozess und den Hass auf ihn ausmacht. Wie sie uns in diesem Buch zeigt, besteht die Gefahr, entweder auf Ersteres nachgiebig und übermäßig beschützend zu reagieren oder auf Letzteres missbilligend oder sogar mit Strafen zu antworten.

Irma ist nicht in erster Linie Philosophin oder Theoretikerin, sie interessiert sich auch nicht besonders für Forschung, zumindest nicht so, wie diese üblicherweise aufgefasst wird. Sie versteht zwar viel von diesen Bereichen und macht sich viele Gedanken darüber, aber am wohlsten fühlt sie sich in der unmittelbaren klinischen Arbeit und bei klinischen Diskussionen. Sie ist brillant, wenn es nachzuverfolgen gilt, welche Konsequenzen die Grundannahmen eines Patienten oder seine unbewussten Phantasien haben, und herauszufinden, wie diese sich in und außerhalb einer Sitzung zeigen und welche Wirkung sie auf den Analytiker haben. Mit beneidenswerter Klarheit erfasst sie, wie durch unterschiedliche Positionen bei der Deutungsarbeit unterschiedliche Welten entstehen, aber auch durch (partielles) Verstehen und Missverstehen.

Irma wurde in Südafrika geboren und wuchs dort in einer Zeit auf, als die politischen Verhältnisse sehr restriktiv und vergiftet waren. Es kam ihr nicht in den Sinn, zu studieren und eine Universität zu besuchen, bis eine Frau, bei der sie ein Bewerbungsgespräch für eine Ausbildung zur Kindergärtnerin absolvierte, ihr sagte, sie gehöre an die Universität. Also begann sie mit 17 Jahren an Witwatersrand und erlebte, wie ihr Horizont sich erweiterte, nicht zuletzt mithilfe eines jungen Arztes, Abe Pick, der nur wenige Jahre älter war als sie und drei Jahre später ihr Mann wurde. Er brachte ihr Marx und Freud nahe.

An der Universität machte sie zum ersten Mal die Erfahrung, neben Schwarzen zu sitzen, die ihr ebenbürtig waren und keine Diener. Sie fand ihre Stimme in der Studentenpolitik und überlegte sogar kurz, sich in der gefährlichen und repressiven Situation in Südafrika direkt politisch zu engagieren.

Aber Abe hatte sich bereits in den Kopf gesetzt, in London eine psychoanalytische Ausbildung zu machen. Er wartete, bis sie ihr Studium abgeschlossen hatte, dann heirateten die beiden und zogen nach London. Aber sechs Jahre später kam es zu einer Tragödie, als Abe mit 35 Jahren starb und Irma mit ihrem einjährigen Sohn zurückließ. Sie entschied sich, in London zu bleiben, hat aber in den letzten Jahren ihre Verbindung zu einer Reihe von Kollegen und analytischen Projekten in Südafrika wieder aufgenommen.

Als Abe starb, hatte Irma gerade ihre Ausbildung zur Kindertherapeutin an der Tavistock-Klinik abgeschlossen und war dabei, sich bei der British Psychoanalytical Society für die Ausbildung zur Erwachsenenanalytikerin zu bewerben. Wenn sie scherzhaft auf ihre analytische ›Abstammung‹ zu sprechen kommt, erinnert sie sich an die Menschlichkeit und Weisheit ihres Analytikers Hans Thorner. Zu den Supervisoren, die in einer bemerkenswerten Periode des britischen psychoanalytischen Denkens den größten Einfluss auf sie hatten, gehörten Esther Bick, Hanna Segal, Betty Joseph, Herbert Rosenfeld und Wilfred Bion.

1975 heiratete Irma ihren Kollegen Eric Brenman. Diese enge persönliche und berufliche Partnerschaft zwischen zwei herausragenden und begabten Psychoanalytikern wurde für beide trotz ihrer unterschiedlichen Herangehensweisen eine Quelle der Kraft. Irma hat beschrieben, wie weit ausholend Eric über das Leben eines Patienten und seine Geschichte nachdenken konnte und damit über Themen, die weit über die Übertragungssituation hinausgingen, während sie sich bei ihrem klinischen Vorgehen lieber detailliert auf die Interaktionen im Behandlungsraum fokussierte. Aber, sagt sie, dabei seien sie mit hoher Wahrscheinlichkeit immer an derselben Stelle gelandet, auch wenn sie, ihrem Temperament entsprechend, von so unterschiedlichen Positionen aus gestartet waren. Das wirkt wie die Beschreibung einer guten Ehe, auch einer guten Ehe im Denken und Fühlen. Ein wichtiges Element ihrer Beziehung war der Humor. Beide waren sich der Grenzen der Psychoanalyse und der Psychoanalytiker bewusst, und für mich ist ihr Humor Teil einer umfassenden Sichtweise, ein Ausdruck von Menschlichkeit und Bescheidenheit. Es hat mich immer sehr beeindruckt, wie klar sich Irma darüber war, dass das Wissen um unsere Grenzen für uns Psychoanalytiker genauso schwierig und unwillkommen ist wie für jeden anderen Menschen.

Irmas bekannteste Arbeit, »Durcharbeiten in der Gegenübertragung«, war auch die Arbeit, die sie beim Schreiben innerlich besonders bewegte. Während die meisten ihrer anderen Arbeiten als Antwort auf Einladungen zu Vorträgen über ein bestimmtes Thema entstanden, war das »Durcharbeiten« eine Ausnahme. Irma erinnert sich, dass in ihren Anfangstagen als Psychoanalytikerin das Interesse der meisten britischen kleinianischen Analytiker der Deutung der unbewussten Phantasien galt. Tatsächlich konnten viele von ihnen damit beeindruckend gut arbeiten. Was nicht so gut verstanden und nicht zum Thema von Veröffentlichungen wurde, war der Einfluss des Patienten auf den Analytiker. Paula Heimann und Wilfred Bion waren an diesem Thema natürlich innovativ beteiligt. Bions Konzept des Containments und Winnicotts Konzepte über das Holding und den Hass in der Gegenübertragung zeigten auf, wie aufschlussreich diese Wirkung sein kann – aufschlussreich für die Beziehung und die innere Welt des Patienten.

Zu erkennen, wie sehr der Patient das Containment durch seinen Analytiker braucht, wirkte sich auf die Art und Weise aus, wie seine unbewussten Phantasien zu deuten waren. Der Titel von Irmas Arbeit enthält einen deutlichen Hinweis auf eines der wichtigsten Kennzeichen ihrer Arbeit als Analytikerin, Lehrerin und Kommunikatorin: Sie achtet sehr genau auf ihre (und unsere) Gefühle in der Beziehung zum Patienten und auf die Notwendigkeit, an ihnen zu arbeiten.

Nina Coltarts Arbeit *Slouching to Bethlehem*, die sie 1983 vor der British Psychoanalytical Society vorstellte, war der unmittelbare Katalysator für Irmas Arbeit. Coltart hatte über den Wutanfall gesprochen, den ein chronisch depressiver und finster schweigender Patient bei ihr ausgelöst hatte.

Irma erkannte, dass sie sich in einer entsprechenden Situation ähnlich stark unter Druck gefühlt und ähnlich heftig reagiert haben könnte. Aber sie verstand, wie auch andere kleinianische Kollegen, diesen Wutanfall als ein Enactment dieser Gegenübertragung und war überzeugt, es wäre besser gewesen, diese Wut in sich zu behalten, sie innerlich durchzuarbeiten und dann als Informationsquelle zu nutzen – sowohl über sich selbst als auch über den Patienten –, und sich dann in ihrer Arbeit daran zu orientieren.

Über viele Jahre war ich dabei, wenn Irma über die Arbeit mit Patienten diskutierte, und ich war von ihrer Fähigkeit beeindruckt, an ihrem Mitgefühl festzuhalten, ohne ›weich‹ zu werden; von ihrer Fähigkeit, Intuition mit gesundem Menschenverstand zu kombinieren. Sie ist sich der Risiken des analytischen Narzissmus sehr wohl bewusst; wenn wir uns selbst und unseren Beruf mit einer hochfliegenden Idealisierung betrachten, sind wir anfälliger für verfolgende Schuldgefühle und die Angst, zu versagen, sodass wir uns vielleicht erst recht ohnmächtig fühlen.

Von 1997 bis 2000 war Irma eine effektive, sehr bewunderte und von vielen verehrte Vorsitzende der British Psychoanalytical Society. Sie stellte sich allen zur Verfügung und war unablässig bemüht, Brücken zwischen verschiedenen Gruppen zu bauen. Manchmal empfand sie den Druck des Amts und auch das, was von Kollegen an sie herangetragen wurde, als große Belastung, aber sie war immer in der Lage, sich mit großen Herausforderungen auseinanderzusetzen, ohne ihre Wärme und ihr leidenschaftliches Engagement zu verlieren. Sie war, und ist, in vielen Zusammenhängen mutig in ihrer Bereitschaft, die Dinge direkt anzugehen, aber menschlich genug, sich manchmal sehr unwohl zu fühlen und sich zu entschuldigen, wenn sie anderen, die in einer schwierigen Situation ihr Bestes geben, noch mehr aufbürdet – ein weiteres Beispiel für ihren »beidhändigen« Ansatz.

Irma ist eine hochgeschätzte Lehrerin und arbeitet intensiv an vielen Orten in Europa sowie in Nord- und Südamerika, sie hat Supervisionen und Seminare mit verschiedenen Gruppen rund um die Welt geleitet, von Südafrika bis Taiwan und in der Ukraine. Seit etwa dreißig Jahren leitet sie zweimal im Monat ein durchlaufendes Postgraduierten-Seminar in London mit einer Gruppe von Analytikern, zu denen auch ich gehöre. Die Langlebigkeit und Konsistenz der Gruppe sind nicht nur ihrer Klugheit als Lehrerin und der inhärenten Stärke der Gruppe zu verdanken, sondern auch Irmas Wärme, Gastfreundschaft und ihrer angenehmen Gesellschaft.

Obwohl sie behauptet, das Schreiben mache ihr nicht wirklich Spaß, kann sie das ausgezeichnet, wie die Leser dieses Buches entdecken werden (oder bereits wissen). Sie schreibt schnörkellos und bringt die Dinge auf den Punkt, und sie kann die analytischen Situationen, die sie beschreibt und analysiert, dem Leser sehr anschaulich nahebringen. Außerdem ist sie – eine Nebentätigkeit, aus der sie ebenfalls sehr gut einen Beruf hätte machen können – für die Arbeiten anderer eine klarsichtige und hilfreiche Editorin, die sich mühelos zwischen den kleinsten Details und dem großen Ganzen hin- und herbewegt – ein Zeichen für die innere Partnerschaft, die ich weiter oben erwähnt habe.

Zusammen mit anderen hatte ich das große Glück, Irma gekannt und mit ihr gearbeitet zu haben, sowie das Glück, in Supervisionen und Seminaren, aber auch in alltäglichen sowie außergewöhnlichen zwischenmenschlichen, gesellschaftlichen Kontakten und im Institutsleben von ihr gelernt und Hilfe erfahren zu haben. Viele ihrer Eigenschaften werden in den in diesem Buch zusammengefassten Arbeiten sehr lebendig und spürbar.

Danksagungen

Vielen bin ich für dieses Buch zu Dank verpflichtet. Michael Brearley für sein schönes Vorwort. Meinen früheren Patienten, früheren und heutigen Supervisanden sowie Seminarteilnehmern, die mir erlaubt haben, an ihren analytischen Erkundungen teilzunehmen und ihre Vignetten – manchmal auch längere klinische Berichte – zu benutzen, um meine Themen zu veranschaulichen. Aus Gründen der Vertraulichkeit müssen sie anonym bleiben.

Ich denke oft an all das, was mir große Lehrer weitergegeben haben, besonders Herbert Rosenfeld, Wilfred Bion, Hanna Segal und Betty Joseph sowie mein Analytiker Hans Thorner. An meinen ersten Mann, Abe Pick, nicht zuletzt, weil er mir eine neue Welt, einschließlich der Psychoanalyse, erschlossen hat, und an Eric Brenman, der mir die Augen für vieles geöffnet hat, das ich zuvor nicht gesehen hatte. Und jetzt: Wie dankbar bin ich Fakhry Davids und Naomi Shavit für ihre so großherzigen und unermüdlichen Anstrengungen, dieses Buch herauszugeben, und dafür, dass sie in diesen Arbeiten so vieles gefunden haben, dessen ich mir zuvor gar nicht bewusst gewesen war.

Und schlussendlich meinen Freunden und meiner Familie, insbesondere Daniel und Isobel Pick, und Anna und Tasha, für die Liebe und Freude, die sie in mein Leben bringen. Ihnen widme ich dieses Buch.

Irma Brenman Pick

Danksagung der Herausgeber

Wir möchten dem Melanie Klein Trust für die großzügige Unterstützung bei der Vorbereitung des Manuskripts zur Veröffentlichung danken. Wir sind Katherine Fry für ihr kluges und sensibles Lektorat dankbar und Khalid Ahmed für seine Unterstützung bei organisatorischen Aufgaben. Wir danken auch den Verlagen, in denen frühere Versionen von einigen der in diesem Buch versammelten Aufsätze erschienen waren, für das Recht, diese hier einzufügen. Sie werden in den Fußnoten der entsprechenden Kapitel namentlich erwähnt.

Einleitung

M. Fakhry Davids und Naomi Shavit

Irma Brenman Pick, deren klinische Laufbahn vor mehr als fünfzig Jahren begann, verfügt über eine unverwechselbare Stimme in der britischen Psychoanalyse. Wie andere kleinianische Kollegen auch widmet sie sich bei ihrer Arbeit als Analytikerin voll und ganz dem inneren Hin und Her von Liebe und Hass. Den Zugang zu diesen Wechselfällen eröffnen in der Psychoanalyse die unbewussten Phantasien, und Brenman Picks Interesse gilt vor allem der Frage, wie sie verbal und nonverbal in der Übertragung auftauchen. Darüber hinaus ist es ihr sehr wichtig, zu erforschen, wie sich die frühesten inneren Objektbeziehungen bemerkbar machen und welchen Einfluss sie darauf haben, wie der Analytiker vom Patienten erlebt wird. Damit verortet sie ihre Arbeit fest innerhalb der kleinianischen Tradition.

Doch fast von Anfang an verfolgte und entwickelte sie in ihren Arbeiten eine bestimmte eigene Fragestellung. Bekanntlich ging Klein davon aus, dass Projektion und Introjektion von Geburt an stattfinden, was einige Kritiker zu der Behauptung veranlasste, die Kleinianer würden der inneren Welt zu viel Beachtung schenken und die tatsächlichen Erfahrungen des Säuglings oder Kindes mit seinen externen Objekten – und in der klinischen Situation die Erfahrungen des Patienten – zu wenig berücksichtigen. Behutsam gelingt es Brenman Pick, die kleinianische Beachtung der Art und Weise, wie die innere unbewusste Phantasie die Wahrnehmung des Objekts und die Beziehung zu ihm beeinflusst, mit dem Wissen in Einklang zu bringen, dass jedes Individuum auch Erfahrungen mit realen Eltern gemacht hat und in sich bewahrt, also mit Menschen, die ihre besonderen Eigenschaften, Stärken und Schwächen hatten. Sie stellt fest, dass auch diese Erfahrungen wichtig sind für das, was internalisiert wird, und dass sie ebenfalls die Aufmerksamkeit des Analytikers erfordern. Damit eröffnet sich für sie neben dem Fokus zum Beispiel auf der Destruktivität eine weitere Fragestellung, die insbesondere in den Arbeiten aus ihren beruflichen Anfängen deutlich wird. Deshalb gilt das Interesse Brenman Picks in der klinischen Situation auch der Frage, wie der Patient, ausgehend von dieser introjizierten Mutter bzw. diesen Eltern, die Analytikerin erlebt. Wird die Analytikerin beispielsweise als narzisstisch erlebt, oder depressiv, oder ängstlich, oder suspekt?

Wie Michael Brearley in seinem Vorwort ausgeführt hat, hat Brenman Pick für ihre klinische Herangehensweise das Bild entwickelt, Patienten mit »zwei Händen« zu halten, also sowohl auf ihre Destruktivität als auch auf ihre Verletzlichkeit einzugehen. Wir meinen, dass sich in ihrer Arbeit noch ein weiterer dualer Fokus findet: Sie achtet sowohl auf die äußeren als auch auf die inneren Bedingungen. Sich klarzumachen, was das bedeutet, lohnt sich. Ihr geht es darum, *ausgehend von den Beobachtungen im klinischen Setting* genauer zu verstehen, wie das äußere Objekt des Patienten beschaffen war und welche Auswirkungen es auf ihn gehabt haben könnte, um damit auch die Beschaffenheit des inneren Objekts klarer zu erfassen. Dieses Interesse hat dazu beigetragen, dass sie spezifische Formen des kleinianischen klinischen Denkens erarbeitet hat. Sie wird heute als Vertreterin einer besonderen analytischen Herangehensweise anerkannt, weil sie sowohl darauf achtet, wie sich die unbewussten Phantasien der Patienten im Behandlungsraum manifestieren, als auch darauf, wie der Patient die Zuwendung der Analytikerin aufnimmt, wie er sich auf sie bezieht und was dies über die tatsächlichen Erfahrungen mit seinen Eltern aussagen könnte. Damit eröffnet sich die Möglichkeit herauszuarbeiten, inwieweit diese Erfahrungen ihren Ursprung im Patienten (oder früher im Kind) haben und inwieweit sie die Internalisierung der tatsächlichen Elternfiguren mitsamt ihren Begrenztheiten und Schwächen wiedergeben.

Brenman Picks Arbeitsweise knüpft an die Arbeit ihrer Vorgänger und Kollegen an und baut auf ihr auf. Hanna Segal, eine ihrer Supervisorinnen, war in ihrer klinischen Arbeit bekannt für ihre einmalige Gabe, die unbewusste Phantasie eines Patienten in Worte zu fassen, und diese Gabe ist auch ein Markenzeichen von Brenman Picks klinischer Arbeit. Gemeinsam haben die beiden 1977 eine Arbeit über Kleins Beitrag zur Kinderanalyse verfasst.[1] Herbert Rosenfeld, der ihren ersten psychoana-

1 Anm. d. Ü.: Dieser Artikel wurde im Appendix als 16. Kapitel in die deutsche Ausgabe aufgenommen.

lytischen Ausbildungsfall supervidierte, war ein weiterer herausragender Psychoanalytiker, der den Weg für die detaillierte klinische Untersuchung der Destruktivität bahnte. Betty Joseph, die ebenfalls einen ihrer Fälle supervidierte, war bekannt dafür, die Bewegungen zwischen den paranoid-schizoiden und den depressiven Funktionsmodi innerhalb einer Sitzung sehr genau zu erfassen. Sie verfügte über ein besonderes Geschick, kreativ einen Weg zu finden, wie sie mit dem Patienten darüber sprechen konnte. Gemeinsam mit anderen Kollegen ihrer Generation entwickelten diese Psychoanalytiker ein besonderes Interesse an den wechselnden Gesichtern der Destruktivität, ein Interesse, das Brenman Pick teilt. Der Einfluss dieser Supervisoren ist in ihrem Werk spürbar, und die Kapitel dieses Bandes zeigen, dass auch sie über die ganz besondere Gabe einer lebendigen klinischen Vorstellungskraft verfügt, wenn es darum geht, dem Patienten zu vermitteln, was sich gerade abspielt. Sie hat ein Händchen dafür, den Teil im Patienten aufzuspüren und anzusprechen, der sie verstehen könnte.

Ein anderer Analytiker, der großen Einfluss auf Brenman Picks psychoanalytisches Denken und ihre klinische Herangehensweise hatte, ist Wilfred Bion, dem sie in Seminaren während ihrer Ausbildung zur Erwachsenenanalytikerin begegnete und der ihren zweiten Ausbildungsfall supervidierte. Er ergänzte das damals wachsende Verständnis für die Wechselfälle der Destruktivität durch die Feststellung, dass diese destruktiven Kräfte ein Containment brauchten, und zwar zunächst im Außen. Für Bion war dies fundamental – wir alle brauchen, um uns emotional zu entwickeln, eine Mutter, die über die Fähigkeit zur »Alpha-Funktion« verfügt und die primitivsten unverdauten Projektionen ihres Säuglings aufnehmen und verarbeiten kann. Wenn Brenman Pick der Frage nachgeht, wie die reale Mutter des Patienten gewesen sein könnte und wie sie von ihm internalisiert wurde, entwickelt sie diese Ideen weiter. Diesem Thema galt auch das Interesse ihres verstorbenen Mannes, Eric Brenman; auch sein Einfluss auf ihr Denken ist wichtig.

Im 8. Kapitel, »Kreativität und Authentizität«, argumentiert Brenman Pick, dass die Authentizität in der klinischen Situation zwei Gesichter habe, das Gesicht des Patienten und das des Analytikers. Das unterstreicht, wie schon erwähnt, noch einmal, wie sehr sie darauf achtet, auf welche Weise das tatsächliche Objekt, das der Säugling/das Kind erlebt hat, klinisch lebendig wird. Und, so fügt sie hinzu, es komme entscheidend darauf an, dass der Analytiker bereit ist, seinen eigenen Beitrag zu dieser Dyade untersuchen zu lassen. Damit rückt die Authentizität des Analytikers ins Zentrum. Wenn sich ein Patient beispielsweise mit einer inneren narzisstischen Mutter auseinandersetzt, ist es für den Analytiker wichtig, nicht nur herauszufinden, was der Patient in ihn projiziert, sondern seinen eigenen narzisstischen Anteil an der gemeinsamen Arbeit sehr ehrlich zu untersuchen. Das kann schwierig und schmerzhaft sein, aber Brenman Pick ist überzeugt, dass die analytische Arbeit ohne diese Sorgfalt in eine Sackgasse geraten und zu einem falschen Verstehen führen würde. Ihre Arbeit zeigt, wie sich herausfinden lässt, welche Aspekte des Narzissmus zum Patienten gehören und welche zum Objekt. Es ist wichtig festzuhalten, dass Brenman Pick bereit ist, ihre eigenen Gefühle und Interventionen genau zu untersuchen, um sich bewusst zu machen, welchen Aspekten des Analytikers es möglicherweise an Authentizität fehlt oder ob der Patient ihn in dieser Weise wahrnimmt. Das beinhaltet aufseiten des Analytikers eine ständige innere Arbeit.

Eine Patientin, die im 9. Kapitel, »Adoleszenz: ihre Auswirkung auf Patienten und Analytiker«, beschrieben wird, hatte sich in eine Art Pseudo-Reife geflüchtet. Auf diese Weise hatte sie sich mit einer ›makellosen‹ Mutter identifiziert, die, so empfand es die Patientin, überhaupt keinen Zugang zu den Kämpfen hatte, die sie als Jugendliche mit dem abhängigen inneren ›Kind‹ auszutragen hatte. Die Patientin übte subtil, aber nachhaltig Druck auf ihre Analytikerin aus, als sollte auch diese sich als makellos betrachten. Wenn beispielsweise der Analytikerin ein Versehen unterlief, beklagte sich die Patientin keineswegs; vielmehr war sie sofort darüber erhaben und verhielt sich wie eine mustergültige Patientin. Brenman Pick betrachtete diese Vorkommnisse als Enactment einer Beziehung, in der weder die Patientin noch ihr Objekt es ertragen konnten, mit ganz gewöhnlichen Bedürfnissen konfrontiert zu werden. Als diese suizidale Jugendliche ihr vorwarf, es gehe ihr mehr um ihre Reputation als Analytikerin als um sie, die Patientin, widersprach Brenman Pick ihr nicht. Vielmehr räumte sie ein, dass ihre Reputation ihr sehr wohl wichtig sei. Sie betonte aber, dass der Erfolg der Analyse nichtsdestotrotz auch von der Kooperation der Patientin abhänge. Die Patientin war überrascht und erleichtert, und Brenman Pick schließt daraus, dass die Patientin das Gefühl haben konnte, ihr wirklich wichtig und gut bei ihr aufgehoben zu sein, weil sie als Analytikerin sich ihrer eigenen Bedürfnisse bewusst war, auf sie Rücksicht nahm *und* darüber hinaus zwischen gewöhnlichen und narzisstischen Bedürfnissen unterschied.

Über die Jahre haben sowohl die Authentizität der Patienten als auch die der Analytiker einen hohen Stellenwert in den Schriften Brenman Picks gehabt, wobei es in ihren frühen Schriften vor allem um den Kampf der Patienten, authentisch zu sein, ging. In ihren frühen Arbeiten »Über das Stehlen: Klinische Überlegungen bei drei Jugendlichen« und »Frühreife Entwicklung« (5. und 6. Kapitel) waren die Ideen, die sich in ihren späteren Arbeiten weiter entfalten sollten, bereits im Ansatz enthalten.

In der ersten dieser Arbeiten, die auch ihre erste Veröffentlichung war, zeigt sie, dass das Stehlen mit der Schwierigkeit verknüpft ist, das Bedürfnis nach einem Objekt zu erkennen und sich dieses Bedürfnis auch einzugestehen. Nachdem sie sich gerade eben als Kindertherapeutin und -analytikerin qualifiziert hatte, stellt sie fest:

> »Wenn der Mann – oder das Kind in ihm – sein Objekt nicht wertschätzen kann oder sich nicht eingestehen kann, es sich herbeizuwünschen oder es zu brauchen, wird er versuchen, das Objekt magisch oder omnipotent zu inkorporieren und es behandeln, als gehöre es ihm. Er wird dann vielleicht [...] versuchen, sich Wissen anzueignen, indem er es stiehlt« (S. 105).

Sie beschreibt zwei Jungen, deren Leitsymptom das Stehlen war und die es weder ertragen können,

> »sich klein zu fühlen noch die Frustration und harte Arbeit auf sich nehmen, die für einen Reifungsprozess nötig sind. Stattdessen suchen sie den schnellen Erfolg – ein ›blitzschnelles Zuschnappen‹ [...] [In der Analyse] wiederholen sie in der Übertragung [...] den Wunsch, durch Stehlen groß zu werden« (S. 106).

Bezüglich der Technik betont sie:

> »Wir müssen also Zugang zu der reiferen Seite der Persönlichkeit finden, die dazu gewonnen werden kann, zusammen mit dem Analytiker zu verstehen, was dieser stehlende Selbstanteil eigentlich macht, damit der Patient erleben kann, wie es ist, in der Analyse *wirklich* zu lernen und sich zu entwickeln [...] hin zu emotionaler Reife« (S. 119; unsere Hervorh.).

Damit wird unterstrichen, welche Arbeit der Analytiker zu leisten hat, damit er dem Patienten dabei helfen kann, authentischer zu werden.

Brenman Pick zeigt sehr anschaulich, wie eine Theorie klinisch lebendig wird, und sie unterstreicht, wie wichtig klinische Beobachtungen sind, um psychische Vorgänge verstehen zu können. Zum Beispiel schreibt Klein in *Neid und Dankbarkeit* (1957), der Säugling stehle in der Phantasie der Brust das »Gute«, von dem er abhängig ist. Brenman Picks Arbeit »Über das Stehlen« ist unseres Wissens eine der ersten Arbeiten, die klinische Belege für Kleins Annahme liefern; sie verknüpft diese Phantasien, wenn sie in der Behandlung auftauchen, mit dem aktuellen Symptom des Stehlens.

Dieses Thema greift sie in ihrer Arbeit »Männliche Sexualität. Eine klinische Studie über Faktoren, die ihre Entwicklung beeinträchtigen« (11. Kapitel) erneut auf. Sie stellt hier einen Patienten vor, der »seinen Traum von einer primitiven, phallischen Vorrangstellung auslebt«, in dem der

> »Besitz eines Penis [...] ihm Macht und Überlegenheit verleiht und alles, was eine Frau beitragen könnte, für null und nichtig erklärt [...] Projektiv fürchtet er, eine omnipotente Autoritätsfigur, die denselben Traum auslebt, könnte ihm seine totale Vorrangstellung streitig machen« (S. 215).

Ein weiteres Beispiel für die Aneignung der guten Eigenschaften eines Objekts findet sich im 12. Kapitel in der Arbeit »Im Ungewissen hängen lassen«, in der Brenman Pick einen Patienten beschreibt, der seine Probleme mit der Abhängigkeit von seinem Objekt bewältigt, indem er dieses durch eine »manische introjektive Identifizierung« kannibalisiert. Das Gefühl, ungewollt zu sein, wird dann in den anderen projiziert und dort, wie im Beispiel dieses Patienten, mit sadistischer Grausamkeit behandelt. Indem der Patient sich das Objekt aneignet und dadurch selbst zum Objekt des Begehrens wird, stellt er sicher, dass die Analytikerin zum begehrenden Objekt wird, das er grausam im Ungewissen hängen lässt.

In ihrer bekanntesten Arbeit, »Durcharbeiten in der Gegenübertragung« (1. Kapitel), diskutiert Brenman Pick insbesondere den Einfluss der Gefühle des Analytikers. Dabei sind ihre Überlegungen sowohl authentisch als auch darauf bedacht, die klinische Neutralität des Analytikers zu wahren. In dieser bahnbrechenden Arbeit zeigt sie explizit auf, welche innere Arbeit der Analytiker leisten muss, um die analytische Begegnung zu vertiefen. Sie stellt klar, dass die Projektionen des Patienten sich unvermeidlich auf den Analytiker auswirken und dass die Bereitschaft des

Analytikers, die dadurch in ihm ausgelöste Beunruhigung in der Gegenübertragung durchzuarbeiten, darüber entscheidet, ob es gelingt, mit dem Patienten auf einer tieferen Ebene in emotionalen Kontakt zu kommen. Außerdem haben Patienten ein Gespür für die tatsächlichen Eigenschaften des Analytikers, die dann als Ansatzpunkt für ihre Projektionen ausgewählt werden. Das wurde bereits am Beispiel der adoleszenten Patientin dargestellt, die das narzisstische Interesse der Analytikerin an ihrer Arbeit für diese Absicht nutzte. Brenman Pick vertritt die Auffassung, dass ein derart persönliches Eindringen in die Privatsphäre des Analytikers bei diesem ein gewisses Maß an Ressentiment hervorrufen kann, was wiederum seinen Wunsch beeinträchtigen kann, mehr zu erfahren und innerlich beteiligt zu sein. Diese Situation aber nicht zuzulassen, sagt sie, könnte zu Interventionen führen, die vor allem unsere Angst vor einem tieferen Kontakt zeigen. Außerdem könnte es dabei zu Parallelen zum ursprünglichen Objekt und dessen Unzulänglichkeiten kommen.

Diese Arbeit weckte, als sie vor mehr als dreißig Jahren zum ersten Mal veröffentlicht wurde, großes Interesse an der Frage, wie Deutungen formuliert werden sollten, um tiefere und schwerer gestörte Ebenen im Patienten zu erreichen. Brenman Pick überlegt, dass im Zentrum dieser Debatte eigentlich nicht die Frage steht, welche Ebene (paranoid-schizoid oder depressiv) angesprochen werden sollte, sondern ob der Analytiker den Prozess selbst innerlich durchgearbeitet hat, bevor er versucht, den Patienten durch eine Deutung zu erreichen. Wenn der Analytiker bereit und in der Lage ist, diese innere Arbeit zu leisten, kommt es zu einem wirklichen (wir könnten sagen: authentischen) dreidimensionalen Involviertsein mit dem Patienten. Dies ist dann ein konkreter Ausdruck der liebevollen Gefühle, die einer Analyse angemessen sind, und eine Erfahrung, welche die Hassgefühle mildern kann, die im Patienten angesichts der Rigorosität des analytischen Settings unweigerlich ausgelöst werden. Sie weist ferner darauf hin, dass ein Verzicht auf diese Arbeit die Gefahr mit sich bringt, dass liebevolle Gefühle nicht zugelassen werden und die sogenannte Suche nach der Wahrheit durch ungemilderten Hass beeinträchtigt wird. Scheinbar leidenschaftslose Interventionen können dann das Fehlen echter analytischer Liebe und Besorgnis verdecken.

In ihrer späteren Arbeit »Noch einmal: Durcharbeiten in der Gegenübertragung. Erfahrungen mit Supervisionen« (4. Kapitel) führt sie ihre Überlegungen weiter, indem sie Gegenübertragungsreaktionen des Analytikers auf das Material des Patienten einbezieht, die möglicherweise erst im

Austausch mit einem Supervisor spürbar werden. Mit solchen Situationen umzugehen, kann sehr schwierig sein und erfordert viel Taktgefühl, aber diese Reaktionen zu übergehen würde, so Brenman Picks Überzeugung, dem Analytiker wichtige Informationen über seinen Patienten und dessen Objektbeziehungen vorenthalten.

Auch eine andere sehr bekannte Arbeit, auf die wir bereits hingewiesen haben, »Adoleszenz: Ihre Wirkung auf Patienten und Analytiker« (9. Kapitel), beschäftigt sich mit dem Kampf, auf den sich der Analytiker innerlich einlassen muss, um die Begegnung mit dem Adoleszenten zu vertiefen. Brenman Pick meint, dass die Intensität der Gefühle, mit denen Jugendliche zurechtkommen müssen, darauf verweise, wie sehr sie eine hilfreiche Elternfigur brauchen. Allerdings werden Erwachsene dann schnell zu rivalisierenden Adoleszenten oder pseudo-reifen Erwachsenen, und hinter beiden Varianten verbirgt sich in der Behandlung das Scheitern des Versuchs, sich auf die Intensität des adoleszenten Erlebens einzulassen. Sie vertritt die Ansicht, dass der Analytiker bereit sein muss, in der Gegenübertragung zu spüren, unter welch gewaltigem Druck der Jugendliche steht, ohne mit ihm gemeinsame Sache zu machen oder sich gegen ihn zu wenden.

Brenman Pick spricht von *unechter* Besorgnis, die auf projektiver Identifizierung (in Verbindung mit der Intoleranz gegenüber Abhängigkeit) beruht und die Entwicklung ihrer jungen Patientin beeinträchtigte. Sie hält hier fest, dass der unechten Besorgnis ihrer Patientin die Vorstellung zugrunde lag, sich etwas von der Mutter angeeignet zu haben, was zur Folge hatte, dass sie selbst nicht aufrichtig sein konnte.

Die unechte Besorgnis, ein im kleinianischen Verständnis pseudo-depressives Bild, beeinträchtigt die Entwicklung einer echten Rücksichtnahme:

> »Die projektiven Identifizierungsprozesse basierten vor allem auf der Vorstellung, in das Objekt hineinzugelangen (insbesondere in die Mutter und ihre Brüste), um infantile Anteile und unerwünschte Gefühle im Zusammenhang mit der nicht zu ertragenden Abhängigkeit in das Objekt zu projizieren und sich zugleich dessen Stärke anzueignen« (S. 122).

In der chronologisch späteren Arbeit »Die Sorge um andere: unecht oder echt« (7. Kapitel) entwickelt sie dieses Thema weiter und fokussiert explizit auf eine Gruppe von Patienten, die übermäßig besorgt um ihre Objekte sind. Während dies zum Teil einem genuinen Wunsch nach Wiedergutmachung entsprechen kann, erweist sich das Kümmern um andere aber auch als eine Reaktionsbildung gegen ein heimliches Gefühl der Überlegenheit über das Objekt, da es einer manischen ›Übernahme‹ der mütterlichen Funktion entspringt. Es ist charakteristisch für Brenman Picks Herangehensweise, dass sie sowohl auf die echten als auch auf die unechten Aspekte der Besorgnis ihrer Patientin achtet und auf die damit verbundenen technischen Herausforderungen eingeht:

> »Wenn man also die echte Sorge der Patientin aufgreift, triumphiert der eher unechte Teil, und wenn man umgekehrt nur die unechten Anteile aufgreift, wird der Teil der Patientin, der sich echt darum bemüht, es dem anderen ›recht‹ zu machen, fallen gelassen. Beide Aspekte sind wirksam, und aus genau diesem Grund halte ich es für wichtig, diese Patienten sozusagen mit zwei Händen zu halten; mit der einen bereit aufzugreifen, wie verletzlich und geängstigt sie sich fühlen, und mit der anderen entschlossen daran festzuhalten, für wie gefährlich und überlegen sie sich selbst halten und wie verzweifelt sie gleichzeitig sind« (S. 146).

Im 8. Kapitel, »Kreativität und Authentizität«, wird dieses anhaltende Interesse an Authentizität in einer besonderen Weise weiterentwickelt. Für Brenman Pick beruht Authentizität »auf einer gewissen Akzeptanz der äußeren Realität und einer gewissen Akzeptanz der Tatsache, wie man selbst wirklich ist« (S. 167). Beides beinhaltet, narzisstisch besetzte Phantasien zu überwinden, erfordert also emotionale Arbeit.

Diese Arbeit leisten zu können schließt die Identifikation mit einer kreativen inneren Mutter ein, verweist also auf eine frühe Entwicklungssequenz mit der containenden Mutter der frühen Säuglingszeit – in der die Abhängigkeitsbeziehung durch die Auseinandersetzung mit Neid und Getrenntsein geprägt ist – hin zum Gewahrwerden eines kreativen Prozesses im Denken und Fühlen der Mutter, der in der Realität der Fürsorge zugrunde liegt, von der man abhängig ist. Sich damit zu konfrontieren, kann schmerzhaft und schwierig sein; eine Möglichkeit, diesem schmerzhaften Gefühl auszuweichen, besteht darin, sich diese Kreativität anzueignen. Wie sehr basiert unsere Identifizierung mit dem kreativen guten Objekt darauf, dass wir das Gute als etwas getrennt von uns Existierendes anerkennen? Und wie viel davon ist eine konkrete Aneignung dieses Guten, um die emotionale Realität der Abhängigkeit zu verleugnen? Brenman Pick meint, es sei weder das eine noch das andere, da zwischen beiden Aspekten immer ein Gleichgewicht bestehe. Aber der Grad unserer Authentizität hängt davon ab, wie gut wir innerlich mit der mütterlichen Kreativität zurechtkommen; wie viel Authentizität jeder von uns ertragen kann, bleibt eine offene Frage. Ausschlaggebend ist für Brenman Pick, dass nicht nur die tatsächliche Fürsorge der Mutter für ihr Baby, sondern auch die dieser Fürsorge zugrunde liegende kreative Fähigkeit in unser Bemühen um Authentizität eingeht. Sie schreibt:

> »Die Omnipotenz stiehlt alles, auch die authentischeren Eigenschaften der Patientin. Dann kommt es zu der Angst vor einem grausamen, rachsüchtigen Überich, das ihr alles wegnehmen und ihr nichts zurücklassen könnte […] Daher kann das, was authentisch ist, kaum hoffen zu überleben. Diese Dynamik findet sich häufig auch aufseiten des Analytikers. Wenn die Analyse auf einer Idealisierung beruht, kann die Analytikerin viel Angst davor haben, ›entlarvt‹ zu werden […] Konfrontiert mit Angst, kehren wir vielleicht alle an einen Ort zurück, an dem wir fürchten, es könnte sich herausstellen, dass das, was wir uns angeeignet haben, nicht wirklich uns gehört. Wir erstarren dann vielleicht innerlich oder bieten […] eine falsche Beruhigung oder phallische Großartigkeit und Intellektualisierung [an], oder wir werden für die Patienten oder uns selbst zu einem Überich, das uns das Gefühl gibt, nutzlos und wertlos zu sein. All das würde uns daran hindern, etwas kreativer herauszufinden, was falsch ist und was authentisch, oder vielmehr, wie viel falsch ist und wie viel authentisch […] Denn wenn wir es mit der nicht authentischen Seite eines Patienten zu tun bekommen, kann dies auch an die entsprechende Seite in uns selbst rühren; wir müssen das innerlich durcharbeiten können, um genügend kreativ und authentisch mit dem Patienten zu arbeiten« (S. 177f.).

Im Titel des 14. Kapitels, »Die ineinander verschlungenen Schlangen. Das Schwanken zwischen Sehnsucht und Zerstörung«, wird deutlich, wie gut es Brenman Pick gelingt, polarisierendes Denken in der klinischen Situation zu vermeiden. Wir haben schon davon gesprochen, dass sie versucht, Patienten mit »zwei Händen« zu halten. In diesem Kapitel befasst sie sich mit dem besonders kontrovers diskutierten Thema Neid und führt aus, dass tatsächliche Entbehrungen, die ein Patient erlitten haben mag, zwar sein Erleben verarmen lassen, diese Verarmung aber noch verschlimmert wird durch den aus ihm selbst kommenden Neid, der wiederum sein Gefühl, zu kurz gekommen zu sein, verstärkt. Sie argumentiert, dass

> »Neid […] sowohl mit Entbehrung und Verlust verwoben ist (nicht nur im Sinn einer Ursache, sondern auch als Konsequenz) […] Der destruktive Angriff kann nicht nur dem Objekt, sondern auch einem liebevollen oder libidinösen Selbstanteil gelten […], der […] verachtet und angegriffen wird, schon allein deshalb, weil er Wünsche hat« (S. 278).

In einer anderen Arbeit, »Überlegungen zu *Neid und Dankbarkeit*« (2008, nicht in diesem Band)[2], beschäftigt sich Brenman Pick mit der Frage, wie dem Patienten beim Umgang mit seinem konstitutionellen Neid geholfen werden könnte. Sie erkennt, wie leicht sich Neid mit Omnipotenz und Grausamkeit verbündet und wie daraus ein Teufelskreis werden kann, in dem es immer schwieriger wird, den Neid abzumildern, sodass Neid dann wiederum das Gefühl stärker werden lässt, von der Quelle des Guten ausgeschlossen zu sein. Eine weitere dagegen eingesetzte Abwehr könnte eine »Selbstadelung« sein, wie sie es nennt.

Die Kapitel dieses Buches vermitteln höchst anschaulich, wie schwierig es ist, die klinische Situation zu einer genuinen Begegnung werden zu lassen. Damit sie eine aufrichtige Begegnung werden kann, so meint Brenman Pick, sei es notwendig, sich die Grenzen der Analyse klar zu machen und einzugestehen. Eine unhinterfragt bleibende Idealisierung der Analyse kann verfälschen, was tatsächlich hilfreich ist, und einer realistischen Wertschätzung entgegenwirken. Im 13. Kapitel, »Die Dinge zusammenfügen«, schreibt sie:

> »Man kann deshalb nicht immer sicher einschätzen, ob das ›Zusammenfügen‹ echt ist oder doch nur wieder ein erneutes Abspalten unerwünschter Gefühle, von Selbstanteilen oder Anteilen des Objekts. Mit anderen Worten, die Integration ist nie vollständig. Stattdessen gibt es immer ein Hin- und Herpendeln, wenn das Individuum mit den Schmerzen konfrontiert ist, die Wachstum und Entwicklung, in der Analyse wie auch im Leben, mit sich bringen. Wenn es uns gelungen ist, Dinge zusammenzufügen, gibt es immer auch das schmerzliche Wissen darum, dass es noch weitere Aspekte geben kann, mit denen man sich nicht konfrontiert hat, die abgespalten oder auf andere Weise nicht integriert wurden. Das Wissen um diese Grenzen gehört bereits zur Arbeit der depressiven Position und gilt für Analytiker und Patienten gleichermaßen« (S. 273f.).

2 Anm. d. Ü.: Diese Arbeit ist in der deutschen Ausgabe im Appendix als 15. Kapitel enthalten.

Teil I
Gegenübertragung

Einleitung der Herausgeber

Brenman Pick macht in Bezug auf die psychoanalytische Begegnung eine wichtige Beobachtung: »Wenn es einen Mund gibt, der eine Brust sucht, weil dieses Potenzial angeboren ist, dann entspricht dem meines Erachtens ein psychisches Äquivalent, das heißt eine seelische Verfassung, die eine andere seelische Verfassung sucht« (1. Kapitel, S. 38f.). Ausgehend von dieser Überlegung hat sie wichtige Beiträge zu der Frage geliefert, wie wir die Gegenübertragung verstehen und mit ihr arbeiten.

Das Konzept der Gegenübertragung geht davon aus, dass die Projektionen des Patienten im Analytiker untergebracht werden und etwas in ihm bewirken. Entsprechend der kleinianischen Tradition haben Bion und Rosenfeld betont, wie wichtig es ist, dass Analytiker bereit sind, diese Projektionen aufzunehmen und zu verarbeiten. Brenman Pick führt aus:

> »Der Patient projiziert nicht nur in den Analytiker, sondern es gelingt ihm auch sehr geschickt, in bestimmte Aspekte des Analytikers zu projizieren [...] in den Wunsch des Analytikers [...] mütterlich zu sein, oder in den Wunsch, allwissend zu sein oder unwillkommenes Wissen zu verleugnen; oder er projiziert in den triebhaften Sadismus des Analytikers (oder in die dagegen gerichtete Abwehr). Und vor allem projiziert er in die Schuldgefühle des Analytikers oder in dessen innere Objekte« (S. 47).

Die Kapitel in diesem Teil des Bandes untersuchen dieses Thema aus verschiedenen Blickwinkeln.

Im 1. Kapitel, »Durcharbeiten in der Gegenübertragung«, das erstmals 1985 veröffentlicht wurde, erkundet Brenman Pick im Einzelnen, auf welch vielfältige Art und Weise Aspekte des Seelenlebens des Patienten den Weg in die Gegenübertragung des Analytikers finden. Um sie zu verstehen, muss der Analytiker bereit und in der Lage sein, sich zunächst die Auswirkungen der Projektionen des Patienten klarzumachen und sich dann mit der in ihm ausgelösten Beunruhigung gründlich auseinanderzusetzen. Diese innere Arbeit, die Brenman Pick als Durcharbeiten in der Gegenübertragung bezeichnet, schafft die Voraussetzung dafür, emotional wahrhaftig und gut begründet mit dem Patienten zu sprechen; dem Patienten ist es dann tatsächlich gelungen, ›durchzudringen‹ – ein Thema, das sie in ihren späteren Arbeiten zur Authentizität explizit aufgreift. Dieses Kapitel zeigt sehr schön, wie kreativ Brenman Pick das vielfältige Material des Patienten durcharbeitet und wie elegant es ihr mit ihren Interventionen gelingt, dem Patienten etwas von ihrem tiefen Beteiligtsein und ihrem Verstehen zu vermitteln.

Im 2. Kapitel, »Zusammenbruch der Kommunikation. Vom Auffinden des Kindes in der Analyse eines Erwachsenen«, das ebenfalls 1985 erstmals veröffentlicht wurde, geht es um eine detaillierte Fallstudie, in der die im 1. Kapitel dargelegten Punkte weiter ausgearbeitet werden. Die Patientin sprach über schlimme und für sie unerträgliche innere Zustände: Die Analytikerin konnte nur dann etwas über diese Gefühle erfahren, wenn sie selbst diese auch spürte und dann nach einem Weg suchte, diese Erfahrung für die Patientin in Worte zu fassen. Brenman Pick zeigt, wie diese Dynamik in der Gegenübertragung auftauchte und wie wichtig es für sie war, sich die in ihr hervorgerufenen Gefühle klarzumachen, »um sie festzuhalten und zu untersuchen und dann für die Patientin formulieren zu können, welchen Erfahrungen sie ausgewichen war und welche Gedanken sie nicht hatte haben wollen« (S. 57). Sie zeigt, wie wichtig es für die Gesundung der Patientin war, sich mit dieser realen Analytikerin und ihrem Containment zu identifizieren.

Das 3. Kapitel, »Das Auftauchen früher Objektbeziehungen im psychoanalytischen Setting«, erstmals 1992 veröffentlicht, umreißt die kleinianische Theorie der frühen Spaltung zwischen idealisierten und entwerteten Objekten und beschreibt zwei unterschiedliche Probleme bei dem Versuch, diese zu integrieren. Einerseits geht es um Frustration, wenn das Objekt nicht in der Lage ist, dem Säugling bei seiner psychischen Entwicklung zu helfen; andererseits geht es um eine aus inneren Quellen stammende Destruktivität. Diese Überlegungen stehen für Brenman Pick in diesem Kapitel im Zentrum; sie bilden später die Grundlage für ihre Arbeiten über die Frage, inwieweit die Eltern versagt haben. Sie schildert diese Schwierigkeiten dann detailliert am Beispiel einer erwachsenen Patientin und eines

Kinderpatienten – ein besonders berührender Bericht über einen Jungen mit autistischen Merkmalen und die Versuche seiner Analytikerin, ihn bei seinem Kampf um ein Objekt, das er finden und an dem er sich festhalten könnte, zu verstehen. Sie zeigt, wie diese Bemühungen zuerst in der Gegenübertragung spürbar werden – »wie der Patient die Analytikerin wahrnimmt, beeinflusst, wie sie den Patienten wahrnimmt« (persönliche Mitteilung) – und wie die Arbeit, die auf diesem Verstehen beruht, bei der Integration hilft.

Das 4. Kapitel, »Noch einmal: Durcharbeiten in der Gegenübertragung«, erstmals 2012 veröffentlicht, fügt Brenman Picks früherer Arbeit zu diesem Thema eine wichtige Dimension hinzu. Sie untersucht, wie Analytiker, die zur Supervision kommen, möglicherweise unverarbeitete, unbewusste Mitteilungen ihrer Patienten in die Beziehung zur Supervisorin einfließen lassen, was daran liegen könnte, dass der Patient/die Patientin und der supervidierte Analytiker/die Analytikerin in bestimmten Aspekten eines für beide unerträglichen Gefühls zu sehr übereinstimmen. Interessant zu beobachten sei, schreibt sie, wie die Schwierigkeiten, die bei dem Patient-Analytiker-Paar auftauchen, ebenfalls bei dem Analytiker-Supervisor-Paar auftauchen. Darin könnte das auch in anderen psychoanalytischen Zusammenhängen diskutierte Thema der transgenerationalen Weitergabe anklingen.

1. Kapitel
Durcharbeiten in der Gegenübertragung[1] (1985)

In diesem Kapitel werde ich einige Aspekte der komplexen Interaktion zwischen Analytikern und Analysanden untersuchen, die uns in unserem Praxisalltag begegnen. Bion formulierte kurz und bündig, dass zwei Menschen, sobald sie zusammenkommen, eine Beziehung zueinander aufnehmen, ob ihnen das nun gefällt oder nicht; diese Feststellung trifft auf alle Begegnungen zu und gilt auch für die Psychoanalyse.

Strachey (1935[1934]) schrieb in seiner mittlerweile klassischen Arbeit, was der Analytiker[2] am meisten fürchte und vor allem anderen zu vermeiden suche, sei eine echte Übertragungsdeutung. Aber dann fügte er noch hinzu, dass der Patient bei einer Übertragungsdeutung das Gefühl habe, mörderische Impulse gegenüber dem Analytiker zum Ausdruck zu bringen, die dieser ohne Angst oder Furcht deute. Strachey ist ganz klar der Meinung, dass das volle oder tiefe Übertragungserleben für den Analytiker beunruhigend ist, er aber nicht umhinkommt, dem Patienten eine Deutung auf ruhige Art und Weise zu vermitteln. Mit diesem zwiespältigen Problem, diesem Balanceakt zwischen der Wahrnehmung der eigenen Beunruhigung

1 Eine frühere Version dieses Kapitels erschien im *International Journal of Psychoanalysis, 66*, 157–166, 1985. Abdruck mit freundlicher Genehmigung von John Wiley & Sons, Inc. Dt.: Durcharbeiten in der Gegenübertragung. In: E. B. Spillius (1991). *Melanie Klein heute. Bd. 2: Anwendungen*. Und geringfügig verändert in: C. Frank & H. Weiß (2012). *Normale Gegenübertragung und mögliche Abweichungen*. Frankfurt: Brandes & Apsel. Für das vorliegende Buch wurde dieses Kapitel neu übersetzt.

2 Anm. d. Ü.: In diesem Buch wird wegen der besseren Lesbarkeit mal das generische Maskulinum, mal das generische Femininum übernommen. Außer in Beispielen, in denen die Behandlung eindeutig durch eine Analytikerin bzw. einen Analytiker durchgeführt wird, wird dabei immer an beide Geschlechter gedacht. Entsprechendes gilt für den Patienten/die Patientin.

und der Reaktion in Form einer Deutung, die diese verstörende Angst nicht vermittelt, möchte ich mich näher beschäftigen.

Nachdem man zunächst die Gegenübertragung eher als etwas Irrelevantes und weniger als etwas Wesentliches betrachtet hatte, zeigte Heimann (1950), dass die Verwendung der Gegenübertragung ein wichtiges Instrument der Psychoanalyse ist und sich von der pathologischen Gegenübertragungsreaktion unterscheidet. Da diese Differenzierung einen wesentlichen Teil unserer psychoanalytischen Arbeit ausmacht, möchte ich zeigen, wie problematisch es in der klinischen Realität sein kann, diese Unterscheidung vorzunehmen. Denn eine solch absolute Trennung gibt es nicht, es gibt nur eine relative Tendenz innerhalb dieser Gegensätze.

Money-Kyrle (1956) hat erheblich zu unserem Verständnis dieser Problematik beigetragen, als er die enge Verbindung aufzeigte, die es im Erleben des Analytikers zwischen den Projektionen des Patienten und seinen eigenen inneren Reaktionen auf das Material geben kann. Er zeigte zum Beispiel, dass sich in einer schwierigen Analysephase das unzulängliche Selbst des Patienten, das dieser in den Analytiker hineinprojizierte, mit dem Gefühl des Analytikers vermischte, er selbst sei beruflich inkompetent, weil er das Material nicht rasch genug verstehe. Diese Vermischung galt es rückgängig zu machen.

Money-Kyrle untersuchte die geläufigeren Manifestationen dieses Problems und meinte:

> »Ist der Analytiker tatsächlich verstört [und hier ist gemeint, dass der Analytiker unvermeidlich verstört im Sinne von affiziert ist], so ist es durchaus auch möglich, dass der Patient unbewusst zu diesem Ergebnis beigetragen hat, das nun wiederum ihn selbst verstört. Wir müssen also drei Faktoren in Betracht ziehen: erstens die emotionale Störung des Analytikers, denn unter Umständen muß er still für sich allein damit umgehen, bevor er sich weit genug lösen kann, um die anderen beiden Faktoren zu verstehen; sodann den Anteil, den der Patient zu ihrer Entstehung beigetragen hat; und schließlich die Wirkung, die sie auf ihn ausübt. Alle drei Faktoren können selbstverständlich sekundenschnell voneinander unterschieden werden, und in diesem Fall ist die Gegenübertragung in der Tat ein sensibler Empfangsapparat« (Money-Kyrle, 1991[1956], S. 33).

Tatsächlich können wir das Erleben des Patienten nicht in uns aufnehmen, ohne dabei selbst etwas zu erleben. Wenn es einen Mund gibt, der eine Brust sucht, weil dieses Potenzial angeboren ist, dann entspricht dem meines Erachtens ein psychisches Äquivalent, das heißt eine seelische Verfassung, die eine andere seelische Verfassung sucht.

Bei den projektiven Identifizierungen des Kindes oder des Patienten handelt es sich um Vorgänge, die teilweise dazu bestimmt sind, Reaktionen hervorzurufen; das erste, was in einem lebendigen Objekt erfolgt, in das etwas hineinprojiziert wird, ist eine Reaktion. Der Analytiker geht damit unter Umständen so rasch um, dass er sich des Vorgangs gar nicht bewusst wird: Dennoch handelt es sich um einen entscheidenden Faktor. Die Begegnung ist eine Interaktion, und wenn diese derart rasch gehandhabt wird, müssen wir uns die Frage stellen, ob dabei vielleicht ein tiefergehendes Erleben vermieden wird.

Eine Patientin berichtete: Als sie geboren wurde, gab man ihrer Mutter den Rat, den achtzehn Monate alten Bruder zu weit entfernt lebenden Verwandten zu schicken, damit sie sich voll und ganz um das neue Baby kümmern könnte. Als der Junge sechs Wochen später nach Hause zurückkehrte, stellte die Mutter entsetzt fest, dass er seine Eltern nicht mehr erkannte, und die Mutter sagte später, nach diesem Erlebnis könnten »keine zehn Pferde sie noch einmal voneinander trennen«.

Diese Metapher und ihre Beziehung zur psychoanalytischen Praxis finde ich sehr eindrucksvoll. Ich denke, dass der Rat, den Freuds Spiegelmetapher oder der Vergleich des Analytikers mit einem Chirurgen enthält, implizit auch bedeutet, dass der Analytiker seine Emotionalität ›wegschicken‹ sollte, soweit weg wie möglich, um sich voll und ganz auf das Unbewusste des Patienten einstellen zu können. Eine solche Haltung führt dazu, dass wesentliche Bereiche unerkannt bleiben, sodass, wenn die abgespaltene Emotionalität zurückkehrt – und mit ihr all die Gefahren des Agierens – die Gefahr besteht, dass »keine zehn Pferde sie mehr voneinander trennen könnten«. Sich vorzustellen, dass diese abgespaltene Emotionalität nicht zurückkehren würde, widerspräche ja genau all den Theorien, die wir in Bezug auf das psychische Leben vertreten.

Wenn wir nicht behaupten wollen, dass die psychoanalytische Funktion in einer konfliktfreien, autonomen Zone des Ichs wirksam wird, dann müssen wir nicht nur die Probleme berücksichtigen, die eine Rolle spielen, während wir die Projektionen des Patienten verdauen, sondern auch die Probleme kritisch untersuchen, die wir mit unseren eigenen Reaktionen haben. Ebenso wie der Patient möchte der Analytiker sowohl loswerden, was ihn möglicherweise beunruhigt, als auch vermitteln und teilen, was er erlebt – ganz normale menschliche Reaktionen. Teils wünscht sich der Patient eine agierende Reaktion, teils verspürt der Analytiker einen Impuls zu agieren, und etwas davon wird in der Deutung zum Ausdruck kommen. Die Bandbreite reicht dabei von indirekter Verwöhnung, einem Streicheln mit Worten, bis hin zu Reaktionen, die so feindselig, distanziert oder frostig sind, dass sie scheinbar zu verstehen geben, die Erfahrung, die dem Patienten gefehlt hat und nach der er sich sehnt, sei völlig belanglos; erforderlich sei lediglich die mechanische Erfahrung eines Teilobjekts.

Eine Deutung, und auch das Geben einer Deutung, stellt jedoch nicht eine teilobjekthafte Aneinanderreihung von Wörtern dar, sondern ist ein integrierender kreativer Akt des Analytikers. Die Deutung wird dabei unausgesprochen und zum Teil unbewusst auch enthalten, was der Analytiker wahrgenommen hat und wie er es wahrgenommen hat, sowie die Information darüber, was er nicht wahrgenommen hat.

Wenn der Patient eine Deutung erhält, wird er nicht nur Wörter oder deren bewusst beabsichtigte Bedeutung ›hören‹. Manche Patienten lauschen in der Tat nur auf die ›Stimmung‹ und scheinen die Worte überhaupt nicht zu hören. Joseph (1975) hat anschaulich gezeigt, dass die Worte des Patienten uns unter Umständen in die Irre führen, weil Stimmung und Atmosphäre des Mitgeteilten vielleicht wichtiger sind. Vielleicht geht es dem Patienten ähnlich, wenn auch er dem Analytiker auf diese Weise zuhört. Seine Wahrnehmungen werden vielleicht vor allem von seinen inneren Gestalten und Phantasien beherrscht, aber ich teile Melanie Kleins Ansicht, wenn sie schreibt:

> »Insgesamt gesehen verwebt sich jede äußere Erfahrung des Säuglings mit seinen Phantasien und andererseits enthält jede Phantasie auch Elemente der realen Erfahrung; nur wenn die Übertragungssituation wirklich tiefgreifend analysiert wird, können wir sowohl die realistischen als auch die phantasmatischen Aspekte der Vergangenheit aufdecken« (Klein, 2000[1952], S. 92).

Es ist unvermeidlich, dass der Patient sich bewusst und unbewusst auch eine gewisse Vorstellung vom Analytiker als realer Person bilden wird. Wenn wir sagen, dass eine Mutter ihrem Baby die Brust gibt, denken wir nicht nur an eine Beziehung zwischen Brustwarze und Mund, sondern erkennen auch, dass das Baby dabei eine noch ›schattenhaft undeutliche‹ Erfahrung macht. Es gibt immer etwas, das über den realen Prozess hinausgeht. Wir lesen: »Der Patient sagte ... und der Analytiker deutete«, dennoch haben wir es mit einem außerordentlich vielschichtigen und komplexen Vorgang zu tun. Um die Frage zu klären, wie das Bild des Analytikers in der inneren Welt des Patienten aussieht, reicht es nicht, sich in die paranoid-schizoide Innenwelt des Patienten hineinzubegeben; wir müssen auch flexibel genug sein, um die Spannungen zwischen unseren eigenen bewussten und unbewussten Impulsen und Gefühlen dem Patienten gegenüber auszuhalten und durchzuarbeiten.

Dass der Patient unablässig in den Analytiker projiziert, macht das Wesen der Analyse aus; jede Deutung zielt darauf ab, den Weg von der paranoid-schizoiden hin zur depressiven Position zu bahnen. Dies gilt nicht nur für den Patienten, sondern auch für den Analytiker, der immer wieder regredieren und das Geschehen innerlich durcharbeiten muss. Für mich stellt sich die Frage, ob der eigentliche Unterschied zwischen einer wirklich tiefen und einer eher oberflächlichen Deutung weniger mit der Ebene zu tun hat, die angesprochen wird, als vielmehr damit, wie weit der Analytiker den Prozess auch selbst innerlich durchgearbeitet hat, wenn er seine Deutung formuliert.

Ein Patient, Mr A., war vor Kurzem nach London umgezogen; seine erste Analyse hatte er im Ausland gemacht. Er kam zur Behandlungsstunde, nachdem er einige Stunden zuvor in einen Autounfall verwickelt gewesen war, bei dem sein stehendes Auto angefahren und stark beschädigt worden war; er selbst war einer ernsthaften Verletzung gerade noch entgangen. Offenkundig befand er sich weiterhin in einem gewissen Schockzustand, erwähnte aber weder seinen Schock noch seine Angst. Stattdessen setzte er mir höchst sorgfältig auseinander, was vorgefallen war und wie korrekt er sich vor und nach dem Zusammenstoß verhalten habe. Dann sagte er, seine Mutter (die im Ausland lebt) habe ihn zufällig kurz nach dem Unfall angerufen, und als er ihr davon erzählte, habe sie erwidert: »Ich hätte dich nicht angerufen, wenn ich gewusst hätte, dass du dermaßen schreckliche Nachrichten für mich hast. Ich will nichts davon hören.« Er sagte, dank seiner früheren Analyse wisse er, dass er begreifen müsse, dass seine Mutter sich einfach nicht anders verhalten könne, und das akzeptiere er auch. Er war jedoch sehr wütend auf den anderen Fahrer und vertrat sehr kämpferisch seine Überzeugung, dass der andere für den Schaden aufkommen müsse, was er notfalls auch vor Gericht einklagen würde.

Er vermittelte sehr anschaulich, dass er glaubte, ganz allein den Schock, die Angst und Wut, die sowohl durch den Unfall als auch durch die Reaktion seiner Mutter hervorgerufen worden waren, ertragen zu müssen, oder dass er ›darüber erhaben sein‹ sollte. Er war nicht nur überzeugt, dass seine Mutter die schrecklichen Neuigkeiten nicht hören wollte, sondern glaubte auch, dass die Analytikerin nichts von der schrecklichen Nachricht wissen wollte, dass es eine Mutter/Analytikerin gibt, die ihm weder zuhört noch seinen Schmerz mit ihm teilt. Vielmehr hatte er für sein Gefühl gelernt, seine Mutter zu ›verstehen‹ oder der Analytikerin zuzuhören, wenn auch voll unterschwelliger Wut, und er war überzeugt, dass die Mutter/Analytikerin von seinem Kummer nichts wissen wollte. Er arrangierte sich damit, riss sich zusammen, führte vor, wie man sich korrekt zu verhalten hat, und wurde auf diese Weise zu einem sogenannten ›verständnisvollen‹ Menschen. Kummer oder das Ertragen von Schmerz ersetzte er durch Sachverstand und korrektes Verhalten, aber er ließ uns wissen, dass er seine Vorwürfe unbewusst bis zum bitteren Ende verfolgen würde.

Obwohl er sehr rasch vom verletzlichen Opfer zum Vollstrecker einer, wie er fand, angebrachten Grausamkeit wurde (die sich bewusst gegen den anderen Fahrer, unbewusst gegen die Mutter und den früheren Analytiker bzw. die jetzige Analytikerin richtete), nahm ich auch noch eine andere Stimmung wahr, sodass ich annahm, es gäbe auch Raum für die Entwicklung einer wirklich kreativen Beziehung. Mein Gefühl in der Gegenübertragung war, dass er mir eigentlich nicht übermäßig viel zumutete und dass es zwar einen Patienten gab, der lieber nichts erkennen wollte, ich mich aber auch darauf verlassen konnte, dass es daneben einen Patienten gab, der genauso wie ich den Wunsch hatte, etwas herauszufinden.

Was also war in der Stunde abgelaufen? Es machte Eindruck (impact) auf mich, wie ›kompetent‹ der Patient mit seinen Gefühlen umging, dennoch vermittelte er auch den Wunsch nach einer Analytikerin/Mutter, die seine Angst und Wut wahrnehmen würde. Ich deutete seine Sehnsucht nach jemandem, der den Telefonhörer nicht auflegt, sondern wahrnimmt und versteht, wie sich dieser unerwartete Aufprall (impact) anfühlt; das setzt voraus, dass er auf die Analytikerin eine verständnisvollere mütterliche Figur überträgt. Ich glaube allerdings, dass sich diese Figur mit einem Teil der Analytikerin ›paart‹, der vielleicht den Patienten in einer solchen Situation ›bemuttern‹ möchte. Wenn wir nicht in der Lage sind, eine derartige Reaktion in uns selbst zu erfassen und über sie nachzudenken, werden wir sie entweder agieren und den Patienten durch eine reale Bemutterung verwöhnen (dies mag mit Worten oder durch andere Zeichen des Wohlwollens geschehen), oder wir bekommen gerade davor eine solche Angst, dass wir innerlich erstarren und den Wunsch des Patienten, bemuttert zu werden, gar nicht erfassen.

Doch saß ich bereits in der Falle und hatte nur die Wahl, sein vernünftiges, sachverständiges Vorgehen entweder zu bewundern oder den Eindruck zu erwecken, dass ich es verurteilte. Ich merkte, dass ich das Gefühl hatte, der Mutter, dem früheren Analytiker und seinem eigenen ›Sachverstand‹ überlegen zu sein und ein Urteil über sie zu fällen. Sollte ich mit ihnen allen vor Gericht ziehen? Nun musste ich über die Anteile in ihm und seine inneren Objekte nachdenken, die lieber nichts erfahren und erkennen wollten. Auch diese waren in die Analytikerin projiziert und ›paarten‹ sich meiner Ansicht nach ebenfalls mit Anteilen der Analytikerin, die von der Verwundbarkeit des Menschen (letztlich dem Tod) nichts wissen wollten, weder in der äußeren Realität noch, wie im Augenblick, in Bezug auf das Gefühl, von dem Patienten in der Stunde ›hin und her geschleudert‹ zu werden.

Ich musste ihm also zeigen, dass er glaubte, mich überzeugt zu haben, ich sei anders und besser als seine Mutter/sein Analytiker, indem er mir ein derart schreckliches Bild von ihnen präsentierte. Doch glaubte er gleichzeitig (und das kam in seinem Verhalten mir gegenüber zu Beginn der Stunde zum Ausdruck), dass auch ich nichts von der Angst wissen wollte, die durch unvorhergesehene Unfälle hervorgerufen wird oder durch den Eindruck, den er auf mich zu machen glaubte.

Wenn wir uns einem psychoanalytischen Überich ausgeliefert fühlen, das uns nicht unterstützt und uns nicht dabei hilft, herauszufinden, wie es sich anfühlt, innerlich durchgerüttelt zu werden, dann laufen wir ebenso wie der Patient Gefahr, alles auf eine sachverständige Art und Weise ›zu verpacken‹. Möglicherweise agieren wir dann, indem wir dem Patienten ein übertriebenes Mitgefühl entgegenbringen und mit den anderen überlegen oder zornig ins Gericht gehen, oder wir entwickeln ein übertriebenes Mitgefühl für die anderen und gehen überlegen oder zornig mit dem Patienten ins Gericht.

Der Prozess, in dem wir uns unserem eigenen Erleben stellen, etwas wissen zu wollen oder uns davor zu fürchten (von Bion als +K und −K bezeichnet) und dies durchzuarbeiten, ermöglicht uns meines Erachtens einen tieferen und empathischeren Kontakt mit diesen Teilen des Patienten und seinen inneren Objekten. Gelingt es uns nicht, unsere eigenen konflikthaften Reaktionen *in statu nascendi* zu berücksichtigen, riskieren wir, genau das zu agieren, was wir eigentlich deuten sollten, nämlich alle guten Neigungen für uns in Anspruch zu nehmen und all das Böse in den anderen ›Fahrer‹ zu projizieren. Vielleicht verhalten wir uns dann, als glaubten wir, bei Unfällen oder den Schicksalsschlägen des Lebens ungestraft davonzukommen.

Wenn wir den Fall vor Gericht bringen, dann müssen wir untersuchen, warum für den Patienten die sachverständige Ausschaltung der Leidenschaften eine überlegene Lösung darstellt und warum er angeblich auf die ›reine‹ Wahrheit aus ist.

Was wie die Suche nach der Wahrheit aussieht, ist von Hass getränkt. Unterschwellig steht die Drohung im Raum, dass ich, sobald ich eine falsche Bewegung mache, angeschwärzt werde, so wie der andere Fahrer, die Mutter und der frühere Analytiker bereits angeschwärzt wurden. Auf diese Weise projiziert der Patient in die Analytikerin seine panische Angst, dass er vor Gericht gestellt und von einem gnadenlosen Überich verurteilt werden wird, sobald er eine falsche Bewegung macht.

Damit stellt sich dem Analytiker eine Frage: Wenn wir im Dienst der sogenannten analytischen Neutralität unsere Gefühle ausschalten, laufen wir dann Gefahr, die Liebe, die den Hass mildert, auszuschalten? Und lassen wir dann zu, dass das sogenannte Streben nach Wahrheit vom Hass diktiert wird? Scheinbare Objektivität könnte den Mord an Liebe und Fürsorge bedeuten.

Bion schreibt im Zusammenhang mit psychotisch gestörten Patienten:

> »Der Versuch, der Erfahrung von Kontakt mit *lebenden Objekten* durch Zerstörung der Alpha-Funktion auszuweichen, macht die Persönlichkeit unfähig, eine Beziehung zu irgendeinem Aspekt von sich selbst zu haben, der nicht einem Automaten gleicht« (Bion, 1990[1962a], S. 59; Hervorh. I. B. P.).

An einer späteren Stelle schreibt er:

> »Der Wissenschaftler, dessen Untersuchungen den Stoff des Lebens selbst einbeziehen, sieht sich in einer Situation, die eine Parallele zu der des Patienten aufweist [...] Konfrontiert mit der Komplexität des menschlichen Geistes muß der Analytiker vorsichtig damit sein, selbst anerkannten wissenschaftlichen Methoden zu folgen; ihre Schwäche mag der Schwäche des psychotischen Denkens näherstehen, als man bei einer oberflächlichen Überprüfung zugeben würde« (ebd., S. 59f.).

Eine der großen Schwierigkeiten unserer Arbeit besteht darin, sowohl mit unserem eigenen Erleben in Kontakt zu bleiben, als auch an dem profunden Wert unserer Technik festzuhalten; das macht einen Teil der Unmöglichkeit und des Wertes unserer Bemühungen aus. Dieses Problem trifft beispielsweise auf die Kontroverse ›Deutung versus Reaktion‹ zu; in gewisser Weise eine Scheinauseinandersetzung, in gewisser Weise aber ein sehr reales Problem. Dabei wird das Thema allerdings polarisiert, als wäre das eine ganz und gar gut, das andere abgrundtief schlecht. Stellen wir uns einen Patienten vor, der besonders gute oder besonders schlechte Neuigkeiten bringt; sagen wir, die Geburt eines Babys oder einen Todesfall in der Familie. Ein solches Ereignis mag zwar vielschichtige Probleme aufwerfen und eine sorgfältige Analyse erfordern, zunächst jedoch wünscht sich der Patient vielleicht gar keine Deutung, sondern eine Reaktion – er möchte, dass wir Freude oder Kummer mit ihm teilen. Es könnte genau das sein, was der Analytiker intuitiv ebenfalls möchte. Wenn wir nicht in der Lage sind, dies wirklich in unsere Deutung einzubeziehen, dann wird aus der Deutung entweder eine frostige Zurückweisung oder wir verzichten ganz auf eine Deutung und fühlen uns stattdessen genötigt, uns ›menschlich‹ zu verhalten. In diesem Fall helfen wir dem Patienten nicht, mit dem Analytiker die Erfahrung zu teilen, dass die Deutung an sich kein ideales Objekt ist – also ein gemeinsames Einnehmen der depressiven Position innerhalb des analytischen Rahmens –, sondern eher eine frostige Reaktion oder ein nichtdeutendes Ausweichen.

Bei einer späteren Gelegenheit erzählte dieser bislang eher versöhnlich gestimmte Patient zu Beginn einer Stunde am Tag vor den Parlamentswahlen voll freudiger Erregung, er sei von der Aussicht auf einen Tory-Sieg völlig begeistert. Dann stellte sich heraus, dass er entweder aufgrund meiner vorsichtigen Fragen oder anderer Informationen mitbekommen hatte, dass ich wahrscheinlich eine Labour-Anhängerin war. Ich deutete, dass er meines Erachtens in triumphierender Erregung darauf wartete, ob ich mich im Eifer des Gefechts mit seinen Reaktionen oder aber mit meinen eigenen beschäftigen würde.

Dazu fiel ihm ein Besuch bei einer Kusine und ihrem neuen Baby ein und die Geschichte, die über die Wehen seiner Mutter bei seiner Geburt erzählt wurde. (Der Verbindung zwischen Wehen [labour] und Labour Party war er sich nicht bewusst.) Als bei seiner Mutter die ersten Wehen einsetzten, hatte sie angeboten, erst noch die große Wäsche für die Familie zu erledigen.

Der Patient teilte nicht nur einen Familienmythos der Vergangenheit mit, sondern erlebte in der Übertragung erneut seine Beziehung mit einer inneren Mutter. Mein Problem in der Gegenübertragung bestand darin, dass ich entweder darauf programmiert war, wütend auf diesen in der Verneinung meiner ›Wehen‹-Schmerzen liegenden Angriff zu reagieren oder aber eine abgeklärte Mutter zu sein, die sich selbstlos mit seiner ›schmutzigen Wäsche‹ beschäftigte, ohne einen Gedanken an ihre eigene Beunruhigung zu verschwenden.

Darüber hinaus glaube ich jedoch, dass der Patient mich als eine Mutter verspottete, der es seiner Meinung nach vor allem darum ging, sich nicht die Finger schmutzig zu machen. Sollte ich mich in technisch korrektem Verhalten verfangen, weil ich das schreckliche Gefühl nicht ertragen konnte, eine Verliererin zu sein und voller Hass zusehen zu sollen, wie jemand anderes seinen Erfolg zur Schau trägt – die Kusine mit dem neuen Baby?

Gleich einem kleinen Kind reagiert der Patient meiner Ansicht nach bewusst und unbewusst außerordentlich sensibel, wenn wir ihm deuten, wie schwer es ihm fällt, sich den wichtigen Problemen zu stellen, den ›Geburtswehen‹ (labour), die er durchzustehen hat, um mit seinem kindlichen Selbst in Berührung zu kommen – seinem Hang, sadistisch zu werden, wenn er sich vernachlässigt fühlt, eifersüchtig oder neidisch zu sein, wenn er das Gefühl hat, die Mutter/Analytikerin sei mit einem neuen Baby beschäftigt und er sei nicht erwünscht. Der Patient wirft eine tief reichende Rivalitätsproblematik zwischen Mutter und Kind auf, nämlich die Frage, welche ›Partei‹ am besten ausgestattet ist, um mit all den Problemen fertigzuwerden, die sowohl beim Analytiker als auch beim Patienten Reaktionen oder eine massive Abwehrhaltung auslösen können. Als Analytiker haben wir die Aufgabe, diese Reaktionen sorgfältig zu untersuchen. Wie erfolgreich wir diese Aufgabe meistern oder in welchem Ausmaß wir scheitern, spiegelt sich meiner Ansicht nach nicht nur in unserer Wortwahl wider, sondern auch im Klang unserer Stimme und in unserem sonstigen Verhalten, wenn wir unsere Deutung formulieren; dazu gehört das gesamte Spektrum von unverhohlenem, selbstgerechtem Sadismus bis hin zu eindeutig masochistischer oder heuchlerischer ›Geduld‹ angesichts der Grausamkeiten, denen Patienten uns aussetzen. Der springende Punkt ist, dass wir uns mit Gefühlen auseinandersetzen und über sie nachdenken müssen; wir sind, wie Segal (1978) sagt, nicht neutral in dem Sinn, dass wir keine Reaktionen hätten.

Bei seiner Beschreibung der analytischen Funktion hebt Money-Kyrle nicht nur die sublimierte Neugierde des Analytikers hervor, sondern auch dessen Wiedergutmachungs- und elterliche Funktion. Darüber hinaus verhält sich nach seiner Auffassung der Analytiker im Augenblick der projektiven Phase der Deutung fürsorglich gegenüber einem unreifen Teil des Selbst, der vor dem sadistischen Teil beschützt werden muss. Wenn wir dem Patienten zeigen, dass er sadistisch wird, sobald er sich vernachlässigt fühlt, oder dass er sich mit dem Objekt identifiziert, das ihn vernachlässigt, sodass er sein bedürftiges infantiles Selbst nicht wahrzunehmen vermag, dann werden wir in die Deutung – ob wir es nun merken oder nicht – meiner Ansicht nach bis zu einem gewissem Grad auch unseren eigenen Wunsch projizieren, das Baby vor dem sadistischen Teil zu beschützen. Man könnte sagen, dass die sorgfältige Aufrechterhaltung des Settings für diese Fürsorglichkeit steht.

Unter dem Gesichtspunkt der Entwicklung betrachtet ist der Säugling, der ein realistischeres Gespür für den Schmerz der Mutter zu entwickeln beginnt und den Wunsch hat, sie davor zu bewahren, ein Säugling, der eine Mutter in sich aufgenommen und sich mit ihr identifiziert hat, die seinen Schmerz mitempfindet und ihn davor beschützen möchte und ihm gleichzeitig dabei helfen möchte, mit Schmerzen fertigzuwerden. Diese Erfahrung wird nicht von einer verklärten Mutter vermittelt, sondern von einer Mutter aus Fleisch und Blut, die darum weiß, wie gerne auch sie schwierige Probleme einfach los wäre.

Es handelt sich nicht um ein einfaches Problem. Der Patient projiziert nicht nur in den Analytiker, sondern es gelingt ihm auch sehr geschickt, in bestimmte Aspekte des Analytikers zu projizieren. Deshalb habe ich beispielsweise zu zeigen versucht, dass der Patient in den Wunsch des Analytikers projiziert, mütterlich zu sein, oder in den Wunsch, allwissend zu sein oder unwillkommenes Wissen zu verleugnen; oder er projiziert in den triebhaften Sadismus des Analytikers (oder in die dagegen gerichtete Abwehr). Und vor allem projiziert er in die Schuldgefühle des Analytikers oder in dessen innere Objekte.

Auf diese Weise rührt der Patient im Analytiker an tiefe Probleme und Ängste, die mit seinem Bedürfnis, geliebt zu werden, und mit seiner Angst vor Fehlern mit katastrophalen Folgen zusammenhängen, das heißt mit einer primitiven Verfolgungs- oder Überich-Angst. Ich möchte dies anhand eines abschließenden Beispiels eines meiner Patienten deutlich machen.

Eine Woche vor einer geplanten Ferienpause begann der Patient eine Freitagsstunde mit der Mitteilung, dass er sich krank fühle. Er wusste nicht, was es war; er hatte die gleichen Symptome wie seine kleine Tochter. »Aber«, sagte er grimmig, »ich war entschlossen, herzukommen, selbst auf die Gefahr hin, dass Sie sich bei mir anstecken«.

Er hatte ganz offensichtlich Angst vor einer Erkrankung und der damit einhergehenden Bedrohung. In der Gegenübertragung merkte ich, dass ich Sorge hatte, ich könnte mich anstecken und dann meine Arbeit in der nächsten Woche nicht bewältigen, falls ich seine Symptome bekäme. Ich deutete seine Angst und ging auf den Teil in ihm ein, der mich mit der ›Krankheit dieser Angst‹ anstecken wollte.

Danach erzählte er mir von einer Schüleraufführung, an der seine kleine Tochter am Tag zuvor mitgewirkt hatte. Seine Frau hatte aufgrund dringender beruflicher Verpflichtungen nicht kommen können. Er hatte seine Stunde bei mir ausfallen lassen, um dabei sein zu können. Er schilderte seine Freude daran, den Kindern zuzusehen; wenn sie ihre Eltern und Verwandten im Publikum erkannten, unterbrachen sie die Vorstellung und riefen »Hallo, Mami« usw. Er war verletzt und verärgert, weil seine Frau nicht mitgekommen war. Es war klar, dass er sich ohne den Schutz seiner Familie einsam fühlte. Ich deutete seine Einsamkeit und den Wunsch, mich als ›Familie‹ mit dabeizuhaben. Ich verknüpfte dies mit seinem Ärger über *meine* beruflichen Verpflichtungen (ich hatte seine Stunde nicht verlegen können) sowie über meine Verpflichtungen am Wochenende und in den Ferien.

Er stimmte mir zu und erinnerte sich dann daran, mich bei einem öffentlichen Vortrag gesehen zu haben; die Psychoanalyse wurde heftig kritisiert, weil sie den Patienten keine ausreichende Unterstützung biete. Er sagte, er habe beobachtet, wie gut ich damit zurechtgekommen sei.

Ich fühlte mich geschmeichelt, merkte dann aber, dass ich darüber nachdenken musste. Ich deutete, mit der Schmeichelei mache er mich glauben, wie gut ich mit diesem Angriff zurechtgekommen sei, während es ihm eigentlich darum gegangen war, herauszufinden, wie ich zurechtkomme, wenn ich mich allein fühle, keine Unterstützung habe und von äußeren oder inneren Verfolgern geplagt werde.

Er sagte, in der Nacht sei er mit der Angst aufgewacht, er könnte sterben. Früher wäre er bei einem solchen Gefühl in größte Panik verfallen; jetzt wurde er eher furchtbar traurig bei der Vorstellung, dass er eines Tages einfach nicht mehr da sein würde. Er hatte geträumt.

In diesem Traum *unterzog Freud sich einer Operation wegen einer Schulterverletzung. Man fürchtete, dass die Operation nicht hundertprozentig er-*

folgreich war – als Freud seinen Arm heben wollte, gelang es ihm nicht. Eine Gruppe von Leuten, zu der auch der Patient gehörte, versuchte, Freud auf verschiedene Arten, unter anderem mithilfe eines Beruhigungsmittels (sedation), zu schützen, damit er den Schmerz nicht ertragen müsse.

Er sagte, dass ich – und auch Freud, der Vater aller Psychoanalytiker – die Unterstützung durch eine Gruppe bräuchte; ein Teil dieser Unterstützung bestehe in einer Ruhigstellung (sedation). Zwar behauptete er, Teil einer Gruppe zu sein, die Freud half; zu Beginn der Stunde aber hatte er auch gesagt, dass er meine Hilfe benötige, selbst wenn dies bedeuten würde, mich nicht zu schützen.

Die sedierende Unterstützung hatte etwas Verführerisches und Unechtes. Ich dachte an Freuds Operationen, denen er sich nicht wegen einer Schulterverletzung, sondern wegen seiner Krebserkrankung unterziehen musste, die mit dem Rauchen zusammenhing. Mein Patient hatte mich bei der erwähnten Veranstaltung rauchen sehen. Ich empfand ein heftiges Verlangen, auf diesen Bereich nicht einzugehen.

Ich wies darauf hin, dass er mich anscheinend vor diesem Problem schütze; so als würde meinen Schultern sonst zu viel aufgeladen. Das räumte er ein und sagte dann, dass die Verletzungen in dem Traum wohl Folge einer Krebserkrankung waren. Er sprach über seinen betagten Vater und die Angst vor seinem Tod. Nun schützte er mich, indem er das Problem dem alten Vater zuschob.

Wir könnten sagen, dass der Patient Teile seiner selbst und seiner inneren Objekte in die Analytikerin projizierte. Dabei stellte er zwei Modelle vor: Das eine funktionierte einwandfrei, das andere erwies sich als untauglich. Im Verlauf der Stunde wirkten sich seine Projektionen auf mich aus, und ich merkte, dass ich mich in beide Richtungen gelockt fühlte (›Ich bin großartig‹ oder ›Ich bin schrecklich‹). Ich musste mir ins Gedächtnis rufen, dass ich weder das eine noch das andere bin. Zum einen habe ich die Symptome des Kindes – oder bin durch sie ›infiziert‹ –, seine Idealisierung und Verfolgungsangst, in denen die Mutter, wie sie in der depressiven Position wahrgenommen wird, verloren geht. Sie muss wiedergefunden werden, damit der Patient und ich gemeinsam erkennen können, dass das Bedürfnis des Kindes, beschützt und umsorgt zu werden, untergeht, wenn die Mutter oder der Vater einem derartigen Druck einschließlich der Schuldgefühle ausgesetzt wird (alles wird auf Freuds Schultern geladen). Zum anderen projiziert der Patient seine Ängste vor unfähigen Eltern, aber auch seine Triumphgefühle im Zusammenhang mit der Rivalität mit ihnen.

Und außerdem fürchtet er sich vor einer Analytikerin, die über einen Patienten triumphiert, wenn dieser nicht damit zurechtkommt, sich krank oder verlassen zu fühlen.

Nach meinem Eindruck gibt es Hinweise auf eine Entwicklung des Patienten von seinem untadeligen Verhalten nach dem Unfall (wie zuvor beschrieben) hin zu größerer Zuversicht in Bezug auf die Ängste, nicht zurechtzukommen (er empfindet eher Traurigkeit als das Gefühl, von panischer Angst überwältigt zu werden). Es gibt zwar Schmerz und Wut, weil keine Eltern da sind oder weil bei den Eltern etwas fehlte, aber in diese Gefühle mischen sich nun seine kindlichen Anteile, die sich darüber freuen, die guten Aspekte einer Unterstützung durch seine Eltern oder seine Analytikerin zu erkennen. Das Bedürfnis, sich untadelig zu verhalten, hat der Möglichkeit zu einer spontaneren Interaktion Platz gemacht.

Ich möchte betonen, dass auch im Analytiker selbst eine spontane emotionale Interaktion mit den Projektionen des Patienten stattfindet und dass wir dieses Erleben eher für eine Deutung nutzen können, wenn wir es voll und ganz respektieren und nicht zu sehr von dem Anspruch beherrscht werden, eine untadelige Neutralität einzuhalten.

Projiziert der Patient sein Erleben in den Analytiker, wird diese Projektion unter Umständen von beiden als ungerechtfertigtes Eindringen in Bereiche des psychischen Lebens empfunden, in denen die Grenzen zwischen Innen und Außen, Phantasie und Realität, Selbst und Objekt in vielerlei Hinsicht problematisch werden. Dazu ein kurzes Beispiel:

Eine junge, verheiratete Frau war das Opfer einer Serie von unangenehmen Einbrüchen gewesen. Inzwischen ist ihre Wohnung gesichert wie eine Festung. An einem Montag kommt sie und berichtet, das Wochenende sei grauenvoll gewesen, ganz überschattet von einem Vorfall, der sich Freitagnacht ereignet hatte: einem Einbruch, zwar nicht in ihre Wohnung (die nun so gut gesichert ist), aber in die Wohnung darüber, deren Besitzer immer abwesend sind. »Wir wollten gerade schlafen gehen. Wir konnten die Schritte hören, weil die Wände so dünn sind. Wir riefen die Polizei, aber bis die kam, waren die Mistkerle schon abgehauen.« In der Zwischenzeit versuchten sie, die Besitzer der Wohnung in deren Landhaus anzurufen. Zuerst lief der Anrufbeantworter, und als sie die Leute endlich erreichten, erklärten diese, sie hätten im Garten die Überreste einer Riesenparty aufgeräumt – »die Diskrepanz zwischen dem, was wir erlebt hatten, und dem, wie es ihnen ging, kam mir verrückt vor«. Für den Rest des Wochenendes fühlte sie sich niedergeschlagen, aufgeregt, ungeschützt und verletzlich und war nicht in der Verfassung, sich um ihr Baby zu kümmern.

Die Patientin schildert ein reales Wochenendereignis; ein gewaltsames Eindringen in ihr Haus. In der Übertragung gibt es bereits Hinweise auf eine Verbindung zwischen den »Besitzern der oberen Wohnung« und mir (ich habe einen Anrufbeantworter; meine Praxis liegt in einem oberen Stockwerk eines großen Hauses, und ich bin an den Wochenenden ebenfalls »nie verfügbar«). Sie erzählt mir von der riesigen Diskrepanz zwischen den Erfahrungen dieser Leute, die weggefahren waren und eine Party veranstaltet hatten, und ihren eigenen. Sie deutet damit indirekt an, dass ich vermutlich zu distanziert bin, um ihr Erleben wirklich erfassen zu können. Aber bin ich das tatsächlich? Im Gegenteil, als sie fortfährt und detailliert beschreibt, wie die Einbrecher am Abflussrohr in den dritten Stock hochgeklettert waren, und hinzufügt, es wäre deshalb so besonders beunruhigend für sie gewesen, weil »wir wirklich dachten, wir hätten die Wohnung ausreichend gesichert. Und dann passiert so etwas, das ist so unheimlich«, merke ich, dass ich in Gedanken – durchaus verständlich – bei meinem eigenen Haus bin und durchaus mit einer gewissen Angst überlege: »So ein Einbruch könnte auch mir passieren; ich bin noch nicht einmal so gut gesichert.«

Die Patientin fährt fort:

> »Als die Polizei schließlich kam, hatte sie scharfe Spürhunde dabei. Als ich die Tür öffnete, sprangen die Hunde hoch, obwohl sie an der Leine kurzgehalten wurden! Ich bekam einen panischen Schrecken und einen Augenblick lang taten mir die Einbrecher leid.«

Nach meinem Eindruck schilderte diese Patientin nicht nur die Ereignisse des Wochenendes, da ihr auch daran gelegen war, bestimmte unheimliche Ängste in mich zu verlagern: sowohl die Angst, in der Realität zum Opfer eines solchen Eindringens zu werden, als auch die Angst, »ausgeschnüffelt« und »angesprungen« zu werden. Sie macht mich auf diese Ängste aufmerksam (bei denen es auch um spezifisch sexuelle Ängste angesichts eines bedrohlichen Überichs gehen könnte). Meines Erachtens »schnüffelt« sie aber auch, wie ich ihre Erfahrungen aufnehme, und ist insgeheim bereit, mich »anzuspringen«.

Eines der Bilder, die die Patientin in der Übertragung von mir als Mutter hat, entspricht meines Erachtens ihrer Überzeugung, ich hätte so viel Angst davor, ein Einbrecher/Ehemann oder die Projektionen der Patientin/des Kindes könnten gewaltsam in mich eindringen, dass ich mich abschotte oder verteidige, als ob ich in einer analytischen Festung lebte. Dann könnte am Wochenende kein Partner in mich eindringen, ich wäre dann aber auch unzugänglich für das Erleben der Patientin. Eine Deutung ihres Gefühls, am Wochenende beraubt zu werden, oder sich innerlich der Analytikerin/Mutter wegen des aufdringlichen »Mistkerls« von einem Vater beraubt zu fühlen, würde sie wie die Reaktion unzugänglicher oder unerreichbarer Eltern erleben – Eltern, deren Erfahrungen so anders sind als ihre eigenen, da sie sich nun einmal ganz dem Aufräumen der Überbleibsel ihrer sexuellen Party widmen.

Doch hat die Patientin auch gewaltsam den Wunsch in mich hineingedrängt, nicht derart distanziert zu sein. Vielmehr meine ich, dass ich das Gefühl bekommen sollte, mit ihr im selben ›Boot‹ oder in demselben ungeschützten Haus zu sitzen. Sie legt mir nahe, dass auch für mich »die Wände so dünn sind«, dass es keine Getrenntheit gibt. Dann ist sie der Spürhund, der nicht nur am Wochenende die Eltern ausschnüffelt, sondern sich in mein Denken stiehlt, als wären wir ›eins‹. Was ich deutlich machen möchte, ist, dass die ›Trennwand‹ zwischen dem, was wir für gewöhnlich als normale projektive Identifizierung (oder empathisches Miterleben) bezeichnen, und einem gewaltsamen Eindringen sehr dünn ist.

In der Gegenübertragung merken wir in solchen Situationen unter Umständen, dass wir von dem Patienten entweder immer mehr in eine derartige psychische Verfassung versetzt und geradezu ›eingelullt‹ werden, oder dass wir so sensibilisiert für diese Gefahr sind, als wären wir eine Verkörperung der Polizeihunde und bereit, loszustürzen, sobald die Tür geöffnet wird.

Auf diese Weise erhält man Zugang zu dem Bild, das die Patientin von ihren inneren Objekten hat, die für ihr Empfinden entweder übermäßig mit ihr identifiziert oder aber distanziert und streng sind, sodass sie nicht fähig sind, ihr Erleben in sich aufzunehmen.

Es handelt sich hierbei um sehr reale Probleme, auf die wir vielleicht gerade dann besonders empfindlich reagieren, wenn der Patient die ›uns gemeinsame‹ äußere und innere Welt berührt. Uns den Raum zu nehmen, diese Probleme innerlich durchzuarbeiten, wird großen Einfluss darauf haben, wie wir unsere Deutungen geben, und dazu führen, dass wir uns sowohl um das schutzlose Baby im Patienten kümmern als auch die ›ungezogenen‹ aufdringlichen Teile in ihm ›aufspüren‹ und an ihnen arbeiten.

Die Probleme, die ich hier darzustellen versucht habe, werden eher noch größer, wenn wir es mit Borderline- und psychotischen Patienten zu tun haben. Unter Umständen sind diese Patienten für die normale Zusammenarbeit in der Analyse mehr oder weniger unzugänglich und agieren dann vielleicht in einer Form, die den Analytiker vor ernsthafte Probleme bei der Handhabung der Situation stellt. Möglicherweise erheben sie Forderungen, beispielsweise nach einer zusätzlichen Stunde am Wochenende. Wenn der Analytiker darauf eingeht, können die tyrannischen, narzisstischen Teile des Patienten befriedigt und gestärkt werden; eine Weigerung kann dagegen einen vorhandenen Groll noch nähren und verstärken. Bei suizidalen oder anorektischen Patienten oder Patienten mit einer malignen Hysterie zum Beispiel sind solche Probleme im Umgang mit der Situation unter Umständen eine Frage von Leben und Tod.

Natürlich projiziert der Patient in diesen Situationen massiv Selbstanteile und innere Objekte in den Analytiker; solche Patienten erwecken in ihm außerdem das Gefühl, hilflos und einem rachsüchtigen, ausbeuterischen Verhalten ausgeliefert zu sein, während der Patient sich daran weidet, die Bedürfnisse des Analytikers zu missachten. Es ist eine ziemlich große Herausforderung, diese Gefühle zu haben und zu ertragen und gleichzeitig offen zu bleiben für die Anteile des Patienten, die wirklich unzulänglich entwickelt sind und Unterstützung brauchen. Wenn bei solchen Fällen die Situation nicht mehr zu handhaben ist, stellt sich leicht das Gefühl ein, der Patient sei ›nicht analysierbar‹ (was zuweilen zutreffen mag). Das Ausmaß, in dem die Situation nicht mehr handhabbar zu sein scheint, könnte darauf hinweisen, wie immens schwierig es für den Patienten ist, mit seinem inneren Dilemma fertigzuwerden. In diesen Fällen vermittelt der Patient dem Analytiker tatsächlich das Gefühl, hilflos einem unnachgiebigen, verfolgenden Objekt ausgeliefert zu sein, einem Objekt, das gnadenlos weitermacht und durch menschliches Verstehen nicht zu beeinflussen ist – das archetypische, primitive Überich.

Hinter derart schwierigen Problemen bei der Handhabung der analytischen Situation verbirgt sich noch eine weitere Dimension der klinischen Situation, die den Analytiker nicht nur vor die gewaltige Aufgabe stellt, die Projektionen des Patienten in sich zu containen, sondern überdies von ihm verlangt, mit seinen eigenen Empfindungen fertigzuwerden, wenn er sich durch diese Projektionen intensiv unter Druck gesetzt fühlt. Und selbst bei derart gestörten Patienten – oder vielleicht besonders dann – versucht der Patient bewusst oder unbewusst herauszufinden, wie der Analytiker mit solchen Gefühlen fertigwird.

Wenn die Analyse gut verläuft, ist der Analytiker in der beneidenswerten Lage, mit der Kombination aus einer gewissen inneren Beteiligung und einer gewissen Distanz gut zurechtzukommen. Jedoch kann der Analytiker bei diesen sehr gestörten Patienten wegen der Wucht ihrer Probleme und ihrer Fähigkeit, gewaltsam in sein Fühlen und Denken einzudringen und ihn zu verstören, zumindest für eine gewisse Zeit in eine Lage versetzt werden, in der er sich überwältigt fühlt und sich dann nicht mehr wie ein eigenständig denkendes Wesen verhalten kann.

Der Analytiker muss innerlich die Erfahrung durcharbeiten, sich wie eine Mutter zu fühlen, die sich im Umgang mit ihrem überwältigten Baby selbst überwältigt und von einer inneren Auflösung bedroht fühlt. Der Analytiker muss sich dabei unter Umständen an einen Dritten wenden können, einen ›Vater‹, der ihn unterstützt; vielleicht bedarf es auch einer Klinik oder eines Kollegen, nicht nur, um einen solchen Fall handhaben zu können, sondern darüber hinaus um den Analytiker zu ermutigen, genügend Kraft aufzubringen, um die Hassgefühle gegenüber dem unzugänglichen, ausbeuterischen, parasitären Patienten/Baby zusammen mit der Liebe und Fürsorge für das bedürftige oder beeinträchtigte Baby im Patienten in sich festhalten und bewahren zu können. Meiner Ansicht nach wird der Analytiker auf diese Weise in die Lage versetzt, dem Patienten zu vermitteln, dass diese intensiven, widersprüchlichen Empfindungen aushaltbar sind, sodass dieser lernen kann, sich mit den Problemen auseinanderzusetzen, die er mit Teilen seines Selbst und seiner inneren Objekte hat.

Zwar geht es bei diesen Patienten um Probleme, die sich auf die tatsächliche Handhabung der Situation beziehen. Ich bin allerdings überzeugt, dass diese Probleme in jeder Analyse eine entscheidende Rolle spielen; wenn dem nicht so wäre, wäre das Durcharbeiten ein reibungslos verlaufender Prozess. Für den Patienten ist es das jedoch nie, und ich möchte betonen, dass es auch für den Analytiker nicht so sein kann. Zum analytischen Denken gehört dann, unser eigenes Bedürfnis nach einer agierenden Reaktion anzuerkennen und sich mit ihm auseinandersetzen, damit wir über das, was unter den jeweiligen Umständen zu tun ist, nachdenken und eine Entscheidung treffen können.

Ich habe aufzuzeigen versucht, dass der Analytiker einem ungeheuer intensiven Erleben ausgesetzt ist. Zu behaupten, dass wir nicht von der Destruktivität des Patienten oder seinen schmerzhaften Anstrengungen, uns innerlich zu erreichen, beeinflusst werden, wäre kein Zeichen für Neutralität, sondern für Unaufrichtigkeit und Unerreichbarkeit. Mir geht es um die

Frage, inwieweit der Analytiker sich selbst diese Erfahrung zugesteht, wie er sie verarbeitet, in Worte fasst und als Deutung mitteilt.

Fazit

Dieses Kapitel ist als Weiterentwicklung der klassischen Arbeit von James Strachey »Die Grundlagen der therapeutischen Wirkung der Psychoanalyse« (Strachey, 1935[1934]) gedacht. Er vertritt die Ansicht, dass eine umfassende oder tiefe Übertragungserfahrung für den Analytiker verstörend ist; diese Erfahrung ist es, die er am meisten fürchtet und am liebsten umgehen würde. Strachey betont außerdem, dass es wichtig ist, eine Deutung auf ruhige Art und Weise zu vermitteln. Es geht mir um die Aufgabe, mit diesen intensiven Gegenübertragungsgefühlen zurechtzukommen und die analytische Deutungstechnik beizubehalten. Mit den klinischen Beispielen wollte ich etwas von diesen Transformations- und Durcharbeitungsprozessen zeigen und außerdem deutlich machen, dass der Patient bewusst oder unbewusst spürt, ob der Analytiker sich diesen Problemen stellt oder ihnen ausweicht.

Die Behauptung, der Analytiker würde von diesen Erfahrungen nicht affiziert, ist nicht nur falsch, sondern vermittelt dem Patienten auch, dass sein verzweifelter Zustand, sein Schmerz und sein Verhalten vom Analytiker emotional ignoriert werden. Wenn wir unsere eigenen Gefühle übergehen, laufen wir Gefahr, die Liebe, die den Hass mildern könnte, nicht einzubeziehen und zuzulassen, dass die sogenannte Suche nach der Wahrheit von Hass beherrscht wird. Was neutral wirkt, könnte mit dem Mord an Liebe und Fürsorge einhergehen. Die Kernfrage hier ist deshalb, wie gut der Analytiker sich auf diese Erfahrungen einlassen, sie durcharbeiten und in eine sinnvolle Deutung transformieren kann.

2. Kapitel
Zusammenbruch der Kommunikation: Vom Auffinden des Kindes in der Analyse eines Erwachsenen[1] (1985)

Die psychische Organisation der Patientin, die ich beschreiben möchte, war nicht so reif oder gut integriert, dass sie sich ihre Bedürfnisse oder Probleme überhaupt hätte klarmachen können. Wie ein kleines Kind war sie nicht in der Lage, sich unmittelbar in Worten mitzuteilen, da sie so entwickelte oder integrierte Gedanken gar nicht haben konnte. Stattdessen hatte sie für sich einen anderen Weg gefunden, indem sie unangenehme Gefühle und Wahrnehmungen in andere evakuierte (in der Behandlung in die Analytikerin), die dann an ihrer Stelle das erleben und spüren sollten, was für sie unerträglich war. Immer stärker achtete deshalb die Analytikerin auf die in ihr selbst geweckten Gefühle, um sie festzuhalten und zu untersuchen und dann für die Patientin formulieren zu können, welchen Erfahrungen sie ausgewichen war und welche Gedanken sie nicht hatte haben wollen.

Das klinische Material

Mrs A. war es nicht gelungen, die Probleme mit ihrer kindlichen Abhängigkeit in einer Weise zu verarbeiten, die ihr eine befriedigende erwachsene Entwicklung ermöglicht hätte. Sie hatte überhaupt keine Vorstellung davon, dass sie, um selbst eine gute Mutter werden zu können, die Erfahrung mit einer guten Mutter gebraucht hätte, einer Mutter, die ihr geholfen hätte, mit ihrer Abhängigkeit zurechtzukommen. Sie hatte mehrfach erfolgreich

1 Eine frühere Version dieser Arbeit erschien bereits in *Psychoanalytic Psychotherapy, 1*, 57–62, 1985. © The Association for Psychoanalytic Psychotherapy in the NHS. Nachdruck mit Genehmigung des Verlags Taylor & Francis Ltd, www.tandfonline.com, on behalf of The Association for Psychoanalytic Psychotherapy in the NHS.

eine berufliche Laufbahn eingeschlagen, war aber dann in dem Moment gescheitert, als sie eine erwachsene Rolle hätte einnehmen und für sich und andere Verantwortung übernehmen müssen, was sie vermied, indem sie solche Projekte aufgab. Nach einer Reihe derartiger gescheiterter Versuche, beruflich voranzukommen, heiratete sie und bekam ein Kind, das sie dann bei seiner im Ausland lebenden Großmutter zurückließ. Sie ließ sich von ihrem Mann scheiden, kehrte nach England zurück und begann eine Ausbildung in der Krankenpflege (nurse). Sie fing an Drogen zu nehmen, um ›abzuschalten‹ und ihre Probleme nicht wahrnehmen zu müssen. Als ihr ein Psychiater im Krankenhaus eine Analyse empfahl, zog sie es vor, einen sehr kranken, ›verrückten‹ Mann zu heiraten, der seine eigene Analyse abbrach, um sich von ihr ›pflegen‹ (nurse) zu lassen. Sie hatte also, als ihr nahegelegt wurde, Hilfe für sich in Anspruch zu nehmen, diese Idee nicht in sich bewegen und entsprechende Schritte einleiten können, sondern hatte das Problem gelöst, indem sie einen anderen fand, der die Rolle des ›Patienten‹ übernahm und um den sie sich kümmern konnte, sodass sie sich nicht ihren eigenen Bedürfnissen zu stellen hatte. Ihre Art und Weise, aktiv zu werden, wirkte, als hätte sie eine erwachsene Verantwortung übernommen, aber sie hielt das nicht durch. Sie wurde schwanger, hatte eine Abtreibung, und sie und ihr Mann betrieben schweren Drogen- und Alkoholmissbrauch. Trotz ihrer ›überlebensgroßen‹ Erfahrungen begann sie die Behandlung, ohne sich der Notwendigkeit einer eigenen Entwicklung bewusst zu sein. Sie schien mich eher als Fachkollegin konsultieren zu wollen, mit der sie sich beraten könnte, wie man mit einem schwierigen Kind (ihrem Mann) umgehen sollte, das mit ihrer guten Bemutterung nichts anfangen konnte.

Nach außen präsentierte sie die Fassade einer angepassten ›guten Tochter‹. Sie und ihr Mann waren der Meinung, sie sei ›normal‹ und brauche keine Behandlung. In gewisser Weise war unschwer zu erkennen, was die beiden mit ›Normalität‹ meinten. Die Patientin wirkte frisch und war perfekt angezogen; ihr Gesichtsausdruck verriet wenig, er war strahlend und hart. Sie hätte eine Krankenschwester sein können, die in einer Fernsehwerbung ein Waschmittel mit ›weißer als weiß‹ anpries. Sie präsentierte sich als eine Frau, die weniger als andere braucht. Es war geradezu beeindruckend, dass sie anscheinend gar keine Bedürfnisse hatte.

Zu Beginn ihrer Analyse sagte sie mir, dass sie lieber nichts über sich erfahren wolle. Ohne spürbaren Affekt berichtete sie in dürren Worten, wie ihr Mann seinen Analytiker behandelte, wenn er sich beispielsweise weigerte, ihn aufzusuchen, ihn grob beleidigte und nur Chaos stiftete; ihre Art zu reden erinnerte an eine Krankenschwester, die dem Arzt einen Patienten vorstellt, nur dass in ihrem Bericht nichts an Besorgnis über die destruktiven erregten Attacken des Patienten auf die ihm angebotene Hilfe zu spüren war. Vielmehr vermittelte der heimliche Triumph, der aus ihren Worten herauszuhören war, dass sie die ablehnende Haltung ihres Mannes gegenüber seiner Analyse teilte und auch seine Überzeugung, dass Drogen und Alkohol und verletzende Attacken auf andere besser waren, als sich selbst verletzt zu fühlen.

Seine schrillen Attacken waren offenkundig psychotisch, ihre dagegen waren subtiler und hinterhältiger. Ihre Verhaltensweisen verliehen der Analyse einen merkwürdigen Anstrich, wie aus ›zweiter Hand‹. Es kam mir vor, als ›spielte‹ ich eine Analytikerin. Wenn ich ihr dies zu zeigen versuchte, machte sie sich darüber lustig, dass mir das etwas ausmachte. Sie versicherte mir dann gönnerhaft, dass ich »meine Sache doch eigentlich ganz gut machte«. Ähnlich war es, wenn ich erwähnte, dass es ihr vielleicht Angst mache, am Wochenende ohne die Analyse auskommen zu müssen. In ihren Augen war das mein Problem, und sie und ihr Mann machten Witze über die Probleme der Analytiker mit Wochenenden. Sie trat einen neuen Pflegejob an, und ihre Dienstzeiten kollidierten mit den Terminen ihrer Sitzungen bei mir. Als ich besorgt darauf reagierte, schien sie mich so zu verstehen, als beklagte ich mich darüber, dass man mir etwas weggenommen hatte, während sie doch eifrig mit einem anderen Verkehr (intercourse) beschäftigt war.

Aus diesem und anderem Material wurde allmählich deutlich, dass ihre Art, mir mitzuteilen, wie viel es ihr ausmachte, zurückgelassen oder verlassen zu werden, darin bestand, mir diese Gefühle zuzuschreiben, damit ich diese Erfahrung selbst machen sollte. Auf diese Weise konnte ich herausfinden, wie es sich für sie anfühlte – wie es war, ein geängstigtes und alleingelassenes Kind zu sein, das mit einer Person zusammen war, die auf ihre Ängste gönnerhaft reagierte. Sie hatte versucht, alles was in ihr vorging, ›im Dunkeln zu lassen‹, aber anscheinend spielte sich in ihrem Seelenleben vieles ab, das auf Ängste, Schrecken und ihre Bedürfnisse hinwies, auf Gefühle, die ihr nicht bewusst, aber die Ursache für ihre große Beunruhigung waren. Inzwischen konnte sie mich wissen lassen, dass ihr Mann gesagt hatte, sie habe nachts geschrien oder sei als Schlafwandlerin umhergeirrt. Sie selbst wusste nichts davon. Sie war alarmiert durch diese Ereignisse, und es machte ihr etwas aus, dass sie nichts davon merkte und sich nicht erinnern konnte. Allerdings sollte wohl vieles an ihrem Verhalten mir etwas ›ausmachen‹. Es stellte sich heraus, dass sie auf dem Umweg über ihren Mann meinen erfahreneren Kollegen Botschaften zukommen ließ, die mein Ansehen beschädigen sollten. Als wir uns damit beschäftigten, wurde klar, dass sie real in das Denken und Fühlen von Menschen, die in ihren Augen ›Autoritäten‹ waren, einzudringen und ihnen das Bild zu vermitteln versuchte, dass ich ein Kind sei, das sich als Erwachsene verkleidet hatte, und dass ich nur unter Vorspiegelung falscher Tatsachen zu meiner Position gekommen sei. Sie schrieb mir die Probleme zu, die sie aus ihrer eigenen Entwicklung kannte.

Aber die Tatsache, dass ich weitermachte und, wenn auch manchmal unter großen Schwierigkeiten, darüber nachzudenken versuchte und verstehen wollte, was in ihr vorging, ließ in ihr das Vertrauen wachsen, dass ich mich vielleicht als Mutter nicht so verhalten hätte wie sie; vielleicht hätte ich ein Kind (oder eine Patientin, ein Problem), das mir Schwierigkeiten bereitete, nicht im Stich gelassen oder abgetrieben. Sie konnte sich vorstellen, dass ich möglicherweise über Eigenschaften verfügte, die mich davor bewahrten, zusammenzubrechen und sie im Stich zu lassen. Vielleicht hatte ich innere Ressourcen, auf die ich mich verlassen konnte, und vielleicht gab es auch Möglichkeiten sich zu entwickeln, die sie noch nicht kannte und für die sie sich allmählich zu interessieren begann. Indem sie miterlebte, wie ich mit Problemen umging, realisierte sie nach und nach, dass ich (als Mutter) tatsächlich über Ressourcen verfügte, die mir halfen, mit den Problemen fertigzuwerden, die das Leben mit sich bringt. Das wiederum weckte ihr Interesse, wie ich diese Ressourcen wohl erworben hatte. Es dämmerte ihr sogar allmählich, dass sie mich vielleicht nicht nur dafür brauchte, ihre Beschwerden in mir unterzubringen, sondern dass sie vielleicht durch den Kontakt mit mir (wie ein Säugling, der seelische und körperliche Nahrung von seiner Mutter bekommt und in sich aufnimmt) nach und nach stark genug werden könnte, mit ihren Ängsten zurechtzukommen.

Diese Veränderung zeigte sich zum Beispiel in einer Sitzung, achtzehn Monate nach Beginn der Analyse und kurz vor den Sommerferien, in denen sie die Familie ihres Mannes, die in einem französischsprachigen Land lebte, besuchen wollte. Nachdem ich ihr (in Verbindung mit den Ferien) gedeutet hatte, wie scheinbar schnoddrig sie über die Situation hinwegging, konnte sie einräumen, dass sie Angst vor der Reise hatte, weil sie die Sprache nicht beherrschte. Sie überlegte, dass sie die Familie anrufen und bitten könnte, sie abzuholen – es wäre einfach, wenn ihre Schwiegermutter ans Telefon ginge, weil diese auch ohne Worte verstünde, was die Patientin wollte. Aber vielleicht wäre auch diese schreckliche scharfzüngige Frau aus der Küche am Telefon, die so grob und beleidigend ist. »Als ich beim letzten Mal dort kochen wollte, fand ich die Messer nicht, weil mein Mann alle versteckt hatte.«

Sie konnte nun besser erkennen, dass sie Angst bekam, wenn ihr neue Erfahrungen bevorstanden, die ihr nicht vertraut waren und deshalb fremd erschienen. Angst bekam sie auch, weil ihr keine Sprache zur Verfügung stand (kein innerer Dialog zwischen Mutter und Säugling) und sie sich deshalb hilflos fühlte. Wie ein Säugling hatte sie das Bedürfnis, von einer Mutter in den Arm genommen zu werden, einer Mutter, die präverbale Mitteilungen verstehen oder ihre Bedürfnisse erkennen könnte. Aber neben dieser Sehnsucht nach einer Mutter, die sie gut verstehen würde, gab es auch noch die Angst, einer schrecklichen Köchin zu begegnen, die mit ihrer scharfen Zunge jemanden fast wie mit einem Messer angreifen konnte.

Es ist interessant, dass sie dies mit ihrem Mann in Verbindung brachte, der die Messer versteckt hatte. Der Hang dieser Patientin zu gewaltsam schneidendem Verhalten manifestierte sich nicht direkt in ihr, sondern war in ihrem Mann versteckt, der als ihr Repräsentant fungierte. Sie benutzte ihn dazu, ihre eigenen destruktiven Elemente in ihm unterzubringen, was aber ihre Unsicherheit noch verstärkte, auf was sie bei ihm oder anderen stoßen könnte. Als diese Probleme deutlicher herausgearbeitet worden waren und sie realisiert hatte, dass die versteckten Messer ursprünglich zu ihr gehört hatten, wurde sie hoffnungsvoller.

Wir können dann verstehen, dass sie sich verfolgt fühlte, wütend und bissig wurde, wenn aus ihrer Sicht etwas Falsches passierte, sie also eine fremdartige (foreign) Erfahrung machte. Aber wenn es kein inneres Containment für sie gab – sie diese Gefühle nicht in sich halten oder als Gedanken für sich formulieren konnte –, wurde sie verwirrt und versuchte diese Gefühle loszuwerden. Das wiederum löste dann die Angst aus, sie könnte diesen Gefühlen in anderen begegnen – oder dass ich, wenn sie mit mir darüber sprach, zu dieser »schrecklichen Frau in der Küche« werden könnte.

Eine Patientin (oder ein Kind), die so voller Panik und angesichts ihrer Bedürfnisse und ihrer Destruktivität so verwirrt ist, fühlt sich wie ein hilfloses Baby, das eine Mutter braucht, die auch dann versteht, wie ihr Baby sich fühlt, wenn es sich nicht in Worten mitteilen kann.

Als ich das für die Patientin formulierte, sagte sie:

> »Ja, alles wird verrückt. Wissen Sie, dass es vor dieser Köchin eine andere gab, die ganz freundlich und hilfsbereit war? Sie nahm mich an die Hand, führte mich richtig in der Küche herum und zeigte mir all die Dinge, die ich brauchen würde, und sagte mir sogar, wie die auf Französisch hießen.«

In diesem Moment, als ich für ihr Gefühl ihre Bedürfnisse und ihre verrückten oder primitiven Ängste verstand, schien in ihr etwas von einer ähnlich guten, früheren Erfahrung lebendig zu werden. Wir sehen dann, wie wichtig es für sie ist, mit einer Analytikerin im Kontakt und verbündet zu sein, die es übernommen hat, ihr zu zeigen, was in ihr vorgeht und es für sie zu benennen. Von einer kindlichen Warte aus könnte man bei der Rolle der Köchin an das früheste Objekt des Säuglings, die mütterliche Brust oder das mütterliche Denken und Fühlen, denken, das dem Kind nicht nur die Mahlzeiten, sondern auch die psychische Nahrung zur Verfügung stellt, die es braucht. Wenn der Säugling noch sehr klein ist, muss die Mutter aus seinem Schreien und anderen Verhaltensweisen schließen, was er braucht; wenn das Kind größer wird, verlässt es sich zunehmend darauf, sich an eine Mutter wenden und mit ihr kommunizieren zu können, die ihm hilft, seine Bedürfnisse zu erfassen. Als meine Patientin sich zunehmend besser in der Lage fühlte, ein solches Bündnis mit mir einzugehen, begann ein Anteil in ihr aufzutauchen, der ihren eigenen Wunsch nach Hilfe erfasste, sodass sie sich wieder an mich wenden konnte und vor einer Erkenntnis dieser Art nicht mehr davonzurennen brauchte. Diese gewachsene Fähigkeit zeigte sich, wie ich meine, in dem folgenden Traum:

Sie saß mit zwei Kindern und einer Frau in einem Zug. Die Kinder sollten in Sicherheit gebracht werden, aber plötzlich waren sie nicht mehr im Zug – und sie wusste nicht, wo die Frau war. Die Notbremse (communication cord, wörtlich etwa Kommunikationskabel) funktionierte nicht – und dann wurde ihr klar, dass der Lokführer völlig verrückt war und nicht halten würde. Sie geriet nicht wie früher in Panik, weil sie wusste, dass sie einen Zugbegleiter finden musste, der wissen würde, wie man einen Zug anhält. Sie wurde sehr entschieden und sagte, der Zug müsse zum Halten gebracht werden.

Lassen Sie uns das im Detail betrachten. Die Sequenz beginnt damit, dass sie erkennt, die Kinder (sie und ihr Mann) müssten in Sicherheit gebracht werden. Aber plötzlich sind sie nicht mehr im Zug (train), nicht mehr in ihrem Gedankengang (train of thoughts), und sie hatte den Kontakt zu der Frau verloren. Dies schien dafür zu sprechen, dass sie den Kontakt zu ihren kindlichen Anteilen verlor, wenn die Analytikerin nicht zur Verfügung stand und ihr half, dem Verlauf ihrer Gedanken auf der Spur zu bleiben. Die Notbremse/Kommunikation funktionierte nicht.

Dann wurde ihr klar, dass der Lokführer völlig verrückt war; wir wissen, dass sie früher, wenn ich nicht verfügbar war, ihr Denken (train of thoughts) an ihren verrückten Mann abtrat. Aber jetzt erkannte sie, dass das verrückt war und dass sie vor diesem verrückten ›Gedankengang‹ (train of thoughts) durch einen ›Zugbegleiter‹, der ihre Gedanken im Blick hatte, gerettet werden sollte – ein Bild für ihre Analytikerin, die ihr half, ihren Gedanken auf der Spur zu bleiben und auf diese Weise ihre Panik zu mildern.

Wir sehen dabei, wie sie teilweise ein altes Muster wieder in Szene setzte, teilweise aber auch ein neues Bewusstsein für ihre eigenen Bedürfnisse hatte. Denn jetzt ist sie in der Lage, den Traum zu träumen und ihn zu berichten. Im Traum, und in gewisser Weise auch in der Realität, wurde ihr klar, dass dieses verrückte Davonlaufen (wie in der Vergangenheit mit Drogen und Alkohol) ein Ende haben musste und dass dies durch den stabilen Kontakt zu einem (Gedanken-)Begleiter oder zu jemandem, der ihre geistige Gesundheit sicherstellte, erreicht werden konnte.

In der Vergangenheit hatte sie sich triumphierend mit ihrem Mann identifiziert, der seinem Analytiker oder seinen Eltern davonlief und ihnen Ärger bereitete – ein Muster, das uns aus den Anfangszeiten ihrer Analyse vertraut war, als sie über mich als eine geplagte Analytikerin triumphierte, die nach einer Patientin (nach ihr) suchte, die gar nicht da war. Jetzt sah sie, wie wertvoll es war, wenn sie sich an eine stabile Helferin wandte und versuchte, mit ihr zusammenzuarbeiten.

Einmal sagte die Patientin: »Zuerst habe ich geheult, weil ich nicht nachdenken konnte – jetzt heule ich, weil ich nachdenken kann – und ich verstehe, dass ich nur noch mehr heulen werde, wenn ich noch mehr nachdenke.« Das stimmte. Aber es stimmt auch, meine ich, dass die Patientin (oder der Säugling), wenn sie/er es lernt, diese Probleme besser zu bewältigen, sowohl mehr Freude an kreativen erwachsenen Aktivitäten und Interessen haben kann, als auch die schmerzhaften Wechselfälle des Lebens realistischer und konstruktiver aushalten und verstehen wird.

Fazit

Ich habe zu zeigen versucht, wie die Patientin und ich zusammenarbeiteten und versuchten, die Probleme zu lösen, die ihre Fähigkeit zu einer guten Kommunikation beeinträchtigten, und wie, als durch neue Erfahrungen neue Ängste geweckt wurden, das Kommunikationskabel/die Notfallbremse versagte – eine Wiederholung alter Muster oder Schwierigkeiten. Ich habe einige dieser Schwierigkeiten im Kampf zwischen kooperativen und ablehnenden Elementen hervorgehoben und gezeigt, wie sie sich auswirken.

Es gab Hinweise auf eine boshafte Seite in der Patientin, eine Boshaftigkeit, deren Funktion es war, einer Mutterfigur ›zur Last‹ zu fallen. Es gab auch Hinweise auf den Groll gegen ihre Mutter – eine Bridge spielende Dame der Gesellschaft, die sich, wie die Patientin fand, nicht hinreichend für die psychische Verfassung ihrer Tochter interessiert hatte.

Ob Mrs A. neu auftauchende Probleme würde bewältigen können, hing von ihrer sich allmählich entwickelnden Fähigkeit ab, Erfahrungen mit einer nachdenkenden und Probleme lösenden Mutter/Analytikerin und später mit der Partnerschaft eines Elternpaares in sich aufzunehmen. Daraus erwuchsen dann auch neue Probleme mit Neid und Eifersucht, neuen Herausforderungen, denen sie sich stellen musste und die zu bewältigen waren. Aber als diese Empfindungen auf mein Mitgefühl trafen, gewann die Patientin ein realistischeres Zutrauen, dass man Probleme teilen und gemeinsam lösen kann.

Auf diese Weise zu erleben, dass Ängste und Schwierigkeiten gemeinsam zu überwinden sind, schafft den Anreiz, Neues zu erkunden, den Anreiz, dass man neuen Situationen nicht nur mit der Angst begegnen muss, »diese schreckliche Frau in der Küche zu treffen«, sondern auch mit der Hoffnung und Vorfreude auf neue Entdeckungen.

3. Kapitel
Das Auftauchen früher Objektbeziehungen im psychoanalytischen Setting[1] (1992)

Wie wir andere Menschen sehen, wird, wie wir alle wissen, davon beeinflusst, wie wir selbst sie betrachten. Schließlich gehört es zum allgemeinen Sprachgebrauch, dass wir jemanden vielleicht voller Bewunderung durch eine rosarote Brille oder voller Hass, mit einem Splitter im Auge, finster oder giftig ansehen oder sogar mit Blicken, die töten könnten, und dass diese Gefühle nicht nur die Genauigkeit unserer Wahrnehmung beeinflussen oder sogar grob verfälschen können, sondern auch die Art und Weise, wie wir auf jemanden reagieren, was wiederum dessen Verhalten uns gegenüber beeinflusst.

Tatsächlich sind unsere Rezeptoren – Augen, Ohren, Mund, Nase und Berührung – also alles, womit wir etwas aus der Außenwelt in uns aufnehmen, Teil unseres lebendigen und sich entwickelnden Selbst. Und wenn wir von finsteren oder giftigen Blicken sprechen, deuten wir damit an, dass unser Blick in das, was wir anblicken, etwas Böses hineinlegt. Weil wir so viel projizieren – und das Projizierte dann wieder in uns aufnehmen –, sind wir nicht sicher, wie viel von dem, was wir wahrnehmen, tatsächlich vorhanden ist, oder was wir, entweder aus Liebe oder Hass, hinzugefügt haben. Wir nehmen Erfahrungen in uns auf, und bringen in der Phantasie oder auch in der Realität sowohl Gefühle und Teile von uns – gute und böse – als auch unsere internalisierte Lebensgeschichte zum Ausdruck oder entledigen uns ihrer.

Melanie Klein vertrat mit Nachdruck die Auffassung, dass diese Kräfte von Lebensbeginn an wirksam sind, und diese Sichtweise spielt in ihrem

1 Eine frühere Version dieser Arbeit erschien in R. Anderson (Hrsg.). (1992). *Clinical Lectures on Klein and Bion*. London: Routledge (New Library of Psychoanalysis). Nachdruck mit Genehmigung durch Taylor & Francis, LLC.

Werk eine zentrale Rolle. Sie postulierte, dass schon der kleine Säugling, wenn er liebevoll auf die innere Brust reagiert, die ihn tröstet, unterstützt und nährt, seine eigenen Liebesgefühle dieser Brust zuschreibt und Stück für Stück die Erfahrung mit einer liebenden und beruhigenden Mutter in sich aufnimmt und in sich bewahrt; zum Teil beruht dies auf der tatsächlichen Nahrung und der tatsächlichen Erfahrung mit der Brust, zum Teil wird seine Erfahrung aber auch durch das gefärbt, was er ihr zuschreibt (und selbst dazu beiträgt). Umgekehrt schreibt er, wenn er frustriert und wütend ist, der Brust grausame Gefühle und Motive zu; in seiner ›Wahrnehmung‹ fühlt er sich dann durch diese Brust verletzt und angegriffen.

Implizit und entscheidend für das Verständnis von Kleins Auffassung sind Susan Isaacs Ideen, die sie detailliert in ihrer Arbeit »Wesen und Funktion der Phantasie« (1970[1952]) dargelegt hat – die Seele ist ein Ganzes. Die höherentwickelten seelischen Anteile agieren nicht unabhängig voneinander; das Unbewusste ist nicht einfach ein rudimentärer Anteil der Psyche. Es ist das aktive Organ (vielleicht könnte man sogar sagen, das Taufbecken), innerhalb dessen seelische Prozesse ablaufen. Nichts findet in der Psyche ohne die Beteiligung des Unbewussten statt, obwohl dessen ursprüngliche Aktivitäten normalerweise erheblich modifiziert werden, bevor sie schließlich das Denken und Verhalten des Erwachsenen bestimmen. Die ursprüngliche und primäre psychische Aktivität ist als unbewusste Phantasie bezeichnet worden. Es gibt keinen Impuls, keinen Triebwunsch, der nicht als unbewusste Phantasie erfahren würde. Selbst wenn eine bewusste Überlegung, eine bewusste Handlung, völlig rational und angemessen ist, liegt ihr eine unbewusste Phantasie zugrunde.

Aufgrund der Intensität ihrer eigenen frühen oder primitiven Gefühle entwickeln Säuglinge innerlich zunächst zwei unterschiedliche Ansichten über das, was wir primäres Objekt nennen – eine ideale und eine schreckliche. Man könnte sagen, Säuglinge sähen die Welt schwarz oder weiß; ihre Wahrnehmung der Außenwelt wird durch die Intensität ihrer Stimmungen, Bedürfnisse und Impulse erheblich verzerrt. Säuglinge errichten eine innere Welt, die von inneren Figuren oder Objekten bevölkert ist, die sie als ausschließlich gut oder ausschließlich böse erleben – eine Sicht der Welt, die Klein als paranoid-schizoide Position bezeichnet hat. Im Laufe seiner Entwicklung lernt der Säugling allmählich mühevoll, dass die Mutter, die er hasst, angreift und fürchtet, dieselbe Person ist wie die Mutter, die er liebt und verehrt und die ihn unterstützt – was Klein als einen Schritt hin zur depressiven Position beschrieben hat.

Im psychoanalytischen Setting haben wir die Möglichkeit, diese Prozesse zu beobachten und zu untersuchen, sobald sie in der Beziehung zur Analytikerin auftauchen. Die große Entdeckung Freuds, dass Gefühle und Impulse aus früheren Beziehungen nicht erinnert, sondern in der Beziehung zum Analytiker wiederbelebt und wieder erfahren werden – die Übertragung –, wandte Klein auch auf dem Gebiet der Kinderanalyse an.

Bei dem klinischen Material, das ich in diesem Kapitel vorstelle, geht es mir nicht darum, die Existenz dieser Kräfte zu belegen, sondern zu zeigen, wie wir sie als kleinianische Analytiker zu verstehen versuchen. Ich werde zunächst Material vorstellen, in dem diese Prozesse ziemlich drastisch hervortreten, und dann auf das vielschichtige Material einer Patientin eingehen, in dem sich die frühen Determinanten ihres Denkens und Verhaltens aufspüren lassen.

Maxi ist ein zu früh geborener, sehr gestörter und lernbehinderter Siebenjähriger. In seiner ersten Sitzung (in Anwesenheit der Mutter) schien er die Analytikerin nicht wahrzunehmen, sondern sich auf eine Lampe zu fokussieren, die mitten im Raum hing. Die Mutter erklärte, Maxi wolle, dass die Lampe angemacht wird; er stieß sie an, ließ sie hin- und herschwingen und kauerte sich dann in eine Zimmerecke, von wo aus er die Lampe erst erschreckt und dann fasziniert beobachtete.

Die Analytikerin deutete, dass die Lampe für ihn die ganze Welt sei, dass er mit ihr alles andere ausschließen wolle und sie als etwas Gutes in sich hineinnehme. Nach ihrer Intervention nahm er einen kleinen Korb und versuchte, ihn an der Lampe festzumachen. Dann machte er saugende Geräusche mit dem Mund und fragte nach Wasser.

Wir stellen fest, dass der Junge die Analytikerin anscheinend nicht bemerkte und sich auf die Lampe fokussierte; trotzdem vermittelte er den Wunsch nach etwas, das angeschaltet sein sollte, versetzte es in Bewegung und bekam dann Angst davor. Nach meinem Eindruck suchte das Kind, eingeschüchtert durch die neue Umgebung des Behandlungszimmers, verzweifelt nach etwas, an dem er sich festhalten könnte – die Lampe, ein Licht, das sich bald mit seinem körperlichen Durst verknüpft (die Brust). Wir sehen sowohl sein Wegducken als auch seinen faszinierten Blick. Für ihn ist es keine gewöhnliche Lampe, sondern in einem Moment ein bedrohliches, im nächsten ein wundersames Objekt.

Die Analytikerin akzeptiert das – sie schaltet das Licht an und spricht aus, wie sie seine Gefühle versteht. Maxi befestigt dann den kleinen Korb an der Lampe und macht mit dem Mund saugende Geräusche. Mir scheint, die Analytikerin hatte sowohl seinen Wunsch, sich mitzuteilen, als auch seinen Durst geweckt. Dürstete er auch danach, etwas von seiner frühesten Erfahrung in einem Inkubator zu vermitteln, als es nur ein Licht gab, an dem er sich festhalten konnte? Seinem Wunsch entsprechend verließ die Analytikerin das Zimmer und holte Wasser für ihn; Maxi nahm einen Schluck und lief dann wütend aus der Sitzung.

Am nächsten Tag ging Maxi sofort zu der Lampe, ließ sie pendeln und fragte nach Wasser; dieses Mal deutete die Analytikerin, er habe eine Verbindung zu ihr hergestellt (als ›Dottoressa Aqua‹), die er gerne fortsetzen wolle. Dann deutete er seinen Wunsch an, dass sie die Lampe mit dem Kopf zum Schwingen bringen sollte, während er das gleichzeitig mit der Hand machte.

Selbst bei diesem schwer lernbehinderten Kind gibt es, ähnlich wie in Kleins Sichtweise beim Säugling, Hinweise auf eine psychische Aktivität in der Form, dass der Junge in seiner Vorstellung eine Kontinuität von der einen Sitzung zur nächsten herstellt, er die Analytikerin erkennt und innerlich an ihr festhält. Es gibt eine innere Organisation, die Erinnerungen an die Vergangenheit aufbewahrt, und ein Teil des Aufbewahrten ist die Beziehung zu einer anderen Person, wie rudimentär auch immer. Maxi kommuniziert jetzt, dass er etwas aus dem Kopf der Analytikerin haben will, was sich für ihn gut anfühlt und was er mit seinen Handbewegungen verknüpfen möchte. Ich würde an eine komplexe Bewegung denken – Augen/Gesicht/Kopf – und vielleicht an die Vorstellung, dass aus dem Kopf der Analytikerin, ihrem Denken und Fühlen so etwas wie Stoff zum Nachdenken kommt, und dass es das ist, worauf er Durst hat. Er versucht dann, diesen psychischen Ablauf zu inkorporieren, als wäre es ein Attribut der Lampe, die er mit seiner Hand in Bewegung bringen kann; vielleicht ähnlich wie ein kleiner Säugling die Brust anfasst oder berührt, eine Bewegung, die vielleicht sowohl seine liebevolle Beziehung zur nährenden Brust zum Ausdruck bringt als auch seine Wunschvorstellung, dass er sie völlig unter Kontrolle hat oder sie sogar ein Teil von ihm ist.

Wir sehen also, wie Maxi zwischen der Möglichkeit schwankt, eine Beziehung zu einem anderen Menschen herzustellen, und dem Wunsch, sich an einem mechanischen Objekt festzuhalten (wie der Lampe), das er für sein Empfinden unter Kontrolle hat, so wie wir auch gesehen haben, dass er die Möglichkeit einer Beziehung zur Analytikerin in der vorigen Sitzung abbrach, als er sich unterbrochen oder missverstanden – oder vielleicht sogar eine Kombination aus beidem – fühlte.

Nach und nach differenziert der gesunde Säugling zwischen dem, was zu ihm selbst gehört, und dem, was außerhalb von ihm ist; er unterscheidet, ob er sich wegen einer in seinem Erleben von außen kommenden Bedrohung zusammenkauert oder ob er sich vor der Gewaltsamkeit seiner eigenen Gefühle fürchtet und etwas wahrnimmt, was real werden könnte. Aber das Primitive – das heißt, die frühen Selbstanteile und die frühen, idealisierten oder gehassten, Objekte – bleibt in uns erhalten und beeinflusst unsere Wahrnehmung.

Wir alle werden manchmal von derartigen seelischen Zuständen erfasst; reifer zu werden, bedeutet, diese Probleme überdenken zu können und gleichzeitig zu wissen, was für verzerrte Vorannahmen wir manchmal bilden. Ich erinnere mich an einen Zeitungsartikel von Neal Ascherson vor vielen Jahren, der mit der Geschichte über eine Frau begann, die sich von einem feindseligen Angreifer verfolgt fühlte; sie rannte verzweifelt weiter, um sich irgendwo in Sicherheit zu bringen. Als sie sich schließlich hinter ihrer eigenen Haustür sicher fühlte, wollte sie von ihm wissen: »Was glauben Sie eigentlich, was Sie hier tun?«, worauf er antwortete: »Was glauben Sie eigentlich, was Sie machen? Es ist Ihr Traum, nicht meiner.« Ascherson spielte auf die Bilder an, die Ost und West sich voneinander gemacht haben.

Wenn wir etwas betrachten, sehen wir die Dinge zum Teil zutreffend, zum Teil durch unsere Emotionen und zum Teil durch die Erfahrungen mit Beziehungen gefärbt, die wir in der Vergangenheit gemacht haben. Ich möchte hier darauf eingehen, wie eine Interaktion aus der Vergangenheit in der Gegenwart wieder in Szene gesetzt wird. Beispielsweise forderte eine meiner Patientinnen (mit einer schrecklichen frühen Lebensgeschichte) immer wieder ziemlich provokant, die Termine für ihre Sitzungen aus trivial wirkenden Gründen zu verlegen. Bei einer Gelegenheit allerdings bat sie aus einem gut nachvollziehbaren Grund um eine Verlegung. Ich sagte nicht sofort zu, sondern antwortete, ich würde nachsehen und ihr am nächsten Tag Bescheid geben, was ich ebenfalls legitim fand. Natürlich wissen wir alle, wie es sich anfühlt, wenn wir auf eine Antwort warten müssen, die wir lieber sofort hätten. In mir tauchte aber in dieser Situation die Frage auf, ob ich vielleicht die Rolle einer rachsüchtigen oder autokratischen inneren Figur übernahm, einer Figur, die aus den frühesten Objektbeziehungen der Patientin stammte und in mich projiziert worden war.

Ich möchte jetzt etwas ausführlicher beschreiben, wie in einer Sitzung mit einer 30-jährigen Patientin frühe Objektbeziehungen auftauchten. Sie war verheiratet und hatte zwei Kinder, und sie verfügte über innere Ressourcen, die ihr halfen, in vielen Lebensbereichen gut zurechtzukommen. Doch zur Analyse war sie wegen hypochondrischer Ängste gekommen, intensiven und hektischen Angstzuständen und einer ziemlich schweren Depression. Sie hat das Gefühl, dass die Analyse ihr hilft und ist sehr dankbar dafür. Und gleichzeitig ist bei ihr eine verborgene Erregung zu spüren, in der sie mich verachtet, sich über mich lustig macht und angesichts meiner Unzulänglichkeiten triumphiert.

An einem Freitag vor einem langen Wochenende berichtet sie einen Traum; zunächst erklärt sie, dass vor dem Traum spät in der Nacht das Telefon geklingelt habe. Der Anruf kam aus dem Ausland, es war die Firma ihres Mannes, in der die Geschäfte gerade sehr schlecht liefen. Dies hat Folgen für die Analyse, da deren Bezahlung völlig von seinem Einkommen abhängig ist. Trotzdem beschloss sie, sich umzudrehen und einzuschlafen.

Im Traum *sind sie zuerst in einer Art Bahnhof; es gibt auf beiden Seiten Ausgänge und viele Säulen (pillars) [sie spricht das Wort wie ›pillows‹ (Kissen) aus], die das Gebäude stützen. Von da nehmen sie ein Segelboot; das Meer ist wunderschön – dieses wunderbare Meeresgrün –, und es gibt viele kleine rote Fische (wie an der Korallenküste, die sie kennen). Die Kinder sind auch dabei. Plötzlich schießt etwas sehr Schwarzes – Öl – aus dem Meer in die Höhe; es war keine Ölplattform oder so etwas, ein spontaner Ausbruch. Aber sie segeln weiter, bis sie plötzlich fast von einer bedrohlichen riesigen Welle überrollt werden.* Sie wacht voller Angst auf.

Sie legt sofort mit einem sehr ausführlichen Bericht über einen Bootsausflug los, den sie vor einigen Jahren gemacht haben, als sie mit ihrem zweiten Kind hochschwanger war. Ein unangenehmer herrischer Miteigentümer des Bootes schwamm im Meer und blieb zu lange im Wasser. Als sie schließlich zurücksegeln wollten, wurde es dunkel, es war windstill, und der Motor funktionierte nicht; sie hielten ein anderes Boot an, und dessen Eigentümer war bereit, sie abzuschleppen, aber an seinem Boot fehlte die Beleuchtung, und er kannte den Weg nicht. Mittlerweile waren auf beiden Booten alle ziemlich hysterisch. Als sie per Funk den Kontrollturm erreichten, wurde ihnen lediglich gesagt, es sei gerade keine Hilfe verfügbar.

Obwohl die Patientin ausführlich darüber spricht, dass ihr Hilferuf keine Reaktion auslöste, fällt mir auf, dass sie mich übergeht und sich anscheinend mit ihrem Bericht selbst beruhigt (und erregt). Diese Situation ist eine gute Gelegenheit, sich zu fragen, was für eine Art Objekt ich für sie bin und vor welcher Angst sie flieht. Ich überlegte, wovon sie sich wohl in der Sitzung wegdrehte (wie bei dem Telefonanruf in der letzten Nacht) und fragte nach dem Bahnhof mit den beiden Ausgängen. Dazu fällt ihr sofort der Holocaust ein (die Familien beider Eltern wurden fast vollständig ausgelöscht), und sie fängt an, bitterlich zu weinen. Vielleicht fühlt sich das bevorstehende Wochenende und die damit einhergehende Bedrohung, die Analyse zu verlieren, wie eine schreckliche Deportation an, in der sie ausgelöscht zu werden droht.

Komplexe psychische Themen werden angesprochen – und tauchen in vielerlei räumlichen und zeitlichen Dimensionen auf: Der überfallartige verstörende Anruf, vor dem sie sich zurückzieht; ein früheres traumatisches Ereignis im Zusammenhang mit einer Entbindung; der Holocaust und noch mehr Themen sind präsent. Aber ich möchte insbesondere auf die frühen Objektbeziehungen eingehen, die in diesem Material zum Ausdruck kommen.

Die Patientin versucht, sich von dem bedrohlichen Gefühl, im Stich gelassen zu werden, abzuwenden; trotz der zugrunde liegenden riesigen Panik vor einer drohenden Deportation wendet sie allem triumphierend den Rücken zu (auch dem Wunsch ihres Mannes, von ihr unterstützt zu werden) und unternimmt im Traum einen Ausflug (in der Sitzung einen Ausflug in eine vertraute Geschichte), bei dem sie glaubt, das Meer außergewöhnlich klar zu ›sehen‹. Aber der schwarze Schlamm bricht – spontan – aus, und dann folgt die Welle aus – Wut? Panik? In der Geschichte, die ihr zu dem Traum einfällt, zeigt sich, dass ihr zunehmend klar wird, dass sie nicht über die notwendige Ausrüstung verfügt – Wind, Motor, die notwendige Beleuchtung und die Fähigkeit, den Weg zu finden; und sie realisiert, dass sie Hilfe braucht. Aber an wen könnte sie sich wenden? Ich denke, der Miteigentümer des Bootes könnte für einen Teil von ihr stehen, könnte aber auch ein Bild ihres Vaters sein, der viel zu sehr mit seinen eigenen Regeln oder Vergnügungen (in der Mutter schwimmen?) beschäftigt ist. Das andere Boot könnte für Elternfiguren stehen, die sie zwar als eigentlich hilfsbereit erlebt, die aber so von ihrer eigenen Welle aus Trauer und Panik (der Holocaust) eingenommen sind, dass auch sie nicht sehen können, wohin sie fahren. Für ihr Gefühl lautet die Botschaft, dass keine Hilfe verfügbar ist. Das ist das Bild, das sie nicht nur von ihren tatsächlichen Eltern hat, sondern auch von ihren inneren Objekten; also davon, worauf sie innerlich zurückgreifen könnte, um mit ihrer Angst fertigzuwerden. Dieses Bild ihrer Eltern könnte einigermaßen der Realität entsprechen.

Aber wenn wir genauer untersuchen, was passiert, sehen wir, dass die Dinge etwas komplizierter sind. Zum Beispiel verachtet sie ihren Mann wegen seiner Angst, gibt ihm aber auch deutlich zu verstehen, dass von ihr keine Hilfe zu erwarten sei und sie seine Ängste nicht mit ihm teilen werde. Vor Kurzem hatte sie mich bei einer öffentlichen Veranstaltung miterlebt, bei der ich den Vorsitz hatte; als sie glaubte, ich sei in Schwierigkeiten geraten, hatte sie innerlich ganz erregt über mich triumphiert. Deshalb fürchtet sie vielleicht jetzt, dass ich ihr nicht helfen könnte oder wollte. In der Sitzung ist sie zum einen kooperativ – sie bringt einen Traum und ihre Einfälle –, und zum anderen möchte sie mich, wie ich annehme, mit einer solchen Flut an Material überschwemmen, dass ich im Dunkeln tappe, nicht mehr erfasse, was gerade vor sich geht, und selbst in Hektik gerate, weil ich nicht weiß, wie ich mit der Situation umgehen soll, während sie sich anfangs als eine Frau präsentiert, die unter vollen Segeln (hochschwanger) unterwegs ist und Schönes vor Augen hat.

Was hier spontan ausbricht (wenn auch ohne eine Plattform – Brüste), ist zum Teil eine beträchtliche neidische Rivalität mit einer erfahrenen Mutter/Analytikerin, die den Vorsitz hat und im Unterschied zu ihr mit der Situation zurechtkommt; zu einem anderen Teil geht es um den Hass auf die Eltern/die Analytikerin, die in ihrem Erleben nicht zurechtkommen und an denen sie sich rächen will. Dahinter gibt es noch so etwas wie eine schwarze Verzweiflung und die Frage, ob das Objekt, von dem sie abhängig ist (das andere Boot) und das sie bittet, sie aufzunehmen und in Sicherheit zu bringen, überfordert und in derselben Notlage sein wird wie sie. Dieser Triumph über ihre Objekte, die genau die Objekte sind, von denen ihr Überleben abhängt, repräsentiert auch einen grausamen Triumph über ihre eigenen Bedürfnisse. Sie wendet sich mir als einer Mutter zu, fürchtet, mich zu verlieren, und gleichzeitig triumphiert sie über mich.

Kennzeichnend für Kleins Beitrag war ihr Hinweis, dass diese Probleme nicht nur in der Beziehung zum ödipalen Paar existieren, sondern dass diese Spaltungen schon sehr, sehr früh in der Beziehung zum primären Objekt auftreten. In der Übertragung sehen wir eine Patientin, die ein idealisiertes Objekt erschafft, dem die Analytikerin entsprechen soll (ein Schiff unter vollen Segeln und in der Lage, mit wundervoller Klarheit zu ›sehen‹). Nur taugt das Objekt nicht viel, wenn es so idealisiert wird. Oder sie erschafft ein entwertetes Objekt, das dann auch nicht viel taugt. Sie realisiert also nicht wirklich, dass die Mutter/Analytikerin, die sich um sie kümmert, auch die Mutter ist, von der sie verlassen wird. Sie hat demnach keine Vorstellung von einem realen Objekt, das ihr hilft, mit dem Leben zurechtzukommen.

Wenn wir noch einmal zu dem Traum zurückkehren, bemerken wir die Säulen (pillars/pillows), von denen das Gebäude gestützt wird – sie stehen, denke ich, sowohl für die Stabilität und Stärke der unterstützenden Objekte als auch für deren Verletzlichkeit. Sie erkennt also, dass es Objekte gibt, von denen sie unterstützt wird und von deren Unterstützung sie abhängig ist, die sie aber grandios überhöht, wenn sie von der Welle ihrer eigenen infantilen Omnipotenz hinweggetragen wird. Im Traum wendet sie sich an ein idealisiertes Objekt, mit dem sie verschmilzt; sie ist im Meer und sieht mit wunderbarer Klarheit (sea/see). Als dies angesichts der heranrollenden Woge der Realität zusammenbricht, stellt sich heraus, dass diese Objektbeziehung keine Substanz hat. Wir haben in ihrer Analyse viel Erfahrung mit der wiederholten Hinwendung zu derartigen idealisierten Objekten gesammelt sowie mit ihrer Abwendung von Objekten, die Anlass zur Sorge bieten, wozu auch gehören würde, sich ihre Abhängigkeit wirklich klar zu machen, sie ›an Bord zu holen‹. Während dieses Prozesses kehrt sie dem Objekt, das sie unterstützen könnte, den Rücken zu.

Sie wendet sich mir zu, möchte aber gleichzeitig in einer narzisstischen Objektbeziehung, wie Herbert Rosenfeld (1964) sie beschrieben hat, über mich triumphieren und glauben, sie sei der realen Brust überlegen; wie die sich überlegen fühlenden ›Arier‹ triumphiert sie über die überwältigten, besorgten ›Juden‹. In dieser Situation muss sie ihrem Objekt den Rücken zukehren, um nicht sehen zu müssen, dass es beschädigt ist, fürchtet dann aber, dass das Objekt, das sie jetzt als ein Überich erlebt, sie ebenfalls in einer Woge aus Rachewünschen und Hass überwältigen könnte. Für ihre Verletzlichkeit und Not hat sie nur Verachtung übrig; dementsprechend lautet dann die Botschaft, dass keine Hilfe zur Verfügung stehe.

Ich möchte noch ein weiteres Beispiel aus einer Kinderbehandlung vorstellen, in der das Kind ein Bild zeichnete, das viel Ähnlichkeit mit dem Traum der eben beschriebenen Patientin hat.

Jack, ein psychisch beeinträchtigter, zurückgezogener Achtjähriger, verhielt sich gegenüber seiner Therapeutin distanziert und projizierte das sehr schmerzliche Gefühl in sie, wertlos und unerwünscht zu sein, während er ihr gleichzeitig vermittelte, er könnte ihr jede Menge Material liefern, wenn er nur wollte. Vieles sprach für eine starke projektive Identifizierung, in der er ziemlich groß geworden zu sein schien und die Funktion einer recht distanzierten Mutter übernommen hatte, während er sein Gefühl, klein und bedürftig zu sein, in der Therapeutin untergebracht hatte.

Sechs Wochen nach Behandlungsbeginn kündigte ihm die Therapeutin ihre bevorstehenden Ferien an. Er wirkte ganz gelassen und malte ein Bild mit einer idyllischen ländlichen Szene, in der alles friedlich war. Das schien zu seiner scheinbar friedlichen Reaktion auf die Nachricht von der bevorstehenden Ferienunterbrechung zu passen (ähnlich wie das wunderschöne Meer bei meiner Patientin). Dann tauchte allerdings Material auf, aus dem hervorging, dass sie in seiner Phantasie diese idyllischen Ferien gemeinsam verbringen würden; die Ferien wurden nicht als Unterbrechung oder Verlust erlebt, sondern als eine ideale Verschmelzung. Nachdem die Therapeutin ihm gedeutet hatte, dass er seinen Ärger über die bevorstehende Trennung abwehre, zeigte er auf die Grasbüschel in seiner Zeichnung und sagte, das könnten Bomben sein. Dann aber nahm er das erschrocken zurück und sagte: »Es ist wirklich Gras«.

Als ihn die Analytikerin kurz darauf wieder an ihre Ferien erinnerte, reagierte er anscheinend wieder sehr abgeklärt: »Ich weiß, dass Sie nach Amerika fahren [sie ist Amerikanerin] und dass Sie zusammen mit einem Mann ins Restaurant gehen«. Dann zeichnete er noch ein Bild mit einer zunächst wieder idyllisch wirkenden ländlichen Szene, aber dieses Mal war ein gerade ablegendes Boot (die Analytikerin) zu sehen, und im Meer schwamm ein riesiger Wal mit sehr großen Zähnen und einer bedrohlichen Schwanzflosse, die aus dem Wasser in die Landschaft ragte. Es wirkte, als wäre hinter der scheinbar gleichmütigen Akzeptanz der bevorstehenden Ferien etwas Riesiges zum Vorschein gekommen, das den Frieden störte. Dieser Wal mit seinen beißenden Zähnen und seinem bedrohlichen Schwanz schien auf schwierige Themen hinzuweisen, auf die eingegangen werden musste. In einer späteren Sitzung zeichnete er eine Landkarte von Amerika, auf der das ›Ferienboot‹ gerade anlegte. Der Kontinent war von Walen und Haien umringt und voller Schlangen; er beschrieb diesen Kontinent abwechselnd als einen Todessee, einen Blutwald, einen Vulkan – die, so meine ich, für gefährliche Exkremente, Kot und Urin, standen. Sein innerer Vulkan schien auszubrechen. Aber obwohl seine Zeichnungen so anschaulich waren, wirkte er weiterhin sehr distanziert. Nach und nach stellte sich heraus, dass er sich für einen begabten Künstler hielt, dessen Zeichnungen sehr gefragt waren, wie er glaubte. So konnte er an dem Gefühl festhalten, seine Kunstwerke seien wichtiger als die Deutungen der Analytikerin.

Als seine Therapeutin krank und ein paar Tage nicht da war, schrieb er eine sehr ausgefeilte und wunderbar dargestellte Geschichte, die mit den Worten endete: »Der Seestern (starfish) wird Seestern genannt, weil er die Form eines Sterns (star) hat. Er ist giftig und könnte jeden töten.« Er ließ keine ihrer Deutungen gelten, sagte aber später zu seinem Vater, er glaube, dass seine Therapeutin in den Ferien sterben werde. Wir sehen, dass sein Wunsch, geliebt zu werden und das besondere Star-Kind zu sein – seine narzisstische Abwehr gegen einen Verlust – durch giftigere, tödlichere Gefühle noch gesteigert wurde.

Wie meine erwachsene Patientin verschmilzt er mit einem idealisierten Objekt und fühlt sich dabei eines guten und starken Objekts beraubt, auf das er sich verlassen könnte, das ihm zu überleben hilft und ihn dabei unterstützt, mit den ›Vulkanausbrüchen‹ seines Hasses und seiner Angst angesichts des Verlusts fertigzuwerden.

Fazit

Ich habe das Auftauchen früher Objektbeziehungen in verschiedenen Zusammenhängen sowohl bei kindlichen als auch bei erwachsenen Patienten aufgezeigt; manchmal geschieht das verdeckt und subtil, manchmal eher wie ein Vulkanausbruch.

Wir sehen bei diesen Patienten, wie sehr sie sich ein gutes inneres Objekt wünschen, ein Objekt, auf das sie sich verlassen können und das ihnen hilft, ihre Ängste zu ertragen und mit den Wechselfällen des Lebens fertigzuwerden, und das sie stark genug macht, um sich neuen Problemen zu stellen und die Herausforderungen des Lebens anzunehmen.

Bion meinte einmal, wenn ein Patient ein Objekt findet, das ihm diese Unterstützung bietet, müsse er als Erstes darüber sprechen, wie es war, so ein Objekt nicht zu haben. Wir sehen Maxi, der von mechanischen Objekten abhängig ist; eine Patientin, die sich an ein erregendes und sie quälendes Zusammenkoppeln klammert, und eine Patientin, die mit einem idealisierten Objekt verschmilzt, um damit dem Horror zu entkommen, sich mit Verletzungen und einem strafenden Überich oder Gewissen auseinandersetzen zu müssen.

Unter dem Gesichtspunkt der Behandlungstechnik gilt mein Hauptaugenmerk der Frage: Wer ist der Analytiker in Zeiten der Not, oder vielmehr, wer ist der Analytiker, wenn er dem Patienten eine Deutung gibt? Denn wenn der Analytiker wie das innere Objekt des Patienten erlebt wird, ist er vielleicht keine große Hilfe, sondern wird möglicherweise eher wie jemand erlebt, der mechanisch ›Aqua‹ oder Deutungen zur Verfügung stellt und der ein Verfolger, eine idealisierte Figur, eine zusammengebrochene oder auf Vergeltung bedachte Person ist. Aber wir sehen bei den Patienten, die ich beschrieben habe, selbst bei Maxi, dass sie nach einem Objekt suchen, von dem sie verstanden und unterstützt werden, und wir sehen auch ihre intensive Suche nach einem Objekt, mit dem sie kommunizieren können, einem Objekt, das sie seelisch nährt und ihnen hilft. Ein wichtiger Beitrag Melanie Kleins ist, dass sie die Details dieser sehr frühen Prozesse herausgearbeitet hat, die Freud als die dunklen und schattenhaften Bereiche der Seele bezeichnet hatte.

4. Kapitel
Noch einmal: Durcharbeiten in der Gegenübertragung – Erfahrungen mit Supervisionen (2012)

Bion schrieb 1962:

> »Konfrontiert mit der Komplexität des menschlichen Geistes muß der Analytiker vorsichtig damit sein, selbst anerkannten wissenschaftlichen Methoden zu folgen; ihre Schwäche mag der Schwäche des psychotischen Denkens näherstehen, als man bei einer oberflächlichen Überprüfung zugeben würde« (Bion, 1990[1962a], S. 60).

Zum ersten Mal begegnete ich Bion im Jahr 1963 bei einem klinischen Seminar im zweiten Jahr meiner analytischen Ausbildung zur Behandlung von Erwachsenen (in der British Psychoanalytical Society), als ich ihm eine Behandlung vorstellte, die von Herbert Rosenfeld supervidiert wurde. Ich war jünger als die meisten in meiner Gruppe und fühlte mich etwas unwohl, verfügte aber bereits über Erfahrungen mit drei herausragenden kleinianischen Supervisoren (in der Ausbildung zur analytischen Kinder- und Jugendlichenpsychotherapeutin). Als ich meine Präsentation beendet hatte, entstand ein langes Schweigen. Ich bekam Angst und sagte: »Ich sollte vielleicht noch mehr Material bringen.« Schließlich reagierte Bion und sagte: »Vielleicht sollten Sie genau dieses Gefühl bekommen.«

Vielleicht hatte die Art und Weise, wie Bion ein Seminar leitete, mit seiner Arbeit mit Gruppen zu tun. Wenn ich heute darüber nachdenke, dann erschlossen mir seine wenigen Worte mehr, als ich mir damals überhaupt hätte vorstellen können. Sie luden mich ein, nicht nur zu spüren, dass ich etwas tun sollte (»Vielleicht sollte ich mehr Material bringen«), sondern mehr noch darüber nachzudenken, was von dem Patienten kam bzw. projiziert wurde, was aus der Gruppe kam und was von mir.

Learning from Experience (dt. 1990: *Lernen durch Erfahrung*) war 1962 veröffentlicht worden; und obwohl es lange dauerte, bis Bions Ideen wirklich verdaut waren, meine ich, dass seine Betonung der mütterlichen Container-Funktion neue Wege eröffnete und zeigte, wie der Gebrauch von Erfahrungen Denken ermöglicht (Bion, 1990[1962a], S. 149f.). Das hat erhebliche Auswirkungen gehabt.

Winnicott (1945) hatte schon früher von der »Haltefunktion« der Mutter gesprochen. Bion lud uns ein, darüber nachzudenken, was in der Mutter vor sich geht und ihr ermöglicht, das, was in sie projiziert wird, zu verdauen – oder auch nicht. Er sprach hier nicht von Gegenübertragung, aber seine Gedanken bildeten den Ausgangspunkt zu weiteren Überlegungen über die Gegenübertragung. Die Auseinandersetzung mit diesem Thema, auch in Bezug auf Enactments, hat zu wichtigen weiteren Entwicklungen geführt – ich denke hier an die Arbeit von Betty Joseph, Michael Feldman, John Steiner und vielen anderen.

Ich möchte die Beschäftigung mit Bions Vermächtnis dazu nutzen, meiner eigenen Arbeit »Durcharbeiten in der Gegenübertragung« (1985, 1. Kapitel in diesem Band) noch einige Überlegungen hinzuzufügen. Wir sind inzwischen vertraut mit den Weiterentwicklungen der frühen Ansichten Freuds und auch mit Kleins (1952) Auffassung, dass die Gegenübertragung eine Fehlwahrnehmung sei, die der Pathologie des Analytikers entspringe, bis hin zu der Neudefinition in Paula Heimanns Arbeit, in der sie die Gegenübertragung als wichtiges Instrument zur Erforschung des Unbewussten des Patienten (Heimann, 1950) bezeichnete.

Heinrich Racker (1954), Donald Winnicott (1949, 1956) und andere, die auf diesen Aspekt aufmerksam gemacht hatten (eine Idee, die von Klein selbst nicht akzeptiert wurde), sahen in der so verstandenen Gegenübertragung eine spezifische Reaktion auf den Patienten, die sich deutlich von den Beeinträchtigungen der analytischen Arbeit unterschied, die durch die Neurose des Analytikers und seine neurotische Gegenübertragung bedingt waren. James Strachey (1934) hatte in seiner Arbeit über »mutative Deutungen« bereits darauf hingewiesen, dass dem Analytiker die Deutung der Übertragung besonders schwerfalle.

Money-Kyrle (1956) hatte sich mit der Frage der »normalen« im Unterschied zur gestörten, abwehrbedingten Gegenübertragung beschäftigt – also mit der Frage, ob sie dazu beiträgt, den Patienten besser zu verstehen, oder dazu führt, dass der Analytiker seinen eigenen Gefühlen defensiv ausweicht und damit dem Fortgang der Analyse schadet. Meines Erachtens ist die Unterscheidung zwischen einer normalen und einer abwehrbedingten Gegenübertragung zwar hilfreich, doch kommen beide nicht in Reinkultur vor; vielmehr geht es um die Frage, welche der beiden Formen in einem gegebenen Moment überwiegt und in welchem Ausmaß.

Eric Brenman schrieb 1982:

> »Unter allen narzisstischen Problemen für den Analytiker ist es [die vielleicht größte Herausforderung], in eine Situation gebracht zu werden, in der er sich bedeutungslos fühlt und seinen Glauben an die Analyse als aussichtslose Selbsttäuschung erlebt. Wie der Analytiker mit dieser Situation umgeht, ist außerordentlich wichtig […] Wir wissen alle, dass manche Patienten es nur zu gut verstehen, ihren Analytiker in diesen inneren Zustand zu versetzen« (Brenman, 2014[2006], S. 36).

Bion hob die Projektionen des Säuglings in die Mutter hervor; ich kam bei meiner Beschäftigung mit diesem Thema zu der Überlegung, dass die Teilobjekte, auf die Patienten sich beziehen und in die sie projizieren, zur seelischen Verfassung des Analytikers gehören – das heißt, Patienten projizieren nicht einfach in den Analytiker, vielmehr sind sie sehr geschickt darin, in bestimmte Aspekte des Denkens und Fühlens des Analytikers hinein zu projizieren – zum Beispiel in den Wunsch des Analytikers, mütterlich zu sein, in den Wunsch, allwissend zu sein und unerfreuliche Erkenntnisse zu verleugnen, in seinen triebhaften Sadismus oder seine dagegen gerichtete Abwehr. Aber vor allem projizieren die Patienten in die inneren Objekte des Analytikers, vielleicht ganz besonders in sein Überich. Und sie ›lesen‹ vielleicht sehr genau, wie der Analytiker damit zurechtkommt oder auch nicht.

Ein Patient, der sehr wütend auf seine Analytikerin war und überzeugt, dass sie mit seiner Wut nicht umgehen könne, träumte:

Ich habe mein Studium beendet und arbeite als Arzt in der Anästhesie. Eine Frau wird operiert, sie hat Instrumente für eine Laparoskopie im Bauch … Sie war erschrocken und wollte aufstehen. Ich beruhigte sie und gab ihr ein Medikament, damit sie wieder einschlief.

Dazu fiel ihm seine Analyse ein. Im Traum hat der Patient damit abgeschlossen, sich selbst zu erforschen und untersucht jetzt seine Analytikerin (die Instrumente für eine Laparoskopie sind in ihrem Bauch). Er glaubt (mit einer gewissen Omnipotenz, könnte man denken), dass er sie erst erschreckt habe und ihr dann Medikamente geben müsse, damit sie sich wieder beruhigt. Das heißt, er projiziert in sie nicht nur das Erschrecken, sondern auch das Gefühl, dass sie damit nicht umgehen und diese Projektionen nicht containen kann und deshalb von ihm medikamentös ruhiggestellt werden muss.

Zwar gibt uns insbesondere die analytische Situation die Gelegenheit, all diese Phänomene gründlich zu studieren, aber diese Dynamik ist in allen Beziehungen wirksam. Bions Beobachtung, dass zwei Menschen, sobald sie sich treffen, eine Beziehung eingehen, ob sie das nun merken oder auch nicht (wie schon erwähnt), möchte ich hinzufügen: ob sie das nun wollen oder nicht! Ich fühle mich an frühere Debatten über die Frage erinnert, was denn nun aus der Umwelt komme und was angeboren sei; es ist immer beides. Und wenn Bion (1990[1962b], S. 53) davon spricht, eine Erfahrung zu »verdauen«, wird impliziert, dass diese Projektion in ein menschliches »Verdauungs-System« gelangt, das seine eigene Verfasstheit und Geschichte hat. Obwohl er, wie schon gesagt, das Thema Gegenübertragung nicht ansprach, geht es hier vor allem um die Übertragungs-/Gegenübertragungsbeziehung.

Alles menschliche Leben beinhaltet eine ständige Hin-und-Her-Bewegung zwischen der paranoid-schizoiden und der depressiven Position. Klein (1946) schrieb, dass wir uns ein Leben lang zwischen diesen beiden Positionen bewegen; es gibt keine Lösung, die ein für alle Mal gilt. Die Psychoanalyse ›heilt‹ nicht in dem Sinn, dass diese frühen Ängste und Abwehrformen überwunden wären; bestenfalls schafft sie bessere Voraussetzungen dafür, sich diesen frühen Zuständen zu stellen und sie durchzuarbeiten, und ermöglicht dadurch eine gewisse Bewegung hin zu den realistischeren und mehr von Mitgefühl geprägten Modi der depressiven Position.

Wir nehmen beispielsweise an, dass der hungrige oder auf andere Weise leidende Säugling strampelt und schreit oder, alternativ, sich zurückzieht; dass er zwischen Vorstellungen idealer und verfolgender Objekte spaltet und sich selbst zunächst ähnlich wahrnimmt. Unterstützt durch andere ist er nach und nach in der Lage, die Realität des/der anderen und die äußere Realität zu berücksichtigen. Wenn wir mit Schmerz konfrontiert werden, kehren wir alle, Mütter und Analytiker gleichermaßen, zunächst zu diesen primitiven Reaktionsmustern zurück, und was ›reife‹ von infantilen Reaktionen unterscheidet, beruht auf der Fähigkeit, einen paranoid-schizoiden Zustand zu erkennen, ihn durchzuarbeiten und zu überwinden.

Anders ausgedrückt gelangen wir dann, um mit Bion zu sprechen, von der Sprache der Vorwürfe zur »Sprache des Vollbringens« (Bion, 2006[1970], S. 143). Üblicherweise können sich diese Schritte sehr rasch, und sogar unbewusst, vollziehen. Doch gewinnen wir, denke ich, bei »Als-ob«-Persönlichkeiten den Eindruck, dass sie sich für so ›gut‹ halten, dass sie diesen Prozess umgehen können.

Und dies mag ebenso auf »Als-ob«-Analytiker zutreffen. Dann besteht die Gefahr, dass der psychoanalytische Prozess etwas Künstliches erhält oder verstärkt, und Patient und Analytiker vielleicht davon ausgehen, dass der Analytiker sich außerhalb dieser gewöhnlichen menschlichen Sphäre bewegt. Das hieße, dass der (zuvor) ›analysierte‹ Analytiker für sich in Anspruch nimmt, übermenschlich reif und ›gut‹ zu sein, während die eher unerwünschten primitiven Kräfte ausschließlich im Patienten existieren. Auch wenn diese Art von Künstlichkeit sich vielleicht als Stärke ausgibt, verbirgt sich dahinter doch eine große Schwäche. Tatsächlich dürfte ein derartiger Analytiker in der Furcht leben, seine Maske zu verlieren und ›erkannt‹ zu werden. Oder man könnte, um auf Bions Kommentar zurückzukommen, sagen, dass diese Schwächen dem psychotischen Denken näher stehen, als eine oberflächliche Betrachtung erkennen lässt.

Erfahrungen mit Supervisionen

Diese Prozesse beschränken sich natürlich nicht auf die psychoanalytische Begegnung; sie sind ubiquitär. Deshalb finden sich entsprechende Anzeichen auch in der Supervisionsbeziehung. Die Supervision ist als ein Raum gedacht, in dem eine Analytikerin oder Kandidatin zusammen mit der Supervisorin[1] über die Patientin nachdenken kann. Aber zum Teil könnte es auch so sein, dass die Kandidatin, oder selbst eine erfahrene Analytikerin, diesen Raum nutzen möchte, um eigene unerwünschte Gefühle loszuwerden. Ausgehend von Kleins Überlegungen zur projektiven Identifizierung beschreibt Bion, wie ein Säugling einen Teil seiner Psyche in eine »gute Brust« (Bion, 1990[1962a], S. 146) projiziert. Während ihres Verweilens in der guten Brust werden diese Gefühle im Erleben des Säuglings so weit modifiziert, dass das dann re-introjizierte Objekt für die Psyche des Kindes erträglich wird. Als Modell für diesen Vorgang hat Bion das Container-contained-Konzept entwickelt. Der Behälter und das in ihm Enthaltene

1 Anm. d. Ü.: Ich verwende hier die weibliche Form, die Ausführungen gelten aber gleichermaßen für den Supervisor, Analytiker, Patienten und Supervisanden wie für die Supervisorin, Analytikerin, Patientin und Supervisandin.

sind für Emotionen zugänglich und können sich dabei auf eine Weise verändern, die man üblicherweise als Wachstum bezeichnet. Wenn dagegen der Kontakt zu den Emotionen unterbrochen wird oder verloren geht, lässt ihre Vitalität nach, sodass sie zu unbelebten Objekten werden können.

Leon Grinberg (1970) war in Supervisionssitzungen aufgefallen, dass etwas, das vielleicht zunächst wie ›banales‹ Geplauder oder wie eine Handlung wirkt, die scheinbar ›nichts damit zu tun‹ hat, sich häufig als eine Art freier Assoziation zu dem dann vorgestellten Material eines Patienten erweist. Ausgehend von Bion meine ich, dass es sich dabei manchmal weniger um freie Assoziationen handelt als eher darum, dass die Analytikerin etwas in die Supervisorin projiziert, was für sie bei der Arbeit mit der Patientin vielleicht nicht zu verdauen war. Wenn die Supervisorin dann, wie in Bions Ausführungen über die gute Brust, ihr Verstehen zur Verfügung stellt, könnte sie vielleicht etwas »verdauen«/containen, das die Supervisandin nicht containen konnte.

Klinische Beispiele

Supervisandin A

Eine kompetente Analytikerin kommt fünf Minuten zu spät zu ihrer ersten Supervisionssitzung bei mir; sie äußert weder eine Entschuldigung noch eine Erklärung. Als Erstes erwähnt sie, dass sie sehr pünktlich gehen müsse, da sie im Anschluss an unsere Sitzung noch eine weitere Verabredung habe. Sie berichtet mir über ihre Patientin, die aus einem weit entfernten Land stammt. Derzeit komme die Patientin viermal pro Woche, was aber bald auf dreimal reduziert werden soll. Sie habe eine Beziehung mit einem Mann, der vor Kurzem eine Stelle im Ausland angetreten habe; sie wolle ihm vielleicht in ein paar Monaten folgen, sodass die Analyse vorzeitig zu Ende gehen würde. Ich halte (für mich) fest, dass diese Beendigungen der Analytikerin wenig auszumachen scheinen, obwohl sie mir weiterhin von ihrer Patientin das Bild einer sehr gestörten jungen Frau vermittelt.

Sie sagt, die Patientin beschreibe ihren Vater als einen habgierigen Mann, als jemanden, der völlig von seiner Arbeit und seinem Hobby eingenommen und nie anwesend gewesen sei. Ihre Mutter habe sehr ihre Nähe gesucht und viel von ihrer Tochter gefordert. Die Patientin beklage sich, dass auch ihr Freund so fordernd sei; er wolle jede Nacht Sex.

Zu Beginn der vorgestellten Sitzung beklagte sich die Patientin, dass sie nicht gut geschlafen habe – es sei ihr entweder zu heiß oder zu kalt gewesen. Es fühlte sich an wie ein Verlust, sagte sie, bestand aber darauf, dass sie nichts empfunden habe, als ihr Freund abgereist sei.

Ich mache die Analytikerin darauf aufmerksam, dass sie selbst auch »cool« mit der Frage des vorzeitigen Analysenendes umgehe, vielleicht gebe es zwischen ihnen entweder kein Gefühl zu dem Weggehen (kalt) oder aber die Befürchtung, dass es bei diesem Problem vielleicht zu intensiv/heiß zwischen ihnen werden könnte. Die Analytikerin sagt mir dann, dass sie selbst demnächst auch für mehrere Wochen nicht da sein werde. Es ist also entweder zu kalt/distanziert (der Vater ist nie da) oder es droht, zu heiß zu werden (Mutter und Freund fordern zu viel Intimität). Innerlich denke ich darüber nach, ob vielleicht die Analytikerin in dieser Phase ihrer Arbeit mit der Patientin unbewusst Angst davor hat, sich auf die Not dieses Mädchens einzulassen.

Zu Beginn der folgenden Sitzung sagte die Patientin, sie komme gerade aus einem Restaurant; sie habe sich die Tafel mit der Speisekarte angesehen. Wie, habe sie gefragt, nenne man einen Oktopus in der Sprache der Analytikerin? Wie also sprechen sie – Patientin und Analytikerin –, aber auch wir – die Supervisandin und ich –, über diese umschlingenden, potenziell tödlichen Tentakel? Das allgegenwärtige Thema Klaustro-/Agoraphobie ist klar. Weniger klar ist vielleicht, ob die Patientin fürchtet, von der Analytikerin eng umschlungen oder verlassen zu werden, oder ob die Analytikerin dies von der Patientin fürchtet.

Die Einbeziehung der Gegenübertragung könnte dabei helfen, die frühe Beziehung der Patientin zu ihren Eltern besser zu verstehen – entweder nie da (Vater) oder übermäßig intim (Mutter). Ich habe für mich festgehalten, dass auch die Analytikerin mit ihrem Zuspätkommen »cool« umgegangen ist und darauf bedacht war, (pünktlich) wegzukommen. Außerdem schien sie davon auszugehen, dass wir uns erst in einigen Monaten zu einem nächsten Termin treffen würden. Von mir wird also erwartet, das Coole in der Beziehung der Analytikerin zu mir zu ertragen und zu verdauen. Natürlich wirft dies viele Fragen dazu auf, wie wir eine Supervisionsbeziehung handhaben. Akzeptiere ich zum Beispiel, dass es cool bleibt, vielleicht sogar zu kalt, oder werde ich zu intrusiv und/oder zu fordernd?

Ich meine damit, dass die Patientin Gefühle, die sie nicht bewältigen kann, möglicherweise in die Analytikerin projiziert. Wenn die Analytikerin/Supervisandin diese jedoch auch nicht verarbeiten kann, könnten sie in der Supervision unbewusst in die Supervisorin projiziert werden.

Supervisandin B

Auch im nächsten Beispiel geht es um die Frage des Verlassenwerdens.

Die Analytikerin war einige Tage zuvor aus dem Ausland hier angekommen. Zu Beginn unserer Sitzung erzählt sie mir von einer wunderbaren Party, auf der sie am Abend zuvor gewesen war. Ich fluche innerlich, weil ich selbst die Einladung zu dieser Party nicht angenommen hatte; stattdessen war ich bei einem außerordentlich leidvollen Treffen gewesen, bei dem es um den Umgang mit Asylsuchenden gegangen war! Sie berichtet mir dann, wie die Ehefrau des Patienten an einem Freitag laut geschrien habe, und schon jetzt fange ich an, (innerlich) zu schreien, während ich ihr zuhöre! Eine Kollegin hatte zu dieser Supervisandin gesagt: »Du Arme mit diesem Patienten!« Und sie hatte geantwortet: »Nein, nicht ich bin die Arme, Irma ist die Arme!«

Ich bin von dieser Gleichzeitigkeit beeindruckt: die Analytikerin auf einer Party, während ich an einem Treffen teilnehme, bei dem über das Elend der Asylsuchenden nachgedacht wird. Könnte es sein, dass die Frau des Patienten zu der (an einem Freitag schreienden) Asylsuchenden gemacht wird und dass auch die Analytikerin diese Art von Gefühlen projiziert? Könnte dann die »arme Irma« zu einem Fall werden? Der Schmerz über »Asylsuchende«, unerwünschte Menschen, scheint eine ›heiße Kartoffel‹ zu sein, die niemand anfassen will.

In diesen beiden Beispielen geht es um Analytiker, die, zumindest zu diesem Zeitpunkt, die Gefühle ihrer Patienten von sich fernhalten. In einer solchen Situation wird das Gefühl, verlassen zu werden und nicht dazuzugehören, in den Supervisor projiziert und kann dann nur schwer mit dem Supervisanden geteilt werden.

Im Gegensatz dazu sehen wir im nächsten Beispiel eine Analytikerin, die sich von ihrer Patientin offenkundig überwältigt fühlt und zu sehr mit dem identifiziert ist, was in sie projiziert wird.

Supervisandin C

Eine ältere Analytikerin kommt und sieht sehr mitgenommen aus. Sie schleppt zwei schwere Tüten mit sich, und ich bekomme das Gefühl, ich sollte ihr helfen. Sie gibt mir dann einen langen und etwas wirren Bericht über ihre Patientin.

Kurz zusammengefasst erfahre ich, dass die Patientin 72 Jahre alt ist und mit einem rücksichtslosen, egoistischen Akademiker verheiratet war; sie hatte ihn vor einigen Jahren verlassen und war danach stationär wegen einer Depression behandelt worden. Als Kind war sie von ihrem Vater verlassen worden; sie schildert, dass sie von ihrer Mutter entwertet wurde, deren ganze Aufmerksamkeit einem älteren Bruder galt, der, wie die Patientin sagt, das Bett mit der Mutter teilte. Die Analytikerin spricht mit der Patientin oft über deren große Sehnsucht, geliebt zu werden; die Patientin stimmt ihr zu, präsentiert der Analytikerin jedoch ständig Bilder ihres geschäftigen Lebens und spricht über die vielen Männer in ihrer kleinen Gemeinschaft, die sich von ihr angezogen fühlen und sich für sie interessieren.

Die Analytikerin spricht wieder und wieder die Einsamkeit der Patientin an, worauf diese antwortet, das sei nun mal ihr Leben. »Zu Hause pflegte meine Mutter meine Kleider zu nähen – sie waren immer aus demselben Stoff und hatten dasselbe Muster – grau-weiß gestreift.« (In unserer Sitzung zeigt die Analytikerin auf ihre Hose und sagt: »Wie diese«.) Am Ende der mir vorgestellten Sitzung erzählt die Patientin von einem Film, den sie mit ihrer Mutter gesehen habe – die Mutter habe nicht verstanden, worum es ging, sie habe Angst bekommen, sodass sie das Kino verlassen mussten.

Ich frage mich, ob die Analytikerin vielleicht, ähnlich wie die Mutter der Patientin, auch nicht versteht, worum es geht, und auf welche Weise sie, die Analytikerin, vielleicht in die »Kleider« einer unglücklichen, ausgeschlossenen Person gesteckt oder dazu gebracht wird, deren Sachen zu tragen. Ich frage, ob die Patientin eine attraktive Frau sei. »Oh ja, sehr«, sagt die Analytikerin, und ich bin verblüfft, dass sie das nicht erwähnt hat. Die Patientin ist etwa in unserem Alter, aber körperlich in viel besserer Verfassung als jede von uns!

Die Analytikerin berichtet dann über die nächste Sitzung. Die Patientin spricht darüber, wie unglücklich sie als Kind beim Einkaufen war, sie habe keine Spielsachen gehabt und erwähnt, dass ihre Mutter sie ein »Flittchen« genannt habe. Wieder spricht die Analytikerin von dem Gefühl der Patientin, zu kurz gekommen und einsam gewesen zu sein. Die Patientin fügt dann noch weitere Beispiele für die unwahrhaftigen und unechten Gefühle und Verhaltensweisen der Mutter an, wenn sie zum Beispiel »losgezogen sei, um besondere Möbel zu kaufen und sich mit irgendwelchen Imitaten abspeisen ließ«.

Nun gibt es viele verschiedene Möglichkeiten, dieses Material zu betrachten. Vor allem fällt mir auf, dass die Patientin zwar über ihre Benachteiligung spricht, aber so viel »aufregendes« Material über die reichen und berühmten Männer bringt, die sie kennt und die sich anscheinend zu ihr hingezogen fühlen, dass ich den Eindruck bekomme, das Gefühl, nicht dazuzugehören, wird in die Analytikerin projiziert – als wäre die Patientin ›Teil‹ des Paares (wie Mutter und Bruder zusammen im Bett) und als müsste die Analytikerin die aussortierten ›kindlichen‹ Gefühle tragen. Sie, die Analytikerin, trägt sogar die tristen abgelegten ›Kleider‹ der Patientin, sodass es mir nicht authentisch vorkommt, wenn die Analytikerin sagt, die Patientin fühle sich einsam.

Als ich vorsichtig etwas in dieser Art zu der Analytikerin sage, bricht sie in Tränen aus und sagt dann, sie sei geschieden, es gebe keinen Mann in ihrem Leben und sie sei sehr neidisch auf die Patientin, wenn die von all diesen Männern spricht und den Unternehmungen, an denen sie teilnimmt, usw. Was projiziert wird, ist also zu nah an der derzeitigen Realität der Analytikerin und deshalb überwältigend für sie. Und doch meine ich, dass die Deutungen der Analytikerin (zum Beispiel über die Einsamkeit der Patientin) von der Patientin so lange als falsch und unecht erlebt werden – also so, wie sie ihre Mutter beschreibt –, wie die Analytikerin nicht durcharbeiten kann, was in sie projiziert wurde. Man könnte natürlich hinzufügen, dass auch die Patientin in gewisser Weise kein ›echtes‹ Bild ihrer Einsamkeit vermittelt. Diese ist zwar real genug, wird aber so rasch projiziert, dass die Patientin sie kaum spürt. Andererseits war sie wegen einer Depression in stationärer Behandlung, und irgendwann sagt die Analytikerin meines Erachtens völlig zu Recht, dass die Patientin sich angegriffen fühlen könnte (wie von der Mutter, die sie als Flittchen bezeichnete), wenn sie etwas in der Art zu ihr sagen würde; ich halte das tatsächlich für eine Gefahr. Inzwischen bin ich beunruhigt, ob vielleicht auch die Analytikerin zusammenbrechen könnte. Damit bestätigt sich das Bild, das sich mir aufdrängte, als die Analytikerin bei mir ankam – eine Person, die zu viel zu schleppen hat; sie trägt nicht nur schwer an ihrem eigenen Unglück, sondern auch an der damit vermengten Depression bzw. dem Unglück der Patientin, das diese zum Teil einräumt, zum Teil von sich weist.

Wichtig ist mir hier, dass wir uns klarmachen, wie schwer in einer derartigen Situation zu unterscheiden ist, welcher Anteil des Übertragungs-/Gegenübertragungsproblems von der Patientin kommt und welcher von der Analytikerin; beide gehen ineinander über. In der Supervision befinde ich mich in einem Dilemma. Wie kann ich einen Weg finden, der weder zu protektiv/mütterlich gegenüber der Analytikerin und der Patientin ist noch beide einer zu großen, gefährlichen Belastung aussetzt, die für beide zu schwer ist? Ich frage mich, wie viel Unterstützung die Analytikerin wohl hat, wenn sie nach Hause kommt.

Auch hier werden die Probleme, mit denen die Patientin zu ihrer Analytikerin kommt, irgendwann zu den Problemen der Supervisorin. Ist man zu kalt oder zu warm? Beschwört man womöglich einen Zusammenbruch herauf oder versucht man irgendwie, eine bessere Mutter zu sein, als die Patientin /Analytikerin sie hatte? Zu welchem Enactment wird die Supervisorin getrieben und mit wessen Problemen haben wir es zu tun?

Supervisand D

Ein Kollege sprach mich nach einer Veranstaltung an, bei der er einen Vortrag von mir gehört hatte. Er nahm dann ausschließlich und nur für diese zweistündige Supervisionssitzung bei mir eine sehr weite Reise auf sich.

Er berichtet mir über eine Patientin, die seit einiger Zeit zu ihm kommt. Sie hatte sich vor Beginn der Analyse von ihrem Mann getrennt (der sie misshandelt habe, wie sie sagt). Ihre Kinder hatte sie bei ihm zurückgelassen.

Nachdem sie ihren Mann verlassen hatte, zeigte sie ihn an, weil er sich geschäftlich verschiedene krumme Machenschaften habe zuschulden kommen lassen. Ich frage nach, warum sie denn ihre Kinder bei diesem ›Täter‹ zurückgelassen habe. Dr. D. sagt, die Kinder hätten die Patientin, ihre Mutter, seit Jahren nicht gesehen, und die Sozialarbeiter hätten sich auf die Seite des Ehemanns geschlagen. Er seinerseits sympathisiere mit der Patientin und neige dazu, ihren Schilderungen über das Verhalten ihres Mannes zu glauben.

Dann liest er mir ein langes Stundenprotokoll vor, das für mich keinen Sinn ergibt. Mittlerweile bin ich ziemlich verzweifelt. Er hat diesen weiten Weg auf sich genommen und ich werde ihm nichts bieten können. Ich komme auf den Gedanken, dass ich ihm vielleicht für diese Sitzung nichts berechnen sollte – er hat ja trotzdem noch die hohen Reisekosten; irgendwie komme ich mir vor wie eine Betrügerin, weil ich diesem Termin zugestimmt habe. So geht es, wie mir scheint, ziemlich lange weiter, während ich herauszufinden versuche, was ich zu ihm sagen könnte. Schließlich beendet er seinen Bericht über die Sitzung mit seiner Patientin und blickt mich erwartungsvoll an.

Nach einer Pause sage ich, dass die Situation für mich gerade schwierig sei; er habe diese weite Reise gemacht, und ich hätte das Gefühl, ihm nicht helfen zu können; für mich ergäben die von ihm geschilderten Vorgänge keinen rechten Sinn, und ich wüsste nicht, was ich dazu sagen sollte.

Er antwortet: »Ich habe schon befürchtet, dass Sie sich so fühlen würden, wenn ich Ihnen die Sitzung so vorstelle, wie sie war.«

Ich sage, anscheinend sei ich ziemlich hilflos, aber ich käme mir wie eine Betrügerin vor, wenn ich so tun würde, als könnte ich etwas Hilfreiches beitragen. Inzwischen waren etwa drei Viertel der verabredeten Zeit verstrichen.

Er sagt, er fürchte, dass es für die Patientin eine Katastrophe wäre, wenn er zugeben müsste, dass er ihr nicht helfen könne – und ich frage mich, wie es ihm nun wohl geht, nachdem ich gesagt habe, ich könne ihm nicht helfen. Ich sage, vielleicht brauche die Patientin wenigstens nicht in die Psychiatrie, solange sie zu ihm komme. Er sei wohl wirklich beunruhigt, dass alles scheitern könnte (gleichzeitig bin ich beunruhigt, welche Konsequenzen es haben könnte, wenn ich ihm nicht helfen kann).

Er sagt:

> »Vielleicht hilft es Ihnen, wenn ich Ihnen erzähle, mit was für einem merkwürdigen Traum ich heute Morgen aufgewacht bin. Ich dachte, er müsste was damit zu tun haben, dass ich heute zu Ihnen komme. *Ich träumte, dass da ein kleiner Junge war, der realisieren musste, dass er keine Kinder bekommen könnte. Der Junge pinkelte. Da war auch eine Frau, und er, der Analytiker, versuchte den Jungen zu halten und war gleichzeitig besorgt, dass die Pisse in seinen und in den Mund der Frau geraten könnte.*«

Ich meine, es gehe in dem Traum vielleicht darum, nicht kreativ sein zu können; der kleine Junge kann nicht kreativ sein, kann keine Kinder haben, und es komme mir vor, als hätte er das Gefühl, nicht kreativ denken zu können, und auch ich sei nicht in der Lage, kreativ zu denken, so als sei in uns beide etwas hineingeraten (in seinen Mund und in meinen).

Wir müssen hier überlegen, an welchem Punkt die Supervisorin dazu eingeladen wird, so etwas wie eine Analytikerin für den Supervisanden zu werden, besonders dann, wenn der Supervisand nicht mehr in Analyse ist. Und doch scheint in all diesen Fällen ein gewisser Druck zu herrschen, die jeweiligen Projektionen zu akzeptieren, um dem Job als Supervisorin gerecht zu werden. Ich habe eine Deutung angeboten, die sich aber nur auf etwas bezieht, was vermutlich von der Patientin kommt; ich bin nicht die Analytikerin des Analytikers und gehe deshalb nicht auf den Anteil ein, den er an dieser Situation haben könnte.

Ich frage dann, ob auch von der Patientin etwas Missbräuchliches ausgehe (sie hatte gesagt, ihr Mann habe sie misshandelt); ob sie seine Fähigkeit zu denken angreife? Ich überlege, ob wir vielleicht dazu verleitet würden, fälschlicherweise zu behaupten, dass wir professionell gut funktionierten, sodass sie uns anzeigen könnte, so wie sie ihren Mann angezeigt hat. Er entspannt sich etwas. »Das erinnert mich daran, dass sie immer bar bezahlt und keine Quittung will. Und ich achte bei meiner Steuererklärung immer sehr genau darauf, jedes Detail korrekt anzugeben.«

Nun können wir darüber sprechen, dass sie entschlossen ist, ihn (wie ihren Mann) vor Gericht zu bringen. Er beschreibt mir, wie sexuell verführerisch sie ist; sie sage, für sie sei es kein Problem, Sex mit ihm zu haben. Ich meine, dass sie ihn dann wegen Missbrauchs vor Gericht bringen und so eine mörderische Attacke auf die Behandlung machen könnte. Bei all dem werden die Kinder im Stich gelassen (also auch ihr ›kindliches‹ Bedürfnis nach einer Analyse), so wie sie ihre Kinder im Stich gelassen hat, damit sie ihn (erst ihren Mann und jetzt ihn) wegen finanziellen und sexuellen Fehlverhaltens anzeigen könne. Er kann das nachvollziehen und sagt, er habe nicht an etwas Missbräuchliches bei ihr gedacht; er habe eher Mitleid mit ihr als dem Opfer gehabt. Ich sage, diesen sehr schwierigen Patienten gelinge es sehr geschickt, in uns als Analytiker hineinzugelangen und unser Denken und Fühlen zu affizieren! Er zahlt – bar – für die Sitzung und sagt, vielleicht ironisch: »Sie sollten besser nachzählen, ob es stimmt!«

Diese Sitzung war für mich wirklich verstörend, und ich fragte mich, ob das von der Patientin ausging und/oder ob der Therapeut Hilfe für sich suchte, oder ob er unbewusst darauf aus war, mich irgendwie anzuklagen. Oder, anders ausgedrückt, ging es, als er mir die Patientin vorstellte, auch um den Wunsch, mich zu einem omnipotenten oder korrupten Verhalten zu verleiten und mich dann ›vor Gericht zu stellen‹? Hat er sein Überich gegen mich gewendet? Die Patientin hatte ihren Mann wegen betrügerischer Forderungen angezeigt; war ihr furchterregendes Überich vielleicht weitergereicht worden, erst an ihren Mann, dann an ihren Analytiker und jetzt an mich?

Eine Assoziation in der Gegenübertragung

Und jetzt noch ein paar Worte über eine erfahrene Analytikerin, die meine Beiträge manchmal sehr skeptisch aufnahm; sie schien das Gefühl zu haben, dass ich ihre Erfahrungen mit ihrer Patientin nicht richtig ›nachvollziehen‹ konnte. Auch mir kamen Zweifel an unserer Arbeit. Sie begann eine Sitzung mit der Bemerkung, sie wisse nicht, wie sie mir vermitteln könne, dass sie keinen Weg mehr sehe, wie sie die Patientin wirklich erreichen könnte, wenn sie mit ihr spreche. Die Mutter dieser Patientin war gestorben, als sie erst wenige Monate alt war. Nach vielen Jahren Analyse hatten sie ein Datum für das Ende der Analyse vereinbart. Die Supervisandin berichtete dann ausführlich über eine Sitzung, und mir fiel es schwer, wach zu bleiben. Auch ich konnte zunächst nichts sagen, was vielleicht bedeutsam gewesen wäre. Nach meinem Eindruck wurde viel geredet – geplappert –, um etwas Tödliches zu überdecken, was darunter verborgen war. Als ich ihr das zu vermitteln versuchte, hörte ich mich unvermittelt fragen, ob sie jemals dabei gewesen sei, als jemand auf einer Krankenhausstation im Sterben lag, und ob sie diese Erfahrung kenne, dass es einfach nicht zusammenpasst, wenn draußen das Leben/Geplapper weitergeht, während drinnen jemand stirbt. Plötzlich dachte ich daran, dass die Mutter dieser Patientin im Krankenhaus gestorben war, als die Patientin ein Baby war, und dass sie sich darüber verständigen, die Analyse zu beenden. Machten die Analytikerin – und jetzt ich – diese Erfahrung? Während ich sprach, veränderte sich die ganze Haltung der Supervisandin und sie sagte: »Das ist außerordentlich hilfreich.« Es wirkte, als wären sie und ich plötzlich in der Lage gewesen, etwas gefühlsmäßig zu teilen, während sie sich zuvor, wie die Patientin/das Baby, damit vollkommen allein gefühlt hatte. Was zuvor in mich projiziert worden war, war jetzt zu einer Erfahrung geworden, die wir miteinander teilten. Hans Thorner sagte einmal: »In der Einsamkeit der *conditio humana* ist es ungeheuer bedeutungsvoll, eine Erfahrung mit einem anderen teilen zu können.«

Fazit

Money-Kyrle schrieb:

> »Meiner Ansicht nach findet eine ziemlich schnelle Oszillationsbewegung zwischen Introjektion und Projektion statt. Während der Patient spricht,

> wird der Analytiker sich sozusagen introjektiv mit ihm identifizieren, und wenn er ihn innerlich verstanden hat, wird er ihn reprojizieren und eine Deutung geben« (Money-Kyrle, 1991[1956], S. 31).

Aber, fügt er hinzu, »[s]ein Verständnis versagt insbesondere immer dann, wenn der Patient allzu genau bestimmten Aspekten seiner selbst entspricht, die zu verstehen er noch nicht gelernt hat«, was zu einer »Belastung« für ihn wird und »Angst« macht (ebd.). Er sagt weiter, dass der Patient darauf reagiere und dass diese Belastung und die Angst die Fähigkeit des Analytikers, den Patienten zu verstehen, noch weiter beeinträchtigten, sodass ein Teufelskreis entstehe.

Um unsere Patienten zu erreichen, müssen wir bei unserer Arbeit sowohl offen sein für ihr emotionales Erleben als auch über den Raum verfügen, dieses Erleben in uns zu bewegen und darüber nachzudenken. Die von mir vorgestellten Beispiele machen sehr deutlich, was in Momenten passiert, in denen das Denken zusammenbricht. Die Supervision stellt einen (containenden) Raum zur Verfügung, in dem das Denken sich vielleicht wieder erholt. Ich meine damit, dass, ähnlich wie in einer analytischen Begegnung, Supervisanden nicht nur in Worten kommunizieren, sondern in die Supervisorin auch die Gefühle projizieren, die sie nicht handhaben konnten. Meine Betonung liegt darauf, dass wir alle von Ängsten heimgesucht werden können, die vielleicht auf eine Weise wach werden, derer wir uns nicht immer bewusst sein können. Jedes meiner Beispiele könnte auch unter dem Gesichtspunkt ›pathologische Gegenübertragungsprobleme‹ betrachtet werden, die der analytischen Arbeit in die Quere kommen.

Man könnte sagen, dass sowohl die Analytikerin, die auf einer Party ist, während ich mit Asylsuchenden beschäftigt bin, als auch die Analytikerin, die zu spät kommt, sich von den schmerzhaften Gefühlen ihrer Patientinnen distanzieren oder diese abwehren, sodass sie gar nicht spüren, was die Patientinnen ihnen nahebringen wollen. Statt vor ›Schmerzen zu schreien‹ sind sie auf einer ›Party‹ oder ›nicht anwesend‹.

Im Gegensatz dazu ist die Analytikerin, die von ihrem mitgeschleppten Gepäck niedergedrückt wird, so verletzlich und so in ihrem eigenen Verlust und Kummer gefangen, dass sie vollkommen mit den Gefühlen identifiziert ist, die in sie projiziert werden; sie trägt wirklich ›die aussortierten Kleider‹. Sie präsentiert sich selbst als eine überwältigte hilflose Mutter/ein Kind. Man könnte sie als eine sehr depressive ›Mutter‹ ihrer Patientin sehen, die zum Beispiel zutiefst verletzt ist, wenn das Baby mit dem Vater flirtet und ihr so das Gefühl gibt, ausgeschlossen zu sein. Sie versucht verzweifelt, eine verständnisvolle ›Mutter‹ zu sein, wenn sie über die Einsamkeit der Patientin spricht; ›armes Baby‹ mag eine Mutter vielleicht sagen, aber dennoch gar nicht in der Lage sein, die Einsamkeit der Patientin von ihrer eigenen zu unterscheiden. Eine in dieser Weise depressive Analytikerin/Mutter könnte tatsächlich den Sadismus der Patientin/des Babys wecken.

Wagen wir es, diese Probleme anzugehen? Ist es nicht ohnehin so, dass wir uns, wie auch Freud in seiner Arbeit »Die endliche und die unendliche Analyse« feststellt, gar nicht an die Warnung halten können, »schlafende Hunde nicht zu wecken« (Freud, 1937, S. 75)?

In einem der anderen Beispiele bringt der Analytiker seinen eigenen Traum – der kleine Junge, der einer Frau/Analytikerin in den Mund pinkelt, was ein sehr anschauliches Bild dafür ist, wie diese Probleme in den anderen projiziert werden. Wenn bei der Mutter/dem Analytiker die Aufnahmefähigkeit für diese Projektionen zusammenbricht, sei es wegen ihrer Intensität oder wegen der eingeschränkten Fähigkeit des Analytikers, sie zu containen, oder wegen einer unguten Allianz dieser Prozesse, dann gibt es ein Problem. In diesem Fall könnte man sagen, dass der Analytiker durch die Art und Weise der Patientin, sich als Opfer zu präsentieren, erregt, eingenommen, verführt, vielleicht sogar korrumpiert wird und dann blind ist für ihre Attacke auf seine Fähigkeit zu denken – so wie zum Beispiel bei einer Mutter, die unhinterfragt die Darstellung ihres Kindes übernimmt, wenn es zwischen den Eltern spaltet und den Vater als grausam und lieblos, vielleicht sogar als einen bezeichnet, von dem es missbraucht wird. Diese Patientin projiziert in einer Weise, die nicht nur zwischen den Eltern spaltet, sondern auch das Denken und Fühlen des Analytikers/der Mutter tatsächlich beeinträchtigt.

Im Beispiel der Patientin, die die Analyse beendet und deren Mutter starb, als sie noch ein Säugling war, sehen wir, wie etwas Projiziertes so transformiert werden kann, dass eine ansonsten unerträgliche Erfahrung geteilt werden kann.

Zum Schluss möchte ich noch eine junge Analytikerin erwähnen, die an einem verschneiten Tag in mein Haus kam und mich fragte, ob sie ihre Stiefel ausziehen solle. Als ich antwortete, das sei nicht nötig, sagte sie, das habe ihre Mutter immer verlangt – selbst von kleinen Kindern. Das klang wie ein Scherz, mit dem wir uns über ihre ›altmodische und pingelige Mutter‹ lustig machen könnten.

Dann erzählte sie mir, wie verzweifelt sie wegen eines Patienten sei, über den ich zuvor noch nichts gehört hatte. Sie stellte mir dann eine Fülle perverser, sexuell aufgeladener Ereignisse vor, die der Patient ihr in einer ›schmutzigen Sprache‹ präsentierte, die auf mich wie ein Missbrauch der Analyse wirkte. Ich war betroffen, weil sie meinte, als ›Analytikerinnen‹ sollten sie und ich uns einig sein, dass wir bereitwillig zulassen müssten, dass der Patient mit seinem dreckigen Gerede über uns hinwegtrampelt, als gäbe es keine altmodische Mutter, oder einen Vater, der sagen würde: »Einen Moment mal …«.

Es begegnen uns in der Supervision also nicht nur das Paar aus Supervisandin und Patientin, sondern auch die inneren Elternfiguren der Supervisandin.

Mein Anliegen in diesem Kapitel war es, die ›Spaltung‹ zwischen dem Konzept einer pathologischen Gegenübertragung (das Problem des Analytikers) und dem Konzept der Gegenübertragung im Sinne einer Kommunikation aufzulösen. Ich habe zu zeigen versucht, wie dicht diese Probleme ineinander verwoben sein können, denn auch wenn es deutliche Hinweise auf eine pathologische Gegenübertragung gibt, so wiederholen diese Patienten mit ihrem Agieren in der Übertragung doch auch frühere Muster, die nicht nur ein Angriff auf die Analyse sind, sondern auch eine Form der Kommunikation; und sie registrieren bewusst oder unbewusst sehr genau die Fähigkeiten oder Unzulänglichkeiten des Analytikers – wie in dem Traum, in dem der Patient sein Studium aufgegeben hatte und jetzt im Bauch der Frau/Analytikerin eine Laparoskopie vornimmt! Wenn das Paar aus Analytikerin und Supervisorin diese Probleme containen kann, wird die Gegenübertragung natürlich zu einem wichtigen Forschungsinstrument und kann dann hilfreich sein, um Projektionen in einen miteinander geteilten Schmerz zu transformieren.

Teil II
Authentizität

Einleitung der Herausgeber

Wie schon in der Einleitung zu diesem Buch ausgeführt, beruht Authentizität für Brenman Pick »auf einer gewissen Akzeptanz der Realität und einer gewissen Akzeptanz der Tatsache, wie man selbst wirklich ist« (S. 167). Für diesen Teil haben wir vier ihrer Arbeiten zu diesem Thema zusammengestellt. Sie sind chronologisch angeordnet, um die Entwicklung ihrer Gedanken zum Thema Authentizität aufzuzeigen.

Im 5. Kapitel, »Über das Stehlen: Klinische Überlegungen bei drei Jugendlichen«, das als erste ihrer publizierten Arbeiten 1967 veröffentlicht wurde, verknüpft sie das Problem des Stehlens bei diesen Jugendlichen mit der Beobachtung, dass sie nur schwer anerkennen können, das Objekt zu brauchen und von ihm abhängig zu sein. Das klinische Material macht sehr detailliert und anschaulich deutlich, wie bei einem Kind die Auseinandersetzung mit der Tatsache, klein zu sein, in einer Art Überkompensation zu einer manischen Aneignung der Funktionen der Mutter/Analytikerin führen kann, und wie diese Übernahme einen Triumph sowohl über das Objekt als auch über den abhängigen Teil des Patienten darstellt. Brenman Pick zeigt, wie sie dazu kam, die an dieser Situation beteiligten komplexen unbewussten Phantasien zu erkennen, und wie sie diese Phantasien ansprach, wenn sie in der Übertragung auftauchten, was bei allen drei Jugendlichen Fortschritte bewirkte. Die manische Übernahme von Eigenschaften des Objekts illustriert das Konzept der akquisitiven Identifizierung, das zuerst Klein (1955) und später Britton (1998) beschrieben haben. Anhand von Kleins Konzept des »Sich-Hineinstehlens« zeigt sie, wie projektive und introjektive Prozesse bei dieser Übernahme miteinander verflochten sind. Sie merkt an, dass ihr Hauptaugenmerk damals der genauen Untersuchung der unbewussten Phantasien galt, während sie im Rückblick heute auch darauf achten würde, inwieweit diese Phantasien die Funktion haben, nicht darauf eingehen zu müssen, wie die Analytikerin real erlebt wird (persönliche Mitteilung).

Das 6. Kapitel, »Frühreife Entwicklung«, war ihr Vortrag zum Erwerb der Mitgliedschaft in der British Psychoanalytical Society 1969 und beruht auf ihrer Arbeit mit ihrem ersten erwachsenen Analysepatienten. Anhand einer detaillierten klinischen Darstellung werden die bereits aufgeführten Themen weiterentwickelt. Die scheinbare Stärke dieses Patienten basierte darauf, dass er sich Aspekte der Stärke seiner Eltern frühreif angeeignet und im Gegenzug die von ihm verachteten Aspekte seiner kindlichen Abhängigkeit in sie ausgelagert hatte. Es wird also ein Kreislauf in Gang gesetzt: Der Patient sieht in seiner frühreifen Entwicklung eine für seine Eltern (und, in der Übertragung, für seine Analytikerin) lebenswichtige Unterstützung, da er sie für schwach hält. Diese Vorstellung ist für ihn mit einer anal-sadistischen Erregung verbunden, die eine strenge Überich-Reaktion auslöst, was eine gesündere Objektbeziehung für ihn in immer weitere Ferne rücken lässt. Dementsprechend stellt seine frühreife Entwicklung ein prekäres Gleichgewicht dar und verhindert eine emotional reifere Entwicklung. Brenman Pick beschreibt detailliert die Psychodynamik der kindlichen Abhängigkeit, die der ›Als-ob-Persönlichkeit‹ – wie in der Literatur beschrieben – zugrunde liegt. Da sie das Format einer Einzelfallstudie gewählt hat, kann sie anhand einer Reihe von Träumen darstellen, wie der Patient die Analyse nutzen und seiner Entwicklung eine stabilere Grundlage verschaffen konnte. Die gründliche Arbeit an der ›Glätte‹ dieses Patienten erinnert an Betty Josephs (1975) spätere Ausführungen über Patienten, die schwer zu erreichen sind.

Im 7. Kapitel, »Die Sorge um andere: Echt oder unecht«, das 1995 erstmals veröffentlicht wurde, geht es um die Konsequenz, die es haben kann, wenn sich jemand auf nicht authentische Weise Eigenschaften des Objekts angeeignet hat: eine übertriebene Besorgnis um das Objekt. Bei genauerer Untersuchung zeigt sich, dass diese Sorge einerseits einem echten Wunsch nach Wiedergutmachung entspricht und andererseits aber auch aus einer feindseligen Einstellung der Überlegenheit gegenüber dem Objekt besteht. Brenman Pick geht auf die Entbehrungen ein, die diese Patienten in ihrer Geschichte erlitten haben, und beschreibt, wie sie mit ihrem übertriebenen Kümmern um ein Objekt, das sie gleichzeitig als deprivierend und frustrierend erleben, ihre Erfahrung überkompensieren. Neben einem teilweise gelingenden Erreichen der depressiven Position zeigt sich eine frühe Übernahme mütterlicher Funktionen, indem das Kind ein Verhalten an den

Tag legt, mit dem es teilweise zum Trugbild einer sehr besorgten Mutter ›wird‹. Brenman Pick geht auf die behandlungstechnischen Probleme in der Analyse dieser Patienten ein und betont, dass man zwischen echt und unecht unterscheiden müsse. Nach ihrer Auffassung bedarf es eines ausgeglichenen Arbeitens ›mit zwei Händen‹: Man sollte sowohl standhaft auf die manische/frühreife Aneignung reagieren als auch gleichzeitig mitfühlend auf die zugrunde liegende Verletzlichkeit eingehen.

Das 8. Kapitel, »Kreativität und Authentizität«, ist eine spätere Arbeit, die sie 2012 verfasst hat. Sie wird hier erstmals veröffentlicht und verknüpft die Themen Kreativität und Authentizität, die diesen Teil ihres Buches durchziehen. Es sind Bereiche des kleinianischen klinischen Denkens, zu denen Brenman Pick unverwechselbare Beiträge geliefert hat. In diesem Kapitel, das bereits in der Einleitung erwähnt wurde, legt sie im Einzelnen die ihrer Arbeit in den vorhergehenden Kapiteln zugrunde liegende Theorie dar. Schematisch gefasst, gehört für den Patienten zu einer analytischen Begegnung die Abhängigkeit von einer Brust, die ihn ernährt, genauso wie die Abhängigkeit vom Denken und Fühlen eines anderen, der seine Kommunikationen aufnimmt, verarbeitet und ihm sein Verstehen vermittelt. Letzteres ist für Brenman Pick die kreative Funktion des Analytikers, und sie legt dar, wie diese Funktion im Dienst einer authentischen Art des Seins eingesetzt werden oder in kreatives Nicht-authentisch-Sein übergehen kann, womit sie das in den vorausgegangenen Kapiteln diskutierte Thema der Übernahme weiter ausarbeitet. Um diese Fragen in einer Analyse zu erkunden, kommt der Analytiker nicht umhin, genau zu erforschen, wie er selbst wirklich ist. Worin bestehen die Stärken des Analytikers und worin seine Schwächen? Kann er sich diesen ehrlich stellen oder wendet er einiges an Kreativität auf, um sie zu überdecken? Wenn Letzteres zutrifft, ist es eine Einladung an den Patienten, sich mit dem kreativen Nicht-authentisch-Sein des Analytikers zu identifizieren. Auch wenn wir hier von einem Entweder-oder sprechen, so hebt Brenman Pick doch hervor, dass wir bei unserer Arbeit wohl nicht immer in der Lage sind, unsere Unzulänglichkeit zu ertragen, was unweigerlich bedeutet, dass es zwischen diesen beiden Modi ein Gleichgewicht gibt.

5. Kapitel
Über das Stehlen: Klinische Überlegungen zu drei Jugendlichen[1] (1967)

In diesem Kapitel möchte ich das Problem des Stehlens untersuchen. Nach meiner Auffassung hängt es damit zusammen, dass jemand nur schwer erkennen und anerkennen kann, ein Objekt zu brauchen mit allem, was dazugehört. Als Beispiele stelle ich analytische Sitzungen mit drei Jugendlichen vor.

John

John war ein 19-Jähriger, der einmal in der Woche zur Psychotherapie zu mir kam. Er war in seinem ersten Jahr am College und hatte die Behandlung vor allem wegen seiner Prüfungsängste begonnen. Er war hochintelligent, aber nicht so erfolgreich, wie er es hätte sein können.

Zu Beginn seiner zehnten Sitzung entschuldigte sich John für sein Fehlen in der letzten Woche. Als Erklärung führte er an, er habe eine »wirklich astronomische« Temperatur gehabt. Dann fragte er sich, warum er es so schwer habe mit Prüfungen – warum er einen »Black-out«, einen Aussetzer, habe. Er erklärte, er habe seine Examensarbeiten großartig gefunden, als er sie noch einmal durchgelesen habe, wirklich richtige Meisterwerke, eigentlich auf PhD-Niveau, wenn er nur seine Überlegungen bis zum Schluss hätte durchhalten können. Beim Tennis war es für sein Gefühl dasselbe, weil er phantastisch spielen könne – manchmal. Dann sagte er

1 Diese Arbeit wurde erstmals veröffentlicht im *Journal of Child Psychotherapy, 2*, 67–79, 1967. © Association of Child Psychotherapists. Nachdruck mit Genehmigung durch Taylor & Francis, LLC, www.tandfonline.com im Auftrag der Association of Child Psychotherapists.

herablassend, sein College sei sowieso »nur ein lausiger Ort für lausige Typen«, was faktisch einfach bedeute, »ein großer Krümel unter all den kleinen Krümeln« zu sein. Er fügte hinzu: »Man kann sich wirklich auf nichts verlassen.«

Ich kommentierte seinen Bericht über seine phantastischen Leistungen und zeigte ihm, wie für sein Gefühl seine Objekte vor seinen astronomischen Erfolgen »verblassten« (black-out), sobald ihm etwas gelang. Ich verknüpfte meine Bemerkung mit früherem Material, als er seinen Vater entwertet (black-out) hatte, und erwähnte seine Zweifel, ob ich wohl stark genug sei, um seinen Attacken standzuhalten. Er bestritt umgehend, mir gegenüber misstrauisch zu sein, und beschrieb überschwänglich, welch »phantastische« Fortschritte er gemacht habe, seit er zu mir komme, um dann hinzuzufügen: »Natürlich brauche ich noch mehr.«

Als ich meinte, er verleugne seine Angst, weil er befürchte, mich mit seinen phantastischen Fortschritten auf einen Krümel zu reduzieren, und hinzufügte, er halte mir zwar zugute, etwas bei ihm bewirken zu können, beglückwünsche aber eigentlich sich selbst, wurde er ruhiger und ernsthafter und sagte, er habe Zweifel, ob er überhaupt in der Lage sei, sich weiterzuentwickeln. Er sagte, die Situation zu Hause bereite ihm Sorgen: Ann, ihr ›zahlender Gast‹, sei eine Belastung für die Ehe seiner Eltern. Verbittert beschrieb er sie als eine schreckliche Person, die mit seinem Vater flirte, ihm schmeichle und versuche, seine Zuneigung zu stehlen. Schließlich rief er, sie sei »eine 24-jährige Pubertierende!« Das Schlimmste sei, sagte er, dass sie eigentlich gar kein Interesse an seinem Vater habe, sondern nur die Familie in Beschlag nehmen und so viel wie möglich für sich herausholen wolle, ohne etwas zurückzugeben. Er verglich sie mit Audrey, einer anderen Untermieterin, die bei ihnen oben wohne, sie sei süß, nett und kein bisschen eigennützig. Als die ganze Familie in der letzten Woche mit Grippe darniederlag, habe sie sich um alle gekümmert. Er denke, Audrey gehe einfach davon aus, dass andere auch nett zu ihr seien, das sei aber nicht der Grund für ihr Verhalten. Dagegen gehe es Ann nur darum, was sie für sich selbst rausholen könne. Diese Situation sei für seine Mutter kränkend und mache sie depressiv. Er sagte auch, seine Mutter sei wie Audrey, von sich aus freundlich. Er versuche auch, freundlich zu sein, verfolge damit aber für sein Gefühl oft eigennützige Interessen.

Ich deutete, dass er diesen Ann-Teil in sich selbst so abscheulich finde, diesen unangenehmen selbstsüchtigen Teil – den zahlenden Gast (es war der Monatserste und die Bezahlung der Rechnung für seine Behandlung war fällig), der mich (die Familie) in Beschlag nehme, um so viel wie möglich für sich herauszuholen und toll dazustehen, indem er mir schmeichle und mich beruhige. Eigentlich aber habe er das Gefühl, ich stünde auf verlorenem Posten und er mache mich depressiv und arm. Da er aber auch eine reifere, wirklich liebevolle Seite habe, für die ich/die Mutter wichtig sei, gefalle es ihm nicht, sich so zu sehen und er verlagere diesen Teil in Ann.

Er schwieg eine Weile und sagte dann, er hätte am liebsten protestiert und behauptet, das stimme nicht, weil er sich so nicht sehen wolle. Er sagte: »Ich halte mich lieber für jemanden, der immer gut und freundlich ist. Ich möchte mir diesen schlimmen John nicht eingestehen.« Und doch habe er das Gefühl, ich hätte recht.

Diese beiden Untermieter in Johns Obergeschoss, also in seinem Kopf – der liebevolle, fürsorgliche Teil und der selbstsüchtige Teil, der das Objekt rücksichtslos in Beschlag nimmt, es für seine eigenen Zwecke ausbeutet und gleichzeitig die Familie zerstört (auch Vater und Mutter schadet) – trugen einen Konflikt miteinander aus. John war mit dem für Jugendliche so wichtigen Rätsel beschäftigt: »Was ist wahre Liebe, und was ist selbstsüchtig?« Seine Antwort lag darin, wie er Audrey beschrieb, die in seinen Augen liebevoll und voller Fürsorge für ihre Objekte war, im Gegensatz zu Ann, der es nur um sich selbst ging. Schließlich sagte er:

> »Wissen Sie, Audrey ist nicht nur viel netter, sie ist auch ein viel glücklicherer Mensch als Ann. Auch wenn ich nicht zugeben wollte, so eine unangenehme Seite zu haben, sehe ich jetzt doch, dass ich nicht nur mehr Erfolg hätte, sondern auch glücklicher sein könnte, wenn ich mehr darüber wüsste.«

An dieser Stelle war John kurz im Kontakt mit der Tatsache, dass er nicht so astronomisch toll war, sondern noch viel zu lernen hatte. Er konnte in diesem Moment spüren, dass er eine Analyse brauchte, was einen starken Kontrast zu seiner früheren hochmütigen Feststellung darstellte: »Natürlich brauche ich noch mehr.«

Bei John lässt sich der innere Konflikt zwischen diesen beiden widerstreitenden Seiten gut beobachten. Einerseits konnte er die Analyse anerkennen und wertschätzen – das Gefühl, dass er seiner Analytikerin vertrauen konnte; dass sie ihm helfen wollte, wenn er krank war oder sich des kranken und bedürftigen Baby-Teils in ihm auf liebevolle Weise annehmen wollte, und er konnte spüren, dass er von ihr lernen wollte. Auf der anderen

Seite stand der Teil, der sich wie Ann rücksichtslos in das Objekt hineinstehlen wollte – um für sich selbst etwas herauszuholen und die Familie zu zerstören. Er spürte, dass er von der Analyse auf selbstsüchtige Weise Gebrauch machte – um sich selbst astronomisch groß zu machen und nichts zurückzugeben, nicht einmal seine eigene Liebe. Mit dieser Seite bereicherte er sich auf Kosten des Objekts und konnte das auch nicht lassen, weil er sonst Schuldgefühle bekommen hätte, denn er spürte, dass seine Mutter wegen seines Verhaltens bedrückt war oder er es innerlich mit einem »Haus voller kranker Menschen« zu tun bekäme, um die er sich dann kümmern müsste.

Die Behandlungsunterbrechung wegen seines Fiebers schien er dadurch zu verarbeiten, dass er sich astronomisch groß machte, weil es für ihn zu schmerzhaft war, mich zu brauchen und sich von mir vernachlässigt zu fühlen, wenn er nicht kam. In späteren Sitzungen räumte er ein, dass es für ihn ganz besonders schmerzhaft war, »all diese originellen Beiträge«, wie er sie nannte, das heißt meine Deutungen, nicht selbst produzieren zu können.

In Situationen dieser Art hält ein Patient oft an einer falschen oder Pseudo-Unabhängigkeit fest, während er vielleicht in Wirklichkeit hochgradig von der Anwesenheit des äußeren Objekts abhängig ist. Man sieht, dass es für John nicht nur schwer war, sich einzugestehen, dass er Hilfe brauchte, sondern es gleichzeitig auch ein großes Problem für ihn war, wenn diese Hilfe nicht jederzeit zur Verfügung stand, wie zum Beispiel bei einer Unterbrechung der analytischen Situation. Die so entstandenen Lücken machten ihm klar, dass er die Behandlung nicht selbst zustande brachte, sondern sich schwach fühlte und sogar Zweifel in ihm aufkamen, ob er sich überhaupt würde weiterentwickeln können.

In späteren Sitzungen zeigte sich noch deutlicher, wie gierig und ehrgeizig John darauf bedacht war, bei allem, was er in Angriff nahm, möglichst schnell astronomisch gut zu werden. Er konnte es nicht ertragen, warten zu müssen. Das offenbarte sich auch in seinem Verhalten zu Beginn seiner Sitzungen, wenn er schon anfing zu sprechen, noch bevor er durch die Tür gekommen war. Infolge dieser ihn bedrängenden Gier, das Objekt zu verschlingen und astronomisch groß zu werden, wurde für sein Gefühl das Objekt selbst – zum Beispiel ein Examen – geradezu omnipotent und bedrohlich, sodass er sich überwältigt und kleingemacht fühlte. Weil er es so eilig hatte, selbst astronomisch groß zu werden, fühlte er sich einem astronomisch verfolgenden Objekt ausgesetzt.

Der Zusammenhang dieses Problems mit Prüfungsängsten ist bekannt (Thorner, 1952). Es ist auch ein wichtiger Aspekt von Lernschwierigkeiten. In der Position eines Lernenden zu sein setzt die Bereitschaft voraus, den Zustand des Nicht-Wissens auszuhalten (Bion, 1962a) – also der Anfänger zu sein, sich klein und ungeschickt zu fühlen, ›im Dunkeln zu tappen‹ sowie Angst und Unsicherheit ausgesetzt zu sein. Lernen zu können heißt in der Lage sein, nach der Quelle zu suchen – etwas differenziert aufzunehmen und langsam ein inneres Wissen anzusammeln, auf das man vertrauen und dessen Herkunft man gleichzeitig auch anerkennen und würdigen kann. Im Grunde ist das auch die Haltung, die ein Baby einnehmen muss, selbst in der Beziehung zu einem Teilobjekt – der Brust –, einer Beziehung, welche die spätere Beziehung zum ganzen Objekt ahnen lässt.

Damit der Säugling wachsen und sich emotional entwickeln kann, muss er akzeptieren, dass er das früheste Objekt, die Brust, als Quelle alles Guten und Lebendigen braucht. (Der Begriff ›Brust‹ bezeichnet die Erfahrung des Bemuttert-Werdens in all seinen Aspekten.) Er muss anerkennen, im Verhältnis zum Objekt selbst klein und von ihm getrennt zu sein; aber diese Wahrnehmung führt nicht nur zu genuinen Abhängigkeitsgefühlen, sondern löst auch schmerzliche und ängstliche Gefühle aus. Von einem Objekt abhängig zu sein, schließt die Liebe zum Objekt ein und lässt spüren, wie wertvoll es ist. Das bedeutet, dass das Objekt die Macht hat, Frustrationen auszulösen und damit Aggression, Angst und Schmerz, Gefühle, die ausgehalten und durchgearbeitet werden müssen, damit weitere Entwicklung möglich ist.

Diese Realität zu erkennen, nämlich auf die Versorgung durch ein Objekt angewiesen zu sein, das unabhängig von ihnen existiert und deshalb nicht jederzeit verfügbar ist, empfinden manche Menschen allerdings als so schmerzhaft, dass sie diese Erkenntnis von sich fernhalten müssen, was zur Folge hat, dass ihr Gefühlsleben sehr infantil bleibt. Der gesamte Abwehrapparat ist dann darauf angelegt, Formen einer omnipotenten Verleugnung zu entwickeln – also zu verleugnen, auf ein Objekt angewiesen zu sein, das außerhalb des Selbst existiert, und zu verleugnen, welche Bedeutung dieses Objekt hat, das so schmerzhafte Gefühle auslösen kann.

Wenn der Mann – oder das Kind in ihm – sein Objekt nicht wertschätzen kann oder sich nicht eingestehen kann, es sich herbeizuwünschen oder es zu brauchen, wird er versuchen, das Objekt magisch oder omnipotent zu inkorporieren und es behandeln, als gehöre es ihm. Er wird dann vielleicht, wie John, versuchen, sich Wissen anzueignen, indem er es stiehlt.

Auf diese durch das ›Bestehlen‹ des Objekts entstehenden Probleme möchte ich jetzt am Beispiel von zwei Jungen genauer eingehen, die wegen Stehlens zur Behandlung kamen. Ich möchte zeigen, dass sie es nicht ertrugen, ›klein‹ zu sein, sondern den Wunsch hatten, sich auf Kosten des Objekts ›groß‹ zu machen und sich ihm dann überlegen zu fühlen. So etablieren sie in dieser Situation ein illusionäres Objekt statt eines wirklich guten Objekts. Es scheint, als könnten sie weder ertragen sich klein zu fühlen noch die Frustration und harte Arbeit auf sich nehmen, die für einen Reifungsprozess nötig sind. Stattdessen suchen sie den schnellen Erfolg – ein ›blitzschnelles Zuschnappen‹.

Ich möchte einige der diesem Verhalten zugrunde liegenden Ängste genauer untersuchen und zeigen, warum diese Methode keinen Erfolg hat, sondern nur weitere Ängste hervorruft.

James

James verbüßte eine Bewährungsstrafe, als er mit 15 Jahren eine Analyse begann. Er hatte Mädchenunterwäsche gestohlen, um damit – begleitet von blühenden Phantasien – zu onanieren. Seine Eltern hatten sich getrennt, als er sechs Monate alt war, und seine Mutter schilderte mir, wie depressiv sie während seiner Säuglingszeit war. Als James sieben Jahre alt war, hatte sie wieder geheiratet. Die jetzige Familiensituation wirkte stabil. Seine Mutter und sein Stiefvater waren sehr schockiert, als sie sein Stehlen usw. entdeckten, und realisierten erst dann, wie sehr er sich in den letzten ein oder zwei Jahren zurückgezogen hatte.

Zur Analyse zu kommen, brachte James rasche Erleichterung. Er erlebte die Behandlung als einen »Ort, um seinen Müll loszuwerden«. In diesen ersten Wochen behauptete er, ich sei dazu da, die Augiasställe auszumisten (und er nahm an, dass ich selbst auch einen Analytiker hätte, wo ich wiederum seinen Müll loswerden könnte). Mein Job war es, ihm den Hintern zu wischen, während er seine eigene Analyse erschuf. Machte ich die große Analyse, machte er »nebenher viele kleine Analysen«. »Ich brauche Sie nur, um herauszufinden, ob meine eigenen Deutungen stimmen«, sagte er.

Nach einigen Wochen erklärte er mir, wie die Analyse funktionierte – warum es ihm besser gehe. Er sagte, er wolle mir eine anatomische Beschreibung seiner inneren Organe liefern: Da unten gebe es eine Kanne, aus der ständig viel schwarzes Zeug rausgesickert sei, das ihn verstopft habe.

Das Zeug sei durch ein Rohr bis in sein Gehirn hochgestiegen und habe seinen Verstand beeinträchtigt. Allmählich habe sich das verändert. »Was da hochkam, war nicht mehr schwarz – inzwischen war es ein silbriges Hellgrau und jetzt,« sagte er, »ist es reinweiß«.

Für sein Gefühl hatte er mich wie eine Toilette benutzt, in die er all dieses »Dreckszeug« entleeren konnte, gleichzeitig hatte er aber das Gefühl, magisch die Brust inkorporiert zu haben, die er »da unten«, also in seinem Hintern, lokalisierte. Dort machte er insgeheim seine kleine Analyse und produzierte seine eigene Nahrung, war aber jetzt ständig besorgt, mental durch meinen »Mist« beeinträchtigt zu werden. Er sagte, in der Analyse sei nur Müll zu finden, aber jetzt habe sein Verstand sich geklärt und er könne sich eine großartige Psychologie für sich selbst ausdenken und sich außerdem »weitere Informationen zu dem Thema aus Fernsehprogrammen verschaffen«. Wegen seiner Projektion in mich war der ganze »Mist« jetzt in mir, während seine Kanne da unten (sein Hintern) jetzt nicht mehr schwarzes Zeug produzierte, sondern reines Weiß – das heißt Milch (Abraham, 1919).

Bei James zeigte sich, dass er sich sein Objekt nur wie eine Toilette vorstellen konnte. Diese Funktion gestand er mir zu, aber jeden Hinweis, dass er mich vielleicht brauchte oder dass ich ihm vielleicht etwas geben könnte, fand er unerträglich. Das Gefühl, von mir abhängig zu sein, war unerträglich für ihn, und nach der ersten Ferienunterbrechung war sein Verfolgungsgefühl stärker geworden. Er beschimpfte mich, und nur ab und zu entschlüpfte ihm etwas anderes, wenn er zum Beispiel brüllte: »Nicht mal im Traum fiele mir ein, gern hierherzukommen«, oder: »Ich kann gar nicht lang genug wegbleiben.«

Ich möchte jetzt eine Sitzung im sechsten Monat seiner Analyse schildern (kurz vor der Sommerpause). Es war ein Montag. Zu Beginn klagte er, er könne sich nicht auf seine Arbeit konzentrieren. Er brummte vor sich hin, ich gäbe ihm nicht viel Anreiz herzukommen. Er habe sich bei seinem Bewährungshelfer beschwert – er könne es nicht mit ansehen, wie seine Eltern betrogen würden. Er steigerte sich immer weiter in seine Wut hinein und sagte:

> »Auf dem Weg hierher sah ich drei Raben in der Luft; zwei gingen auf den dritten los. Er war am Sterben, man konnte hören, wie sein Krächzen immer schwächer wurde. Er muss gestorben sein; es war ein phantastischer Anblick. Sie drehten ihn in der Luft um, hackten richtig mit ihren Schnäbeln in seine

> Brust. Am liebsten hätte ich den mitgebracht und Ihnen vor die Füße geworfen.«

Anscheinend lösten sich projektive und introjektive Identifizierungsprozesse in rascher Folge ab. Er identifizierte sich mit dem sterbenden Raben (was er nach einer Deutung ausdrücklich bestätigte, als er rief: »Ja, ich sterbe!«), aber das Gefühl zu sterben, wurde rasch in mich projiziert und mein Krächzen wurde immer schwächer (wegen seiner Klagen, dass die Analyse nichts tauge und ihm nichts bringe), das heißt ich wurde zu dem angegriffenen sterbenden Raben. Für sein Empfinden hatten der Bewährungshelfer und er sich zu einem Paar zusammengetan, das mich angriff und umdrehte, mich zu einer Betrügerin machte, in die sie mit ihren Worten hineinhackten. Vorausgegangen war, dass er sich von mir verlassen fühlte, weil ich mich mit meinem Mann zu einem Paar zusammentat und Ferien machte, um ihm etwas anzutun. Er spürte uns in sich (seine Schilderung des sterbenden Raben gibt viel eher eine innere Situation als ein äußeres Ereignis wieder). Es war, als würden wir ihn in Stücke reißen und liegen lassen, bis er stirbt. Deshalb hatte er nicht nur wegen der gemeinsamen Attacke der Eltern das Gefühl, zu sterben, sondern vor allem auch deshalb, weil er uns als verstümmelte und verstümmelnde Objekte in sich hatte.

Aus diesen Überlegungen heraus formulierte ich meine Deutungen. Er brüllte mich an, es gehe nicht um die Ferien, sondern darum, dass er jetzt nichts bekomme. »Nennen Sie das eine Analyse?«, rief er wutschnaubend. »Das ist Betrug und ein Schwindel.«

Und genau deshalb, weil er dann nichts bekommen konnte, war die Ferienunterbrechung so schmerzlich für ihn. Weiteres Material zeigte, dass er das Gefühl hatte, man könne ihm nicht trauen. Später in der Sitzung sprach er über einen Jungen, den er verabscheute. Der tauge überhaupt nichts, noch weniger als ein Vogel oder eine Fliege. Dann sagte er mir, seine Nachbarn, bei denen er die Kleidungsstücke gestohlen hatte, seien umgezogen. »Aber nicht wegen mir«, versicherte er. Sie seien in eine andere Gegend gezogen, weil die Frau ein Baby erwarte und in der Nähe ihres Arztes sein wollte. Voller Wut unterbrach er mich, als ich eine Deutung geben wollte. Er hätte nichts darüber sagen sollen, weil er wusste, ich würde etwas daraus machen.

Anscheinend haben wir hier den Kern des Problems vor uns: Zugleich neidisch und eifersüchtig zu sein, ist sehr schmerzhaft. Es ging um den tiefempfundenen Neid auf die Mutter, die »etwas daraus machen könnte«, was sein Gefühl verstärkte, selbst nichts wert zu sein. Für sein Gefühl hatte er die Nachbarn vertrieben, weil er sich in ihr Zuhause hineingestohlen hatte, so wie er auch das Gefühl hatte, mich in das Wochenende und in die Ferien vertrieben zu haben. Er sah sich als den nutzlosen Nachbarjungen, der »allerunterste Klasse« war, während ich es vorzog, bei meinem Arzt/Mann zu sein und ein neues Baby zu produzieren. Das provozierte seinen Neid und seine Eifersucht auf unsere Beziehung dermaßen, dass er mich erneut angreifen musste, was dann aber die Furcht auslöste, ich könnte sterben, sowie die Angst, ein sterbendes Objekt in sich zu haben.

Nachdem ich in dieser Art gedeutet hatte, räumte er ein, er habe auf dem Herweg gedacht, er könnte womöglich, wenn er hier ankommt, mit der Nachricht empfangen werden, dass ich bald sterben würde. Er hatte sich ausgemalt, dass ich ihm sagen würde, heute sei unsere letzte Sitzung und ich müsste nach Spanien ziehen – weil ich an Tuberkulose oder einem Herzfehler oder sonst etwas sterben würde. Er erlebte meine Ferien, als würde ich sterben, weil ich es nicht aushielt, wie er sich in mich hineinstahl, und weil ich seinen Dreck, seine Grobheit und seine Beleidigungen nicht mehr ertrug. Dann fühlte er sich mit diesen schrecklichen verfolgenden Schuldgefühlen allein. Er hatte mich als dieses sterbende, anklagende Objekt in sich, das ihn nicht in Ruhe lassen und ihm nicht erlauben würde, sich auf etwas anderes zu konzentrieren als darauf, wie er mich wieder in Ordnung bringen könnte (siehe auch Johns Haus voller kranker Menschen). Er protestierte hilflos, dass man nicht von ihm erwarten könne, etwas dagegen zu unternehmen – er sei leer. Ich sagte, wenn er all diesen Dreck und die Beleidigungen so massiv in mich losgeworden sei, hätte er für sein Gefühl auch all die guten Teile in sich verloren. Gequält sagte er: »Die verschwinden aus Versehen.« In diesem Zusammenhang können wir sehen, wie bedrohlich er den Verlust des äußeren Objekts, meine Ferien, erlebte. Dann stünde ihm nicht nur keine Toilette mehr zur Verfügung, nicht nur wäre ich nicht mehr da als eine, von der er etwas stehlen kann, sondern ich würde ihn betrügen und mich mit seinen guten Anteilen davonmachen und ihn dieser beschädigten, klagenden, sterbenden inneren Mutter überlassen. Als er den toten Raben (die sterbende innere Mutter) in mich projizierte – mich damit bewarf, hatte er wirklich Angst, ich könnte sterben und nicht mehr zu ihm zurückkehren.

Später brach er in Tränen aus und sagte, er fühle sich so schrecklich. Die Erinnerung verfolge ihn, wie er sich seiner Mutter gegenüber benommen habe, als er klein war. »Alles, worum sie kämpfte, war doch nur, Brot für uns zu besorgen! Ich erinnere mich, ihr etwas aus dem Geldbeutel genommen zu haben«, sagte er. »Es ist nicht so, dass ich sie bestohlen habe, aber ich hatte das Gefühl, dass ich es hätte tun können.« Wir sehen, wie sich bei James eine Beziehung zur Brust als einem containenden Objekt zu entwickeln beginnt. Er war darauf angewiesen, dass ich seine Projektionen aushalten und die gute Toiletten-Mutter für ihn sein konnte. Aber das weckte dann seine Angst, mich beschädigt zu haben, sowie seine Verachtung für mich in dieser Rolle.

Inzwischen entdeckte er, dass ich ihm etwas bedeutete. Fragen tauchten auf, warum er eigentlich so eifersüchtig sein sollte und warum er solche Besitzansprüche an mich stellen sollte, wenn ich wirklich so verachtenswert wäre, oder warum er sich so verletzt fühlen sollte, wenn er sich vorstellte, ich würde mit meinem Mann in den Urlaub fahren und ein Baby machen. Er fürchtete die Konsequenzen, wenn er dieses Objekt, das so sehr seinen Neid und seine Eifersucht geweckt hatte, auf diese Weise behandelte. Aber er hatte auch Angst, dass er mich mit seinen Angriffen vertrieben hatte, und Angst, dass er sich rächen und nicht mehr zurückkommen würde, sodass ich mit dem beschädigten inneren Objekt allein bliebe.

Bei früheren Gelegenheiten bestand am Wochenende oft die Gefahr, dass er wieder agieren und etwas stehlen könnte. Er hatte sich damals auf die ständige Anwesenheit eines Objekts angewiesen gefühlt (wenn nicht ich, dann die Nachbarn), um nicht merken zu müssen, dass er nicht selbst eine Analytikerin (Mutter) war, das heißt auch, um sich nicht der Tatsache stellen zu müssen, dass seine Mutter darum kämpfte, ihn zu ernähren und dass nicht er es war, der seine Nahrung selbst herstellte.

Seine ständige Klage war: »Warum dauert die Behandlung so lang? Warum geben Sie mir nicht gleich jetzt alles auf einmal?« Schon in der zweiten Sitzung hatte er über seine Zweifel an mir gesprochen – schließlich hatte er immer noch diese schrecklichen Wutanfälle. Er hatte eine umgehende Heilung erwartet. Später wurde das gierige Verlangen nach der Analyse, das seiner Forderung zugrunde lag, deutlicher: Er beklagte sich bitter, dass ich schon das Richtige für ihn hätte, es ihm aber absichtlich vorenthielte und ihm nur »Falschgeld« gäbe. Er sagte, er wolle mich keineswegs verletzen – aber genau wie die Ringelnatter ihren Schwanz abwerfen und einen neuen wachsen lassen könnte, könnte ich ihm doch »die Zitzen« überlassen, statt ihn dazu zu zwingen, Tag für Tag herzukommen, um sich von mir analysieren zu lassen!

Paul

Auch bei Paul, dem dritten Patienten, sehen wir wieder, wie er sich in ein Objekt hineinstiehlt, aber bei diesem sehr viel kränkeren Jungen schien die Invasion des Objekts so hasserfüllt abzulaufen, als bemerke er gar nicht, dass es da überhaupt ein Objekt gab. Während James mich bei seinen massiven Projektionen als Mutter benutzte, die seine Projektionen containen sollte, schienen bei Paul die Projektionen ganz anderen Zwecken zu dienen, sie sollten zerstören.

Als ich Paul zum ersten Mal sah, war er 15 Jahre alt. Er wurde mir während seiner Bewährungszeit überwiesen. Er hatte eine lange Vorgeschichte mit Diebstählen, Weglaufen von zu Hause und einem Suizidversuch. Bereits zu einem früheren Zeitpunkt hatte es psychotherapeutische Interventionen gegeben, als er nach dem Tod seines Vaters vor zehn Jahren wegen Einkotens stationär behandelt wurde. Der überweisende Psychiater betonte, wie wenig der Patient Kontakt zu ihm aufnahm und wie wenig er von sich aus über seine Probleme nachdachte. Paul machte eine Ausbildung als Koch. Dabei zeigte sich, wie auch in vielen anderen Aspekten seines Verhaltens, dass er fand, eigentlich müsste er die Stelle seiner Mutter einnehmen (siehe auch, dass James Frauenkleider brauchte).

Paul war wenig motiviert zu einer Analyse, aber auf einer gewissen Ebene verhielt er sich in der Analyse durchaus kooperativ; er kam regelmäßig und in der Regel pünktlich und war nicht besonders schweigsam. Aber mehr an Kooperation gab es nicht. Er blieb distanziert, das mitgeteilte Material bezog sich häufig auf die Phantasien anderer Leute, auf Filme, die er beispielsweise gesehen oder auf Bücher, die er gelesen hatte. Er war völlig unfähig, der Beziehung zu mir irgendeine Bedeutung beizumessen. Er war nicht offen aggressiv, sondern attackierte die Analyse im Geheimen; an der Oberfläche war er unauffällig, selbstgefällig und – in dem Wissen, dass er von niemandem abhängig war, weil er alles, was er brauchte, stehlen konnte – völlig mit sich zufrieden.

Zu Beginn der Sitzung, die ich vorstellen möchte, grübelte er darüber nach, ob sein Stiefvater ihm wohl das Motorrad lassen würde – ein Motorrad, das er heimlich gekauft hatte. Ein Unbekannter hatte ihn darauf gesehen. Ich meinte dazu, er habe eine äußere Situation der Verunsicherung geschaffen, um seinen inneren Befürchtungen zu entkommen, der Befürchtung, dass es einen unsichtbaren Vater gebe, der ihm seine guten inneren Besitztümer wegnehmen könnte – die Analyse und das Leben. Er antwortete, ich wüsste doch, dass ihm die Analyse oder das Leben nichts bedeuteten. Darauf folgte ein heftiger Hustenanfall. Als ich ihn etwas dazu fragte, antwortete er: »Das ist ein merkwürdiges Virus, das gerade rumgeht, keine gewöhnliche Grippe.« Er schwieg, nahm seine Brille ab, zog die Knie an und platzierte die Brille erst auf seinen Knien und dann auf seinem Bauch, sodass die Gläser auf mich, die hinter ihm saß, gerichtet waren. Es fühlte sich unheimlich und merkwürdig an. Das sagte ich ihm und fügte hinzu, es komme mir vor wie mit den körperlosen Augen, die ihn auf dem Motorroller entdeckt hatten. Ihm fiel dazu ein Film ein, *The War of the Worlds* (Anm. d. Ü.: der Science-Fiction-Film *Krieg der Welten* [1953]), und er fragte, ob ich den kennen würde. Er beschrieb den Film, in dem es um eine Invasion der Erde durch Marsbewohner geht:

> »Einfach Augen, ein Auge, das wie eine Kamera an einem runden Ding befestigt ist. Man denkt, es seien Maschinen, aber in Wirklichkeit sind sie lebendig; die Marsianer agieren verdeckt und greifen die Erde mit Strahlen an: Man sieht nur, wie die Erdbewohner verblassen und sich auflösen. Es war großartig gemacht.«

Er sagte: »Die Menschen wurden einfach zu Teilchen in der Luft, aber als die Hülle der Marsianer schließlich irgendwie beseitigt war, wurden sie von der Erde zerstört; der Luftdruck war einfach zu stark für sie.«

Ich deutete, dass der Krieg der Welten jetzt stattfinde. Der Film sei ihm eingefallen, als ich von den körperlosen Augen gesprochen hatte – seine nach außen projizierten Augen, die in dieser Brille, die mich anstarrten, lebendig wurden und wie eine Invasion in mich – Mutter Erde (er schnappte überrascht nach Luft) – waren und ein Angriff auf meine inneren Besitztümer. Weiter deutete ich, dass er sich selbst schütze, indem er seine Gedanken verborgen halte im Unterschied zu den Phantasien der anderen Menschen, die in diesen Filmen usw. dargestellt werden. Heimlich habe er versucht, mich mit seinen Strahlen, seinen Blähungen, aufzulösen, um dann entdecken zu müssen, dass er nicht bei einer ihm wohlgesonnenen Analytikerin war, sondern dass sich der Raum mit gefährlichen Teilchen angefüllt hatte, die ihn zerstören würden. Ich verknüpfte dies mit dem merkwürdigen Virus, das auf einer Ebene (verknüpft mit früherem Material) für den unheimlichen toten und aufgelösten Vater mit seinem Lungenkrebs stand, den er für sein Gefühl omnipotent zerstört hatte, der aber jetzt wiederkehrte, um ihn zu zerstören.

Anscheinend hatte Paul seine Augen in mich verlegt, um die überwältigende Angst nicht spüren zu müssen, wenn er sich die Trennung bewusst gemacht hätte. Das war nicht nur eine Invasion in mich, um von mir Besitz zu ergreifen, mich anzugreifen und in Fragmente aufzuspalten, sondern er verlor dabei auch seine Augen und seine Einsichtsfähigkeit – das heißt die Verbindung zu seinen Augen wurde unterbrochen, um den Schmerz nicht spüren zu müssen. Dies lässt eher an einen psychotischen Mechanismus denken – wie ihn Bion (1959) beschrieben hat – und würde seinen Affektverlust erklären, weil er so seine Gefühle fernhalten konnte, vor allem den mörderischen Neid, sobald er gemerkt hätte, dass es da jemanden gab, den er brauchte. Seine Reaktion auf diese Deutung war interessant. Es gab ein kurzes Schweigen, das nur durch einen Vorwurf unterbrochen wurde: »Warum ließen Sie mich weiterreden, wenn Sie das alles längst gewusst haben?« Dann sagte er, das habe er aber erst im Nachhinein gedacht. Sein erster Gedanke war, dass er das brillant fand. »Sie haben so viel Phantasie, dass Sie ein Buch schreiben könnten.« Er wurde ganz aufgeregt und beschrieb dann einen zweiten Film mit dem Titel *The Split* und überlegte, ob ich vielleicht das Drehbuch geschrieben hätte.

> »In diesem Film spaltet sich ein Mann tatsächlich; man sieht seinen Körper in zwei Teilen, die auseinander hervorklettern – das heißt, es ist ein Mann, der das Bewusstsein verliert, als der Gorilla aus ihm herausklettert, den Hügel hinunterrennt und ein Mädchen vergewaltigt und tötet.«

Wir sehen hier die Spaltung, also seine komplexe gespaltene Reaktion auf meine Deutung. Es wirkt, als wäre der Baby-Teil in ihm, der sich dem Mädchen, der Brust, liebevoll zuwenden wollte, in eine tiefe Ohnmacht gefallen (worin meines Erachtens auch sein schwaches Ich, seine fragile Gesundheit dargestellt wird), während der andere Teil, der omnipotente Gorilla, der einen schwarzen Fäzes-Penis repräsentiert, herauskroch und den Baby-Teil mit seiner ersten Bemerkung umbrachte. Seine Angst war, er könnte, wenn er an die Brust gelangte, sexuell so erregt und so neidisch auf mich und meine Besitztümer werden, dass der Gorilla-Teil ihn aus dem Weg räumen musste. Zur Analyse zu kommen weckte so intensive Neidgefühle in ihm, dass es ihm nur noch um die Erregung ging, in mich hineinzugelangen und so viel wie möglich aus mir herauszuholen.

Dabei geht es mir vor allem um den Punkt, dass die ausgeprägte blande Selbstgefälligkeit dieses Jungen – seine blasierte Selbstzufriedenheit, die mit seiner Weigerung einherging, anzuerkennen, dass das Objekt getrennt von ihm existierte – ein Versuch war, mit seiner mörderischen Wut und seinem Neid fertigzuwerden, sobald er gespürt hätte, dass es ein Objekt gab, das außerhalb von ihm existierte. Er zerstörte seine Fähigkeit, einen anderen wahrzunehmen. Allerdings war er in dieser Situation völlig von anderen abhängig, von der Analytikerin und von Objekten, die er beschlagnahmen und bestehlen konnte, da er keine Möglichkeit hatte, in sich selbst etwas wirklich Gutes aufzubauen. Was wie ein objektloser Zustand (in tiefer Ohnmacht) wirken könnte, sollte eigentlich die sehr primitiven zugrunde liegenden Objektbeziehungen verdecken (Rosenfeld, 1964).

Wenn wir diese Beschreibung mit seiner früheren Darstellung des Films *Der Krieg der Welten* verknüpfen, können wir meines Erachtens annehmen, dass er glaubte, mit seinen Augen in andere eindringen zu können, und dass die Einnahme der Stadt für eine Invasion der Mutter (die Erde) und die Beobachtung des erregenden elterlichen Geschlechtsverkehrs stand – ein Verkehr, der durch seine projizierte Wut in eine Schlacht verwandelt wurde. Daraus wurden dann plötzlich Horden – wie die Partikel in der Luft –, die sich in diese unzähligen Teilchen auflösten, bei deren Anblick er ganz hilflos wurde.

Einige Wochen nach dieser Sitzung gab es in der Analyse eine kurze Unterbrechung, ein verlängertes Wochenende. Je näher es rückte, desto mehr war er davon überzeugt, dass ihm die Pause nichts ausmache. Aus seinem Material ergab sich, dass er dabei war, den »Krieg der Welten« in die Tat umzusetzen. Eine Gelegenheit dazu ergab sich durch den damals ausgetragenen »Krieg der Welten« zwischen den Mods und den Rockers[2]. Er beschloss, sich daran zu beteiligen und fuhr in eine Stadt an der Küste. Diese »Stadt könnte er einnehmen« (seine Invasion der Erde), und dort wurde er kurz darauf wegen seines provozierenden Verhaltens festgenommen.

Dann schilderte er die Ereignisse, die zu seiner Festnahme geführt hatten – eine sehr anschauliche Darstellung seiner inneren Verfassung.

> »Ich stand auf dem Gehweg und beobachtete den Kampf zwischen den beiden Gangs – ich habe nur zugesehen. (Man beachte: nur die Augen). Ich musste einfach – es ist das Aufregendste, was es überhaupt gibt. Dann rannten sie plötzlich alle an den Strand – es waren ganze Horden. Ich musste mitrennen, sonst wäre ich zu Tode getrampelt worden.«

---

2 Anm. d. Ü.: englische Jugendbands in den 1960er Jahren.

Anscheinend fand dieser Junge das anstehende Wochenende so unerträglich, dass er während meiner Abwesenheit ein anderes Objekt finden musste – die Stadt, die er einnehmen konnte –, um die Phantasie entwickeln zu können, dass er selbst die Quelle all dessen war, was er brauchte, und dass er mich nicht brauchte. An die Stelle der Erfahrung eines abwesenden Objekts (der Analyse) trat dann eine erschreckende verrückte Welt.

Ich möchte hier nicht der Frage nachgehen, was ihn zu diesem Ausagieren trieb, sondern nur erwähnen, dass er wohl diese für ihn bedrohliche äußere Welt erschaffen musste, weil sie geradezu eine Erleichterung bedeutete, wenn man sie mit der Gefahr und der Bedrohung vergleicht, entweder mit dem Gefühl konfrontiert zu sein, die Analyse zu vermissen, oder während meiner Abwesenheit einer verrückten inneren Welt ausgesetzt zu sein. Die in der Beziehung zum Objekt eingenommene infantile Omnipotenz führte zu einer als erschreckend erlebten Schwäche und Impotenz, also zum genauen Gegenteil dieser infantilen Omnipotenz.

Bei Paul bestand, ähnlich wie bei John und James, später das Problem, sich ständig »gehetzt« zu fühlen. Gegen Ende des ersten Analysejahrs bahnte sich eine Veränderung an. Er war ängstlich geworden; inzwischen kam er an seinem neuen College gut zurecht, fürchtete aber, ich könnte seinen Erfolg zunichtemachen. Seine Verfolgungsängste kamen jetzt deutlicher in der Beziehung zu mir zum Vorschein. Nachdem er eine Zeitlang unregelmäßig gekommen war, kam er eines Tages 25 Minuten zu spät. Ich meinte vorsichtig, er lasse vielleicht manchmal Sitzungen ausfallen, um nicht zu spät zu kommen. Spontan antwortete er:

> »Oh, das ist immer so. Ich habe keine Lust, mich abzuhetzen. Der Verkehr heute war schrecklich. Es kam mir vor, als sollte ich absichtlich aufgehalten werden. Es gibt zwei Welten: die College-Welt und die Welt hier. Man kann nur zu einer bestimmten Zeit durchkommen, wenn der Verkehr nicht zu schlimm ist, nicht im Berufsverkehr. Es ist wie bei der Raumfahrt; es gibt nur einen ganz bestimmten Zeitpunkt, an dem sie den Mond erreichen können; zu anderen Zeiten krachen sie mit Meteoren zusammen oder sowas in der Art. Die College-Welt ist die Welt des Schicksals und des Ruhms. Die Analyse ist die Unterwelt. Am College passiert etwas; wenn man gut zurechtkommt, erntet man Ruhm; hier gibt es all die unschönen, unerfreulichen Dinge.«

Wir sehen, dass er sich auf dem College omnipotent selbst Zufriedenheit verschaffen und sein Schicksal unter Kontrolle haben konnte; in dieser

Omnipotenz erlebte er sich selbst als die Brust. Er konnte nur durchkommen und sich etwas (Nahrung) für sich holen, wenn er nicht in Eile war, nicht zu hungrig, nicht zu gierig und seine Bedürfnisse nicht zu deutlich spürte. Dieses Gefühl von Gier löste sofort Neid- und Hassgefühle aus, die er nicht ertragen konnte und wie einen Flatus nach hinten ausstieß, sodass die Autos dann in seinem Erleben zu Partikeln wurden, die ihn angriffen und absichtlich daran hinderten, an die Brust zu gelangen, ihn hilflos machten und erschreckten. Die Omnipotenz ist eine Abwehr dieser Hast, die aus einer Mischung aus Gier und Neid zustande kommt (Joseph, 1960).

Fazit

Was der Außenstehende als einen Mechanismus beschreibt, erlebt und beschreibt der Patient selbst als eine ausgefeilte Phantasie (Segal, 1964). Ich habe das klinische Material so detailliert vorgestellt, weil ich nicht nur zeigen wollte, was diese Patienten selbst zu tun glaubten, sondern auch die Konsequenzen aufzeigen wollte, die dieser Rückgriff auf primitive Abwehrformen für sie hat, wenn sie versuchen, der als unerträglich erlebten Abhängigkeit zu entkommen.

Ich habe sowohl die Ähnlichkeiten zwischen diesen Patienten aufgezeigt als auch die Unterschiede. Wenn John die beiden Mieterinnen im Obergeschoss beschreibt, wirkt die dabei deutlich werdende Spaltung zwar sehr ausgeprägt, aber nicht wirklich pathologisch. Die Unterscheidung zwischen Gut und Böse gehört dazu, Erfahrungen einordnen zu können, und sie ist eine Vorbedingung für die spätere Integration. Wir können sehen, wie bei einer normalen Projektion die projizierten Anteile relativ wenig verändert werden: Wenn John beispielsweise die Mieterinnen beschreibt, lässt sich vermuten, dass sie in etwa so sind, wie er sie beschreibt.

Bion hat betont, dass der Säugling mit schmerzhaften Stimuli oder Erfahrungen fertigwird, indem er sie nach außen projiziert. Das ist Teil der normalen Entwicklung, und Bion unterstreicht, wie wichtig die Fähigkeit der Mutter ist, diese Projektionen zu containen.

Bei James, dem zweiten Patienten, zeigte sich, wie schnell ihm die Analyse Erleichterung verschaffte, indem er die Analyse wie einen Behälter erlebte, in den er seinen Müll loswerden und dabei auf einer Form der Spaltung beharren konnte, bei der er sich selbst als die idealisierte Brust und mich als die Toilette betrachten konnte (als einen Ort, der die als schmutzig und unerwünscht erlebten Baby-Anteile enthielt).

Darüber hinaus hat Bion beschrieben, wie exzessiver Neid diese normalen Spaltungsprozesse beeinträchtigt. Bei intensiver Angst, Feindseligkeit und starken Impulsen zielt die Projektion darauf ab, sowohl das Objekt anzugreifen als auch die schmerzhaften Gefühle loszuwerden. Der Realität wird ein starker Hass entgegengebracht, und die Projektion dient dann nicht nur dazu, die Realität – das gehasste Objekt – loszuwerden, sondern auch dazu, den Wahrnehmungsapparat loszuwerden, der diese Beobachtung gemacht hat.

Deshalb zertrümmerte und fragmentierte Paul, der dritte Patient, sein Objekt. Obwohl die Deutungen dazu führten, dass aus einer pathologischen Spaltung allmählich eine normalere Spaltung wurde, war diese Spaltung wegen der Unverhältnismäßigkeit ihrer Anteile nicht ›normal‹ – der ›bewusstlose Mann‹ wurde im Vergleich zu der gefährlichen Stärke des Gorilla-Mannes als relativ schwach erlebt. Wir verstehen, dass die Schwere seiner Störung (eine labile Balance zwischen Kriminalität und Psychose) mit dem Ausmaß dieser machtvollen Spaltung und der damit einhergehenden projektiven Identifizierung verknüpft ist.

Die Projektion wird vor allem als anale Entleerung erlebt (eine Kanne da unten, aus der schwarzer Stoff quillt, weggeschleuderte schwarze Raben, Ohnmachtsanfälle, gefährliche Strahlen, Partikel, Flatus usw.). Außerdem wurde bei John der omnipotente Charakter seiner Abwehr deutlich – astronomisch gut zu sein, schon im ersten Jahr am College auf PhD-Niveau zu sein, aus dem Objekt einen Krümel zu machen, niemanden zu brauchen, sich aus dem Leben nichts zu machen, seine Analyse/Milch mithilfe einer Kanne im Hintern selbst zu machen, uneingeschränkt die Familie, die Erde beschlagnahmen zu können, die Stadt einzunehmen, Geld oder Kleidung oder die Analyse zu stehlen und dann zu behaupten, das alles habe er »selbst geschafft«.

Ich habe auch zu zeigen versucht, wie die Deutung dieser Prozesse die zugrunde liegende gierige und neidische Hast aufdeckte, gegen die sich die Abwehr richtete. Bei der Diskussion über einen Aspekt dieses Problems sagt Melanie Klein: »Da Gier, Neid und Verfolgungsangst eng miteinander verbunden sind, werden sie einander unweigerlich verstärken« (Klein, 2000[1957], S. 298). Auf diese Probleme ging später auch Betty Joseph in ihrer Arbeit »Über einige Persönlichkeitsmerkmale des Psychopathen« (Joseph, 1994[1960]) ein.

Bei dieser Art der Abwehr gegen Angst besteht das Problem im Ausmaß und in der Intensität der Gefühle, da wir gesehen haben, wie schwer verfolgt sich diese Patienten fühlten – entweder durch das innere Objekt oder, nach einer Projektion, durch das äußere Objekt.

Hinzu kommt, dass der Patient sich in dem Moment, in dem die Omnipotenz misslingt, nicht einfach nur abhängig fühlt, sondern sich infolge seiner massiven Projektion ziemlich hilflos, erschöpft, leer und betrogen erlebt und dem Objekt, in das er projiziert hat, auf Gnade und Verderb ausgeliefert (zum Beispiel den Examina oder »den Horden, die ihn zu Tode trampeln könnten«). Wir bemerken auch, dass die Patienten bei all ihren omnipotenten Ansprüchen in Wirklichkeit sehr hilflos sind – nicht in der Lage, mit ihrem Studium, Prüfungen und dem Leben zurechtzukommen – und, wie man vermuten könnte, auch Probleme mit ihrer sexuellen Potenz haben. Vielleicht machen sie die Analyse auf omnipotente Weise schlecht, aber eigentlich löst jede Unterbrechung der Behandlung starke Reaktionen aus.

Diese tatsächliche Hilflosigkeit führt nicht nur zu einer verstärkten Abhängigkeit vom Objekt, sondern löst natürlich auch verstärkte Hassgefühle auf das Objekt aus, von dem sie so abhängig sind. Dadurch kommt es zu erneuten Attacken und dem Gefühl, verächtlich gemacht zu werden, was wiederum die Abhängigkeit und in einem sich ständig weiter ausdehnenden Teufelskreis auch die Attacken verstärkt.

In der Literatur finden sich viele Hinweise auf einen Zusammenhang zwischen Deprivation und Stehlen (z.B. Bowlby, 1944). Natürlich besteht in der Entwicklung eines Kindes ein ständiges Wechselspiel zwischen inneren und äußeren Faktoren. Kinder, die unter dem Einfluss der zuvor beschriebenen Mechanismen stehen, werden eine erlebte Deprivation in diesem Sinn für sich interpretieren. Wenn die tatsächliche Deprivation zunimmt, werden diese Mechanismen begünstigt. Vielleicht geht es um eine subtile Deprivation, wenn beispielsweise eine Mutter die Projektionen ihres Kindes nicht ertragen kann. Oder ein Kind kann sich in seinen omnipotenten Mordphantasien bestätigt fühlen, wenn sein Vater tatsächlich stirbt, was seine Angst vor einem verfolgenden rächenden Vater verstärkt. Der Tod des Vaters, sein Fehlen oder seine Schwäche verstärken das Gefühl des Kindes, seine Mutter sei schutzlos und deshalb jederzeit einer Invasion ausgesetzt mit all der sich daraus ergebenden Intensivierung der Verfolgungsängste.

Ich wollte auch noch auf einen weiteren Aspekt dieses Problems aufmerksam machen – nämlich auf die Deprivation, die sich aus der Unfähigkeit ergibt, das zu nutzen, was tatsächlich vorhanden ist, weil im Seelenleben des Patienten die Ansicht vorherrscht, seine Versorgung sei durch illusorische Mittel gesichert. Wenn sich diese Behauptung nicht mehr aufrechterhalten lässt, fühlt sich der Patient hintergangen und depriviert – und ist dann oft sehr bitter und wütend. Es fällt ihm dann nicht nur sehr schwer, den Grund für seine Verärgerung zu verstehen – er beschuldigt den Analytiker, die Eltern oder das Leben selbst usw., ihn so zurückzusetzen und zu verletzen –, sondern es fällt ihm auch schwer, sich mit dem Problem auseinanderzusetzen, wie seine eigene Omnipotenz zu der Deprivation beigetragen hat.

Angesichts dieser Probleme stellt sich die Frage, welchen Gebrauch diese Patienten von ihrer Analyse machen werden. Wahrscheinlich wird die Analyse in der Übertragung zu einem mühsamen Kampf gegen die Wiederholung ihrer Probleme im tatsächlichen Leben – also gegen den Wunsch, durch Stehlen groß zu werden. Als John zum Beispiel von seinen phantastischen Fortschritten sprach, beschrieb er eigentlich Pseudo-Fortschritte, zu denen er sich dann selbst gratulierte. Gleichzeitig war er sehr mit sich zufrieden und fühlte sich der egoistischen Ann überlegen. Aber obwohl er sich diesen stehlenden Selbstanteil nicht eingestehen wollte, realisierte er doch, dass er nicht nur erfolgreicher, sondern auch glücklicher werden könnte, falls ihm das gelänge.

Wir müssen also Zugang zu der reiferen Seite der Persönlichkeit finden, die dazu gewonnen werden kann, zusammen mit dem Analytiker zu verstehen, was dieser stehlende Selbstanteil eigentlich macht, damit der Patient erleben kann, wie es ist, in der Analyse *wirklich* zu lernen und sich zu entwickeln. Es kommt uns nicht auf phantastische astronomische Fortschritte mit all ihrer Selbstzufriedenheit an, sondern auf den langsamen Prozess eines echten Wachstums hin zu emotionaler Reife.

6. Kapitel
Frühreife Entwicklung (1969)

›Precocious‹ (frühreif) wird im *Oxford English Dictionary* als vorzeitiger Blüten- und Fruchtansatz (bei einer Pflanze) und als frühreife Entwicklung einer Fähigkeit (beim Menschen) definiert. Die lateinischen Wurzeln, *prä* und *coquere*, bedeuten ›vor‹ und ›kochen‹, oder ›vor-gekocht‹.

Was bei dem Patienten, den ich vorstellen möchte, wie eine frühreife oder vorzeitige Entwicklung wirkte, war nach meinem Eindruck etwas ›Vorgekochtes‹. Der Patient wirkte frühreif und erweckte damit sehr überzeugend den Eindruck, ›als ob‹[1] er reif, nachdenklich und kooperativ wäre. Er brachte ›hilfreiche‹ Träume und bestätigte deren Deutung, aber seine scheinbare Kooperation beruhte darauf, dass er damit sein omnipotentes Selbstbild stützte. Nach und nach stellte sich das Vorgekochte seiner »Autoanalyse« als Anspruch heraus, »es besser zu können« (Abraham, 1919, S. 280). Für Abraham beruhte dieses Verhalten auf dem Wunsch, sich mit dem Analytiker zu identifizieren und ihn gleichzeitig zu schwächen; er bezeichnete die Autoanalyse als »Masturbationsersatz« (ebd.) und brachte sie mit Neid und analem Sadismus in Verbindung.

Diese Frühreife setzte mit ihrer Glätte einen Teufelskreis in Gang, der schwer zu durchbrechen war und sich auf vielen Ebenen auswirkte. Ein Beispiel: Der Patient war das älteste von drei Kindern und legte in seiner frühreifen, altklugen Einstellung seinen Geschwistern gegenüber ein erwachsenes, scheinbar um sie besorgtes, aber hochmütiges Verhalten an den Tag, mit dem er die Geschwisterrivalität umgehen konnte. Dadurch erfuhr

1 Bei meiner Verwendung des Begriffs ›als ob‹ beziehe ich mich auf Deutsch (1942), obwohl mein Patient meines Erachtens ein größeres Potenzial an Fähigkeit zu warmen Gefühlen und wahrhaftigem Erleben hatte als die von ihr beschriebenen Patienten und besser in der Lage zu sein schien, für andere offen zu sein.

er all die Nachteile eines Einzelkindes und war deshalb später auf Konkurrenzsituationen schlecht vorbereitet, sodass er noch mehr auf seine Herrenallüren angewiesen war. Was in dieser Situation wie ein rascher frühreifer Fortschritt wirkte, wie ein vorzeitiges Aufblühen und Früchtetragen, war eigentlich ein Hinweis auf eine ungewöhnlich langsame und verzögerte Einwicklung, eine eben nicht gelungene Reifung.

Seine unechte Besorgnis – im kleinianischen Sinn ein pseudo-depressives Bild – erschwerte die Entwicklung echter Besorgnis. Die zugrunde liegenden Mechanismen waren schizoid; es waren insbesondere sehr geheime, konkretistisch erlebte und anal geprägte Formen der projektiven Identifizierung, wie sie von Klein (1946) und später im Detail von Rosenfeld (1964) und Meltzer (1966) beschrieben wurden. Die projektiven Identifizierungsprozesse basierten vor allem auf der Vorstellung, in das Objekt hineinzugelangen (insbesondere in die Mutter und ihre Brüste), um infantile Anteile und unerwünschte Gefühle im Zusammenhang mit der nicht zu ertragenden Abhängigkeit in das Objekt zu projizieren und sich zugleich dessen Stärke anzueignen. Zum Beispiel wurden wichtige Informationen zurückgehalten; die Analytikerin wurde als abhängig und erregt erlebt; der analytische Prozess verflachte.[2]

Durch die konsequente Deutung dieser projektiven Identifizierungsprozesse kam der Patient besser in Kontakt mit seinen Gefühlen. So wurde seine genuine Fähigkeit zu Liebe und Hass deutlich, und er bekam Zugang zu seiner Eifersucht und den ihm bis dahin verborgenen neidischen und sadistischen Impulsen, die mit einem sehr strengen Überich und einer zugrunde liegenden Depression verknüpft waren.

Klinisches Material

Mr R. war zu Beginn der Analyse 26 Jahre alt und als angehender Verwaltungsassistent tätig. Er war groß, gut gebaut, trug eine Brille, war adrett und zurückhaltend gekleidet, sein Benehmen war ernst, seriös, steif und formal. Er war intelligent und redegewandt, seine bewussten Einstellungen und Wertvorstellungen waren vernünftig und liberal. Aber er vermittelte so etwas wie Rückgratlosigkeit.

2 Eine weitere Form der projektiven Identifizierung, auf die ich noch zurückkommen werde, besteht darin, es sich im Objekt parasitär bequem zu machen, sich dessen Stärke anzueignen und es dadurch zu schwächen.

Er war als ein ›guter‹ Patient angekündigt worden, und die schriftliche Darstellung seiner Erkrankung auf dem Anmeldeformular bestätigte diese Sicht. Er hatte geschrieben:

> »Ich bin in einer ziemlich verzweifelten Lage. Ich muss unbedingt mit der Außenwelt und mit mir selbst besser zurechtkommen. Ich leide unter akuten Ängsten, fühle mich oft wie in einer Falle und leide häufig unter einem starken Harndrang, der mich manchmal so überwältigt, dass ich eine Zeitlang arbeitsunfähig war.«

(Die letzte Bemerkung bezog sich auf eine akute Episode kurz vor Analysebeginn.) Er äußerte die Hoffnung, dass die Analyse ihm dabei helfen könne, seine wahre Identität herauszufinden, ein Anliegen, das er insbesondere mit dem Problem seiner jüdischen Identität verband.

Er schilderte eine beschützte und ›reibungslos‹ verlaufene Kindheit, die durch die Fürsorge seiner Eltern und seine Erfolge als Sohn gekennzeichnet war. Er ist der älteste Sohn eines jüdischen Elternpaares, beide Eltern waren berufstätig. Er schildert sie als stabil, sie hätten viel gearbeitet und eine glückliche Beziehung geführt, sie waren ihren Kindern sehr zugetan und um ihr Wohlergehen bemüht. Mr R. hat eine drei Jahre jüngere Schwester und einen sechs Jahre jüngeren Bruder; sich selbst sah er als das gute Kind, das sich unauffällig entwickelte; seine Geschwister galten dagegen als schwierige, feindselige, aufsässige Kinder, die oft heftige Auseinandersetzungen mit den Eltern hatten.

Mit vier Jahren litt er an einer Krankheit, die mit zwanghaftem Erbrechen einherging. Gelegentlich hatte er auch Angstattacken; so rannte er beispielsweise an seinem ersten Schultag aus Angst vor den anderen Kindern aus der Schule weg. Ansonsten schien seine Entwicklung, von außen betrachtet, glatt verlaufen zu sein.[3]

Er war gut in der Schule, gewann Auszeichnungen und war in seinem letzten Schuljahr Schulsprecher. In der frühen Adoleszenz des Patienten entwickelte der Vater eine progressiv verlaufende Erkrankung. Im letzten Lebensjahr des Vaters traten bei dem Patienten Symptome auf, zu denen auch die Angst gehörte, »sein Gleichgewicht zu verlieren«.

3 Allerdings war die frühe Geschichte bemerkenswert blass; zum Teil lag das Glatte des Patienten daran, dass er diese Informationen nicht überprüfte. Deshalb ließen sich Deutungen letztlich nicht bestätigen oder verneinen, sodass es der Deutungsarbeit an Tiefe fehlte.

Der Vater starb, als der Patient 17 Jahre alt war und gerade ein Stipendium für eine bedeutende Universität gewonnen hatte. Ab diesem Zeitpunkt wurden seine Leistungen schlechter, sodass er nur einen zweitklassigen Abschluss schaffte und das Studium schließlich aufgab. Als er mit der Analyse begann, scheiterte er gerade bei seinem dritten Anlauf, eine Berufsausbildung zu absolvieren.

Wir stellen fest, dass der Junge keine Erfolge mehr erringen konnte, als der Vater just in dem Moment starb, als sein Sohn einen Triumph feierte. Allerdings kam es erst neun Jahre später zu dem endgültigen Zusammenbruch, der ihn dann in die Analyse führte. Die Analyse deckte auf, dass der Junge, der so frühreif erfolgreich wirkte, in Wirklichkeit ein prekäres Gleichgewicht aufrechterhalten hatte. Wir haben gesehen, dass er fürchtete, »sein Gleichgewicht« zu verlieren. Obwohl er bewusst seine Eltern achtete, sie für gut, vernünftig und zugewandt hielt, entdeckten wir bei ihm noch ein ganz anderes Bild von ihnen, nach dem sie schwach und verkrüppelt waren und nur deshalb ›gut‹ bleiben konnten, weil er sie unterstützte und ihnen als der gute und erfolgreiche Sohn, der er war, Anerkennung entgegenbrachte. In seiner Vorstellung war er in seine Objekte hineingeschlüpft und hatte altklug die Rolle eines Erwachsenen übernommen; dann behauptete er triumphierend, die Eltern zu unterstützen und machte sich gleichzeitig über sie lustig, weil er sie durch seine Erfolge reingelegt und erregt zu haben schien.

Das Problem, das ich aufzeigen möchte, bestand darin, dass ein scheinbar rascher Erfolg der Analyse nach und nach so zu verstehen war, dass er in der Übertragung seine frühreife kindliche Entwicklung wiederholte und auslebte. Oberflächlich betrachtet präsentierte sich Mr R. als Musterpatient, ähnlich wie er wohl auch ein Musterkind gewesen war. Er kam regelmäßig und pünktlich, berichtete Träume und seine Einfälle dazu, hörte anscheinend nachdenklich meinen Deutungen zu und bestätigte sie mit neuem Material. Er sprach über viele Fortschritte, war sogar im ersten Analysejahr eine anscheinend befriedigende Ehe eingegangen; es ›gefiel‹ ihm, dass seine Frau nach seinem Empfinden von ihm abhängig war. Er übernahm an den Abenden zusätzliche Arbeit und konnte dadurch ein deutlich höheres Honorar bezahlen.

Es war klar, dass seine Entwicklung frühreif war und er Tricks anwandte. Aber es war nicht einfach zu erfassen, wie aalglatt er alle Deutungen benutzte, um seine Angst nicht spüren und sich nicht mit ihr auseinandersetzen zu müssen.

Dieser Prozess, der im Verlauf der ersten Analysejahre deutlich wurde, führte an seiner Arbeitsstelle zu großen Problemen und bewirkte in der Analyse, dass er seine Ängste nicht durcharbeiten konnte. Der Wendepunkt kam im dritten Analysejahr, als ihm deutlicher klar wurde, mit welch hohen Kosten sein Verhalten für ihn selbst einherging (später ging es auch darum, was er seinen Objekten damit aufbürdete). Es war der Beginn seiner genuinen Beschäftigung mit schmerzhaften Gefühlen und bedeutete, dass er die sadistische und neidische Qualität seiner Impulse unmittelbar spürte. Damit wuchs die Hoffnung, dass er eine wirkliche Einsicht erreichen und ein wirkliches Wachstum in Gang kommen könnte.

Die ersten Analyseabschnitte – die ersten zwei Jahre

Das zentrale Problem der Behandlung war, wie der Patient auf Deutungen über seine besondere Glätte reagierte. Er wirkte dann – scheinbar – sehr überzeugend ernst, nachdenklich und besorgt und bestätigte meine Deutung mit weiterem Material. Erst später entdeckte ich, dass ich mich geirrt hatte. Er hatte meine Deutung dazu benutzt, mir wieder einmal zu entgleiten. Ich war reingelegt worden.

Zum Beispiel bestätigte er in den ersten Analysemonaten meine Deutungsarbeit, indem er einräumte, für sein Gefühl »einen Patienten zu simulieren, der in der Analyse Fortschritte machte« (in seinen Worten). »Beunruhigt« gab er zu, sein Leben lang die historische ›Highwayman-Figur‹[4] bewundert und sich mit ihr identifiziert zu haben, und sprach dann über die Vergeblichkeit seiner Methode, sich Wissen anzueignen. Jedoch stellte sich später heraus, dass er diese Identifizierung auf eine Weise eingeräumt hatte, die es ihm ermöglichte, sie weiterhin auszuleben; er war der Analytiker geworden, der mir sagte, wie ich ihn zu analysieren hätte.

Auch Träume, die er mir als ›Bestätigung‹ mitteilte, wurden in dieser Weise verwendet. Beispielsweise träumte Mr R.: *Ich war im zentralen Raum einer Kunstgalerie, Korridore führten in alle Richtungen zu faszinierenden Plätzen – eine reichhaltige Schatzkammer. Ich wusste nicht, durch welchen Korridor ich hineingehen sollte, durch welchen wieder raus.*

4 Anm. d. Ü.: Der ›Highwayman‹ bezieht sich auf eine amerikanische Actionserie, auf Deutsch ›Der maskierte Kavalier‹.

Seine Einfälle führten weiter zu einem Bericht über den Beginn seines Zusammenbruchs (als er 26 Jahre alt war und häufig wegen seines Harndrangs immer wieder Meetings fluchtartig verlassen musste). »Wir waren in einem Meeting. Ich wollte sie alle zum Schweigen bringen und rufen: ›Lassen Sie mich sprechen! Ich weiß alles‹.«

Er erlebte seine Analytikerin wie eine Vorratskammer voller Schätze. Er wurde erregt, »ging hinein«, schnappte sich alles, und gleichzeitig »ging« er hinaus, indem er sich einer Deutung entzog. Mit dem Traum hatte er den Anspruch erhoben, »alles zu wissen«, und hatte das Gefühl, mich in dem Glauben zu wiegen, ich könnte ihn analysieren. Meine Deutungen erlebte er dann, als gäbe ich vor, »alles zu wissen«, und als wäre ich eine omnipotente Highwayman-Figur, die ihn aus seiner »reichhaltigen Schatzkammer« bestahl.

Es gab also zwei simultan verlaufende Prozesse. Er bestätigte und gab auch zu, den glatten Higwayman-Teil in sich zu haben, und gleichzeitig lebte er ihn weiterhin aus. Dazu ein weiterer Traum: *Ich steckte einem Mädchen [zu dem er mich assoziierte] meinen Penis in den Mund. Ich hatte Angst, ich könnte pinkeln – stattdessen produzierte ich ein fertig zubereitetes Omelett! Sie war sehr irritiert.*

Er sagte, der Traum habe ihn irritiert, aber wir konnten auch sehen, dass die nährende Brustwarze in seinem Genitale lokalisiert war, das mit seinem Anus verwechselt wurde. Da ich in seiner Wahrnehmung über keine nährende Brust/Brustwarze verfügte, war ich der Situation ausgesetzt, durch sein »fertig zubereitetes Omelett« irritiert zu werden, eigentlich durch einen Patienten wie ihn irritiert zu sein. Der Traum bestätigte unsere frühere analytische Arbeit, war aber auch ein Artefakt (Omelett) dessen, was vorausgegangen war, als er all die fertig zubereiteten Deutungen übernommen und mir als ›Bestätigungen‹ zurückgegeben hatte, damit ich mich wie eine ›gute‹ Analytikerin fühlen sollte. Er war überzeugt, dass er sich mit seinem Material meiner annahm und dass ich außerordentlich abhängig von ihm und seiner Wertschätzung war.

Diese Manöver liefen oft sehr subtil ab und führten mich geschickt in die Irre. Wenn ich darauf reinfiel, triumphierte er. Wenn ich dagegen darauf bestand, sorgfältig zu untersuchen, woraus die »Omeletts« bestanden, warf er mir vor, ich sei wie die Chirurgen, die seine immer wieder auftretenden Hämorrhoiden untersuchten, »diese Oberklassen-Leute, die so scharf darauf sind, ihren Patienten in den Hintern zu sehen«; oder er sprach abschätzig von meiner »freudianischen Obsession mit dem Anus«.

Wir sehen, wie die rasche Projektion von Erregung und Abhängigkeit in die Analytikerin dazu führte, dass er sie als abhängige und erregte Analytikerin wahrnahm, was den analytischen Prozess beeinträchtigte.

Im Zuge der Analyse seiner Ideen, dass ich sehr abhängig von ihm sei und dass er mich auf diese Weise kontrolliere und lähme, gestand er, dass er sich damals, als er den Zusammenbruch hatte, im Haus seiner Mutter ins Bett gelegt und sich wie gelähmt gefühlt hatte. Er hatte sich völlig in eine Welt bewusster Masturbationsphantasien zurückgezogen, vor allem in die Phantasie, ganz cool und verächtlich zu verfolgen, wie zwei Mädchen oder zwei ältere Frauen durch ihn sexuell sehr erregt wurden.

Er konnte erkennen, welcher Kontrast zwischen seiner Omnipotenz und der Arroganz seiner Phantasien einerseits und seiner real hilflosen Infantilität andererseits bestand, die sich zum Beispiel in seinem Harndrang zeigte, seiner Behauptung »Ich weiß alles.« und seinem hilflosen Auf-die-Toilette-Rennen. Er nannte es verrückt, idealisierte aber alle Verrückten, die dauerhaft in einer omnipotenten Phantasiewelt leben könnten.

Im zweiten Analysejahr wurde deutlich, dass die Deutungsarbeit eine Veränderung an der raschen Projektion seiner Abhängigkeit und Erregung bewirkt hatte. Zumindest erlebte er sich in den Sitzungen oder seinen Träumen kurzfristig als Außenseiter und fühlte sich sehr depressiv und verloren. Damit konnte er auch ein Stück weit anerkennen, dass er Lücken und Pausen schwer aushalten konnte und sie mithilfe seiner »Eloquenz« und mit seiner Masturbation am Wochenende ausfüllte.[5] Dann gab er zu, dass seine »Eloquenz« darin bestehe, »treffende« Phrasen zu verwenden.

Nach der Deutung des Wortspiels in dem Begriff »treffend«, also des Sadismus, der in der »Brillanz« ‹ verborgen war, in dem sadistischen Dreh in seiner Eloquenz, bekam er Darmbeschwerden und litt gleichzeitig unter einem infizierten geschwollenen Finger. Der Patient sprach leichthin von einem »psychosomatischen« Symptom, räumte aber als Reaktion auf meine Deutung ein, er fürchte, es könnte etwas Malignes sein; schließlich erkannte er an, dass seine Masturbationsphantasien »maligne« seien. Ein kurzes Beispiel:

> »Menschen sind wie Dinge an Wände genagelt; ich lache darüber. Ich habe mal von einem General aus dem Osten gelesen (vor 2000 Jahren). Neben

5 Dies erinnert an Abrahams Idee: Autoanalyse ist ein Masturbationsersatz.

> dem Hauptthema gab es noch etwas anderes, was mich packte. Dieser General kreuzigte alle seine Feinde (politische Rivalen); dann ließ er sich mit seinen Konkubinen vor dieser Wand nieder und feierte ein Fest. Das Schlimmste an allen diesen Phantasien ist, dass es kein rascher Tod ist, sondern eine langsame Tortur.«

Wir verstanden allmählich, dass die »langsame Tortur« in der Lücke stattfand, in der Pause zwischen meiner Deutung und seiner Reaktion. Die Tortur sah so aus, dass er nachdenklich wirkte oder mir zuzuhören schien, während er mich insgeheim in seiner Rivalität kreuzigte und lächerlich machte, »ein Fest« daraus machte, meine Deutungen übernahm oder mit ihnen »rummachte« (seine Konkubinen). Es ist auch anzunehmen, dass dies »2000 Jahre zurücklag«, das heißt, bis in die Zeit zurückreichte, als er gefüttert wurde. Aber das Problem blieb bestehen; es blieb ein »Nebenthema des Hauptthemas« oder wurde abgespalten.

Durch die Analyse dieser Themen kam er mehr in Kontakt mit seinen Befürchtungen, dass das vereinigte Elternpaar (der General und seine Konkubinen), in das er seinen Sadismus projiziert hatte, seine Eingeweide von innen angreifen und sich über sein Unwohlsein lustig machen könnte. Jetzt konnte er anerkennen, dass er Angst hatte, in der Falle zu sitzen – in der Falle eines langsamen malignen Todes wie der seines Vaters[6], oder verrückt zu sein, was er jetzt nicht länger idealisierte, sondern befürchtete.

Der mittlere Abschnitt – drittes und viertes Jahr der Analyse

Das konsequente Deuten seiner sadistischen Erregung bei der omnipotenten Kontrolle bewirkte einige Veränderungen; er konnte die analytische Arbeit zunehmend wertschätzen und erkennen, dass es wenig hilfreich war, wenn er wichtige Informationen als »Nebenthema des Hauptthemas« behandelte, sie also aus der Analyse heraushielt. Erst im dritten Jahr der Analyse gab er preis, dass er sich intensiv und ernsthaft mit der Sozialgeschichte eines anderen Landes beschäftigte; er hatte seine antizipierte Karriere auf diesem Feld wegen der Enttäuschung über seinen zweitklassigen Abschluss an der Universität aufgegeben. Heimlich für sich las er viel zu diesem

6 Es gab Hinweise darauf, dass er fürchtete, in die erkrankten Organe seines Vaters eingedrungen zu sein, und jetzt die Symptomatik seines Vaters entwickelte.

Thema, fürchtete aber, wenn er mir davon erzählen würde, könnte ich ihm diese Freude verderben, indem ich ihn dazu ermutigte, das Thema ernsthaft zu verfolgen. Er konnte auch nur unter großer Mühe darüber sprechen, dass er seine sexuelle Potenz nur aufrechterhalten konnte, wenn er sich (innerlich) verächtlich von der Erregung seiner Frau distanzieren und sich über sie lustig machen konnte. Er hatte behauptet, die Analyse würde seine Omnipotenz zerstören, während es tatsächlich sein Omnipotenzgefühl war, das seine sexuelle Potenz beeinträchtigte und auch seine Fähigkeit, seine Objekte zu lieben und auf sie einzugehen.

Er offenbarte auch, dass er bei der Arbeit »rumspielte«, sie insgeheim verachtete, sich über sie mokierte und sich über andere lustig machte, die erfolgreich waren. Er strengte sich so wenig wie möglich an, konnte sich aber auch nicht dazu bringen, diese bequeme Position aufzugeben und sich offen für seine Studieninteressen einzusetzen. Genauso wenig konnte er die »bequeme« Position aufgeben, die er in der Analyse einnahm. Sechs Monate später wurde er von seinen Arbeitgebern entlassen; er sei zu langsam, brauche zu lange für eine Arbeit und sei nicht in der Lage, wirklich die Verantwortung für seine Arbeit zu übernehmen.

Zunächst reagierte er mit einer Mischung aus Triumph, intensiven Verfolgungsgefühlen und Panik. Für sein Gefühl war es ihm mit seinem Agieren gelungen, seine Arbeitgeber in die »Kreuzigenden« zu verwandeln (die seine sadistischen Masturbationsphantasien »kreuzigten«). Er konnte nur schwer seine Schuld akzeptieren und die Verantwortung für diese Situation übernehmen. Mit seinem »Rummachen« war er derjenige, der all die hilfreichen Aspekte der Analytikerin/Arbeitgeber/Eltern »entlassen« hatte; dadurch beeinträchtigte er tatsächlich die Fähigkeit seiner Objekte, ihm zu helfen.

Er zog es vor, seine sadistische Erregung beizubehalten statt sich für Fortschritte in der Behandlung einzusetzen, aber die weitere Bearbeitung dieses Problems führte schließlich dazu, dass er beschloss, sich für einen MA-Studiengang einzuschreiben. Das bedeutete, dass er eine klarere Vorstellung von seinen Bedürfnissen entwickelt und realisiert hatte, dass er Hilfe brauchte. Als er so weit gekommen war, reagierten auch seine Objekte, die er inzwischen mehr als ganze Objekte wahrnahm. Seine Mutter unterstützte ihn finanziell; vonseiten der Hochschule und seines Dozenten wurde auf seine intellektuellen Bedürfnisse eingegangen; auch seine Frau (von der er früher angenommen hatte, sie sei von ihm abhängig) unterstützte ihn finanziell und stand ihm in dieser anstrengenden und sehr angstbesetzten Zeit bei. Das Ausmaß seiner tatsächlichen Abhängigkeit als fast 30-Jähriger löste Verfolgungsgefühle aus, aber zum ersten Mal spürte er wirkliche Dankbarkeit gegenüber seinen Objekten und konnte diese auch zum Ausdruck bringen. Früher hatte er geglaubt, seine Objekte geschwächt und beschädigt zu haben, wenn er sich ihre Stärke »angeeignet« hatte, und jetzt verstand er, dass es seine Objekte keineswegs schwächte, wenn er seine eigene Schwäche zugeben und Hilfe annehmen konnte. Ganz im Gegenteil erlebte er seine Objekte jetzt als stärker. (Deshalb lässt sich auch nur schwer einschätzen, ob seine Eltern wirklich schwach waren oder ob das Ausgangsproblem darin bestanden hatte, dass er so entschieden darauf bedacht war, sie zu schwächen.)

Die letzten sechs Monate der Analyse

Die pseudo-reife Welt, in der er gelebt hatte, hinter sich zu lassen, erlebte Mr R. wie einen schmerzhaften Angriff. Er war jetzt voller Angst und gab mir an allem die Schuld. »Es ist alles Ihre Schuld, dass ich da jetzt rausgekommen bin und nicht mehr bequem in meinem alten Job aufgehoben bin«, er also nicht mehr in seiner illusionären Welt aufgehoben war, in der er in Windeln mitsamt der in ihnen verborgenen »Schweinerei« gewickelt war, dafür aber, wie er meinte, in einer »Schatzkammer« gelebt hatte.

Er war extrem empfindlich geworden, reagierte auf jedes Detail des analytischen Settings und fühlte sich von neuer und heftiger Eifersucht überwältigt. Trotz aller Anhaltspunkte für das Gegenteil war er nach wie vor überzeugt, mein einziger Patient zu sein, ähnlich wie er früher seine Schwester nach ihrer Geburt als Rivalin ausgeblendet hatte. Jetzt reagierte er sehr ängstlich auf einen anderen meiner Patienten, den er laut und heftig fand. Während er früher befürchtet hatte, ich könnte mich überwältigt fühlen, gab er jetzt zu, dass er sich von seinen Ängsten im Zusammenhang mit jüngeren Geschwistern (mit anderen Patienten, aufsässigen jüngeren Mitstudenten an der Uni) überwältigt fühlte. Er war auf diese Situation völlig unvorbereitet, ähnlich wie damals, als er als Kind aus Angst vor den anderen Kindern aus der Schule gestürmt war. Er befürchtete, mir könnten Patienten, die ihre Gefühle offen zum Ausdruck brachten, lieber sein (und zum ersten Mal gab er zu, früher auf seine Geschwister eifersüchtig und neidisch gewesen zu sein oder es jetzt auf seine Frau zu sein).

Er beneidete mich auch um meine Fähigkeit, deren Schwierigkeiten – und seine – zu tolerieren. Zum Beispiel erzählte er von einem Meeting, bei dem jemand aus dem Publikum (jünger als er) den Redner unterbrach und »unflätig beleidigte«. Der Patient regte sich auf, weil der Vorsitzende nichts unternahm, um den Redner zu schützen. »Hätte ich den Vorsitz gehabt, hätte ich den Redner vor jemandem geschützt, der sich wie ein ›Gott‹ aufspielte.« Das Problem, sahen wir jetzt, lag nicht bei den jüngeren Geschwistern (oder meinen anderen Patienten), sondern in seinem tatsächlich beleidigenden Verhalten mir gegenüber während der gesamten seitherigen Analyse, ähnlich wie als Kind seinen Eltern gegenüber. Dieses Verhalten war nicht offen grob gewesen, es zeigte sich vielmehr in seinem Anspruch, wie ein Gott seine »Grobheit« zu verheimlichen, sowie darin, dass er den »Vorsitz« übernehmen musste, um mich zu schützen, weil ich mich unmöglich selbst schützen konnte. Und um mich zu »schützen«, musste er der Analytiker sein.

In der nächsten Sitzung fühlte er sich sehr klein und mies und sagte, er komme sich wie ein »Trottel« vor, weil er in dieser schrecklichen wachsenden Anspannung nicht interveniert und beantragt hatte, dass der Redner seine Ausführungen beenden konnte, sondern sich dahinter versteckt hatte, dass ja nicht er der Vorsitzende war und er deshalb nichts unternahm. Wir konnten dann sehen, dass er zwar wie ein »Gott« behauptet hatte, das Objekt sei von ihm abhängig und könne nur von ihm beschützt werden, dass er aber eigentlich nicht in der Lage war, das Objekt zu verteidigen; wie bereits erwähnt, behinderte die »frühreife« Besorgnis die Entwicklung hin zu einer echten Besorgnis.

Als die Projektionen abnahmen und er seine Abhängigkeit eingestehen konnte, wurde auch deutlicher, dass es um seine eigene Erregung ging. So auch in einem Traum, in dem *seine Eltern sahen, wie er »mit sich spielte« [masturbierte] und weder irritiert noch beeindruckt waren.* Dieser Traum stand in starkem Kontrast zu seinen früheren Masturbationsträumen und Phantasien, in denen es immer die Elternfiguren waren, die erregt waren (wie bereits beschrieben). Er erkannte den Fortschritt, den er gemacht hatte, lenkte aber schnell davon ab und wies auf weitere Fortschritte hin. Erst kürzlich habe er, als er David Warner als Hamlet sah, wirklich Shakespeares Dramen schätzen gelernt; das heißt, er erkannte, dass sich etwas bei ihm verändert hatte, brachte es aber in seiner Darstellung von David Warner, einem jungen Schauspieler, unter – der vielleicht für einen Jungen stand, der mit sich selbst spielte – und schrieb es nicht der in der Analyse geleisteten Arbeit zu.

Ich wies ihn darauf hin und zeigte ihm, dass er darüber hinaus versuche, mich zu einer Diskussion über *Hamlet* zu verführen, was mich als Analytikerin doch wohl interessieren würde; er gestand, dass er mit seiner Mutter lange Diskussionen über Literatur geführt hatte, Diskussionen, aus denen sein Vater ausgeschlossen gewesen war. Sobald er eine positive Beziehung zu mir als der Brust hergestellt hatte, die ihm etwas geben konnte, drang er frühreif weiter in die ödipale Situation vor. Dann spürte er gleichzeitig Neid und Eifersucht, was sich in einem späteren Traum bestätigte:

Der Vater dachte über sein Verhältnis zu seinen Vorfahren nach und stellte überrascht fest, dass sie bedeutender waren als er gedacht hatte. Er überlegte, ob er etwas über deren Geschichte schreiben sollte. Ich sagte zu ihm: »Mach dir keine Sorgen. Das kann ich für dich machen. Als Historiker ist das mein Gebiet.«

Seine Einfälle führten ihn zu seinem Problem mit dem Judentum und der Tatsache, dass sein Vater eine gute Beziehung zu seinem Vater gehabt hatte, und dann zu meinem analytischen Vorfahren, zu Freud. Er hatte eine Idee, die er sehr ernsthaft vortrug. Das wäre wirklich ein Beitrag, den er leisten könne. Er könnte eine Biografie über Freud in seinem historischen Umfeld schreiben.

Wir konnten sehen, dass er mit seiner Einschätzung völlig danebenlag. Er fühlte sich schrecklich klein, als ihm klar wurde, wie wenig er wusste, nicht wusste, dass eine solche Arbeit längst geschrieben war. Auch dies war also ein Hinweis darauf, dass er erkannt hatte, dass etwas besser geworden war (die Vorfahren des Vaters/die Psychoanalyse waren bedeutender und wertvoller, als er gedacht hatte), aber dann hatte er sich sofort beeilt und sich pseudo-reif als »hilfreicher Beschützer« präsentiert. Damit wehrte er ab, die schmerzliche Mischung aus Neid und Eifersucht erleben zu müssen.

Er spürte die Eifersucht auf die Beziehung des Vaters zu seinen Vorfahren, die das Elternpaar in der ödipalen Situation repräsentierten. In der Übertragung war er eifersüchtig auf meine gute Beziehung zur Psychoanalyse als einem Wissensschatz und auf meine Beziehung zu Kollegen und zur Klinik. Gleichzeitig erlebte er aber auch Neid auf den Penis in der Mutter (oder die Brustwarze, die zur Brust gehört), der es mir ermöglichte, auch ohne seine Unterstützung für mich selbst einzustehen.[7]

7 Diese Mischung aus Neid und Eifersucht war mit seinen homosexuellen Ängsten verknüpft, auf die ich hier aber nicht eingehen werde. Ich verknüpfte dieses Problem mit seinem Hauptsymptom, dass er aus Meetings wegen seines Harndrangs wegrennen musste.

Mehr über seinen Neid zu wissen, hatte bewirkt, dass er die Psychoanalyse wertvoller fand, als er gedacht hatte. Gleichzeitig tauchten auch in der Außenwelt und in der Übertragung Elternfiguren auf, die er jetzt mehr schätzen konnte – der von ihm sehr respektierte Dozent, der »sich alles sehr genau ansieht«, Lehrer, »die sich nicht übertölpeln lassen«, Rechtsanwälte, die wussten, »wann sie einen Fall lieber nicht übernehmen sollten«, Richter, die »sich nicht einschüchtern« ließen, usw.

Seitdem er, wie ich gezeigt habe, mehr Kontakt zu seinen Gefühlen hatte, war ich in seinem Erleben als Analytikerin stärker und er als Patient hungriger geworden. Früher hatte er behauptet, mich mit seinen »Omeletts« zu füttern, jetzt war er hungrig und begierig darauf, »die ganze Zeit« von mir gefüttert/analysiert zu werden. Er war in seiner Analyse hungrig und wollte Stoff zum Nachdenken, er las unersättlich und besuchte Vorlesungen; seinen Dozenten/seine Analytikerin erlebte er jetzt wirklich als eine nährende Brust.

In diesem Zusammenhang passten ihm die Osterferien besonders wenig; er beklagte sich bitter. Aber nach der Unterbrechung begrüßte er mich zum ersten Mal mit einem offenen, spontanen Lächeln und sagte, wie er sich freue, mich wieder zu sehen: Er habe mich vermisst und es gar nicht abwarten können, wieder zu kommen. Er hieß mich willkommen, begrüßte aber auch bei sich selbst seine neue Fähigkeit, sich spontan zu freuen, seine Freude und Zuneigung auszudrücken, und war dankbar.

Im Gegenzug wurde ihm aber auch klarer, dass er sich selbst manchmal als kalt empfand. In einem frühreifen Anlauf hatte er sich vor Kurzem um ein Stipendium im Ausland beworben, was für seine weitere Karriere außerordentlich wichtig war. Als er zum Interview eingeladen wurde, reagierte er manisch triumphierend und sagte: »Ich schwirre einfach ab (ins Ausland). Wie eine Rakete! Schwupp! Und ich ›furze‹ auf Sie. Es ist ziemlich verrückt, so abzuheben.« Als ihm klar wurde, dass er das Stipendium vielleicht tatsächlich erhalten könnte, machte ihm die Aussicht auf diesen manischen Triumph über seine Analytikerin und die Analyse Angst und bereitete ihm Unbehagen. Wir arbeiteten an dem realen Konflikt, ob er im Falle eines Erfolgs das Stipendium annehmen oder die Analyse fortsetzen sollte. Diese Überlegungen unterschieden sich deutlich von dem neurotischen Konflikt, entweder triumphierend »abzuschwirren« oder die Analyse als einen Ort zu nutzen, an dem er »bequem aufgehoben« bleiben könnte.

Als er nach Ostern tatsächlich dieses Stipendium erhielt, beunruhigte ihn, wie kühl er die Nachricht aufgenommen hatte und wie formell er sich bei allen bedankt hatte, die daran beteiligt waren (seine Analytikerin, sein Dozent, seine Frau und seine Mutter). Er hatte Angst, dass jemand wegen der Destruktivität seines manischen Triumphs sterben könnte. Ich zeigte ihm auch, wie sein jetziger Erfolg ihn mit den Schuldgefühlen konfrontierte und was sein früheres Hinauszögern, die Langsamkeit, die in seinem frühreifen »Abschwirren« enthalten war, mich und seine Frau in der Gegenwart und seine Eltern in der Vergangenheit gekostet hatte.

Einige Tage danach berichtete er einen Traum:

Ich schien auf negative Art und Weise mit allem gut zurechtzukommen. Meine Eltern tauchten auf und machten mir mit einer sehr kalten strengen Nazi-Stimme [er machte sie nach] Vorwürfe, dass ich für alles zu lange gebraucht hätte. »Du hast beim Essen zu lange gebraucht, du hast bei den Mahlzeiten zu lange am Tisch gesessen, du hast im Bad zu lange gebraucht, bliebst zu lange im Bett liegen.« Der ganze Tonfall war kalt und grau und nass, wie der Tag heute.

Die kalte Nässe – die kalte graue Depression – schien seinen Erfolg zu verderben. Bedrückt sagte er: »So will ich nicht sein« und fügte hinzu: *»Im Traum schien ich ein Auto zu fahren. Es war nicht klar, ob ich nur ›rumspielte‹ oder wirklich etwas zu lernen versuchte.«* Es erinnerte ihn daran,

> »wie er in den letzten Lebensmonaten seines Vaters fahren lernte. Um meinem Vater zu helfen, fuhr ich ihn herum, aber das Auto blieb im Matsch stecken und ich kriegte es nicht wieder frei. Mein Vater musste das Steuer übernehmen, sodass ich, anstatt meinem Vater zu helfen, ihm nur noch mehr Mühe bereitet hatte.«

Er hatte immer nur schwer zugeben können, dass es die Arbeit seines Vaters und meine Arbeit waren, ihm etwas beizubringen (ihn aus dem Matsch/dem »Dreck«, in dem er steckte, zu befreien), und dass nicht er es gewesen war, wie er frühreif behauptet hatte, der dazu da war, seinen Vater/mich zu »retten«. Ich sprach auch über seine unklare Vorstellung von Zeit; die Zeit, die mit »Rumspielen« verplempert wird, und die Zeit, die es wirklich braucht, um etwas zu lernen. Schließlich ist es das, was ein Baby tun muss: essen, schlafen, kacken. Und so wie er Zeit brauchte, um Autofahren zu lernen, brauchte er in der Analyse Zeit, um herauszufinden, wie man arbeitet. Aber mit dem Anspruch, sofort erwachsen zu sein, bekam das, was er schließlich erreichte, eine negative Bedeutung; die Undankbarkeit gegenüber seinen Eltern/seiner Analytikerin, die ihm Zeit gelassen hatten;

war so total, als höre er einen spöttischen Teil von sich sagen: »Was soll denn das für ein Erfolg sein? Das hättest du schon lange können müssen. Schon als du zur Welt kamst!«

Er brach in ein hysterisches unkontrollierbares Lachen und Schluchzen aus (so wie damals, als er die ursprüngliche Zulassung zur Universität erhalten hatte und seine Eltern durch sein Verhalten sehr irritiert waren). Unter Tränen sagte er, genauso fühle er sich jetzt, und er gestand, wie er sich innerlich über mich lustig gemacht und mich dafür verachtet hatte, dass es vier Jahre harter analytischer Arbeit bedurft hatte, um so weit zu kommen. Wir konnten sehen, wie prekär das Gleichgewicht war, das er aufrechterhalten hatte; es gab immer einen Teil in ihm, der Hilfe wollte und bekam, der aber von einem spöttischen »Nazi«-Teil gequält wurde (der in die Eltern projiziert war) und zum Objekt sagte: »Du bist zu langsam«, was dann das Objekt wiederum nach einer weiteren Projektion über ihn und den ganzen Entwicklungsprozess sagte. Man könnte natürlich argumentieren, wie er es auch tat, dass ich tatsächlich langsam gewesen war. Er vermutete (zu Recht), dass er in mir eine wenig erfahrene Analytikerin hatte, ähnlich wie er als erstes Kind unerfahrene Eltern gehabt hatte. Und die Psychoanalyse ist eine langsame Behandlungsmethode.

Was aber ganz wesentlich war und verstanden werden musste, war nicht nur die fehlende Dankbarkeit gegenüber einer Analytikerin (und Eltern), die ihm geholfen hatte, sondern seine »Nazi«-Grausamkeit gegenüber dem Objekt, das ihm half oder ihn nährte. Für ihn war es unerträglich, dass die nährende Brust nicht einfach ein Gerät war, das er unter Kontrolle hatte, sondern ein von ihm getrenntes Objekt, von dem er abhängig war. Deshalb verlangsamte er selbst das Tempo, mit dem er zufriedengestellt und genährt werden konnte oder wirklich bei sich behalten konnte, was er bekommen hatte. Dies konnten wir mit der Nazi-Grausamkeit verknüpfen, die bei ihm im Hinterkopf ablief, während er zuzuhören schien (die langsame Quälerei durch den General, der mit seinen Konkubinen vor den Augen seiner Feinde ein Fest feierte), und er räumte ein, dass er genau das tat, während er »mit einem interessierten Gesichtsausdruck zuhörte«.

Was ich als Hauptproblem dieser Analyse beschrieben habe, wurde in einer späteren Sitzung, die ich im Detail vorstellen möchte, in vollem Umfang deutlich. Ein langer, langsam verlaufender und verschlungener Prozess lief jetzt (nach vier Jahren Analyse) viel rascher ab und kam offen zum Ausdruck. Wir sehen, wie er zunächst selbstgefällig und scheinheilig beginnt. Wenn ich ihm zeige, dass er nicht zuhört, sondern mich insgeheim verspottet, scheint er meine Deutung zu bestätigen, was aber nur ein Lippenbekenntnis ist; er macht daraus etwas, das sich ganz woanders abspielt. Schließlich spürt er wirklich die ganze Macht seines (nicht länger so abgespaltenen) analen Sadismus. Aber rasch entschlüpft er wieder, wird schwach und hilflos und projiziert das Spöttische in seinen kleinen Bruder, der dann zu einer großen und bedrohlichen Figur wird.

Das Sitzungsmaterial

Mr R. sagt, er habe während des Wartens einen Bericht im *Listener* gelesen: »Wie sechs Millionen starben«. Die Briten und Amerikaner haben nichts unternommen. Etwas scheinheilig beschrieb er, was für ein gewaltsamer, feindseliger und destruktiver Ort die Welt sei – »So wenige von uns halten wirklich an loyalen und liebevollen Gefühlen fest«. Er verknüpfte dies damit, wie er gestern vor seiner Vorlesung Y. (seinen Dozenten) vor der »blöden Kritik und Nörgelei« seiner jüngeren Mitstudenten verteidigt habe.

Ich meinte, vielleicht sei er der *Listener* (Zuhörer) gewesen, als er noch warten musste (und erinnerte ihn an früheres Material, bei dem wir verstanden hatten, dass für ihn »Zuhören« dazu diente, seinen Spott zu verbergen). Auf diese Weise waren sechs Millionen Deutungen gestorben. Statt auf sein Baby-Grummeln zu hören, als er warten musste, wuchs er zu einem scheinheiligen Erwachsenen heran. Er distanzierte sich von den grausam-spöttischen Anteilen in sich, indem er sie in andere (jüngere Studenten, Nazis) verschob, wo sie sich dann frei austoben konnten.

Mr R. war schockiert, fand aber, das müsste stimmen, weil er, obwohl er Y. verteidigt hatte, im Nachhinein schreckliche Schuldgefühle hatte. »Die Kritik der Studenten ist blöd, aber es gibt in der Tat Schwächen (shortcomings).« Das erinnerte ihn an seinen Vater, mich und an Y., die alle viel kleiner (shorter) sind als er, und daran, wie er spöttisch über Y. gedacht hatte: »Oh, du blöder kleiner Mann«.

Analytikerin: »Sie fühlen sich schuldig, weil es Ihnen nicht gelang, Y. zu verteidigen. Wie die Amerikaner und Briten geben Sie nur Lippenbekenntnisse von sich; Sie wirken loyal und zugewandt und lassen die anderen, die jüngeren Studenten, so wie früher als Kind Ihre

Geschwister, das »Meckern« übernehmen. Wenn Sie Schwächen wahrnehmen, »meckern« Sie lauthals darüber, wie wir es nur zu gut kennen in Bezug auf irgendwelche vermuteten oder tatsächlichen Schwächen bei mir, wenn Sie zum Beispiel finden, ich sei zu langsam. Sie reden, als ob es nur spielerischer Spott wäre (»Oh! Du blöder kleiner Mann.«) Aber dahinter steckt eine gemeine »konzentrierte« Nazi-Attacke.«

Patient: »Das ist komisch, wenn auch auf eine kranke Art und Weise! Wie buchstäblich das alles zusammenpasst! Als ich in Y.s Vorlesung war, mussten meine Studenten (mit denen er normalerweise um diese Uhrzeit arbeitete) anderweitig versorgt werden. Ihnen wurde ein Dokumentarfilm über ein Nazi-Konzentrationslager gezeigt – über Auschwitz.«

Analytikerin: »Und jetzt? Sie hören meinen Deutungen mit einem interessierten Gesichtsausdruck zu, bestätigen sie sogar mit »dokumentarischen« Beweisen. Aber weil Sie so neidisch auf meine Fähigkeit sind, Ihnen zu zeigen, wie alles »zusammenpasst« (die Dinge miteinander zu verknüpfen), werden Sie ganz erregt und meinen, meine Deutungen seien »komisch, wenn auch auf kranke Art und Weise«. Sie verlegen sie in einen Film, der woanders läuft. Sie »schwirren ab«, machen aus der Analyse etwas »Komisches«. Damit weisen Sie die Verantwortung für die »Nazi«-Art-und-Weise von sich, mit der Sie gerade eine ernsthafte Deutung losgeworden sind und daraus eine schwächliche und kranke Sache gemacht haben.«

Während dieser Deutung hatte Mr R. sich auf der Couch gewunden. Er wirkte sehr betroffen, unangenehm berührt und erregt. Dabei rutschte er mit dem Hintern und den Beinen hin und her und sagte schließlich: »Sie meinen, dass das *wirklich* das ist, was ich mache? Das ist zu schrecklich, um es sich wirklich anzusehen. Wie kann ich einen Witz daraus machen, dass ich in Knobelbechern rumlaufe und mich über Leute lustig mache?« (Seine Stimme war hysterisch geworden, sein Hintern rieb wie masturbierend auf der Couch hin und her.) »Und doch ist es auf ziemlich verrückte Weise ein Spaß – *und es wird von allein groß, wenn man erst einmal angefangen hat.*« Er schauderte, schwieg eine Weile und sagte dann kleinlaut: »Ich habe halt dann viel zu viel Angst und kann nichts anderes mehr machen.« Pause. »Wissen Sie, genauso habe ich mich gefühlt, wenn ich zum Pinkeln rausmusste.«

Analytikerin: »Das Problem ist, Sie sind auch der kleine Jude; wenn Sie ein Nazi sind, besteht immer die Gefahr, einen zu treffen, der noch größer ist. Sie werden ein hilfloses, ängstliches, »pinkelndes« Baby, weil Sie Angst haben, diesem Nazi-Teil in sich zu begegnen und über ihn Bescheid zu wissen.«

Mr R. war still und sagte dann: »Wissen Sie, ich konnte Ihnen das nie sagen, aber mein Bruder ist viel größer als ich, und ich hatte immer Angst, er könnte sich über mich lustig machen.« Pause. »Das Schlimmste an den Juden ist meiner Meinung nach, dass sie einfach ihre Sachen gepackt haben und in die Gaskammern marschiert sind.«

Analytikerin: »Jetzt, wo alles so offen zutage liegt, können wir wirklich sehen, wie es ist, wenn Sie sich klein fühlen, so wie damals, als Sie ein schwaches und hilfloses Baby waren und abhängig von Ihrer Mutter, die dafür sorgen musste, dass alles »zusammenpasst«. Sie können es so schlecht aushalten, jemanden zu brauchen und neidisch zu sein, dass Sie ganz erregt werden und »von allein groß werden«, ein sehr großer Arier werden, der die Gaskammern baut und mit seinen lauten »Fürzen« nach der Brust tritt, ein erregter Nazi mit Knobelbechern. Aber Sie möchten sich nicht selbst als Nazi sehen. Deshalb treten Sie alles schnell ab (jetzt an Ihren Bruder, der dann nicht mehr klein ist, sondern erschreckend groß). Weil Sie diesem Sadismus so schnell nachgeben (der fügsame Jude werden) statt sich ihm zu stellen, »wächst« die sadistische Erregung »von allein«. Und dann fühlen Sie sich schrecklich schwach und entwertet.«

Ich verknüpfte dieses Problem noch mit seinem Hauptsymptom, dem Wegrennen aus Meetings wegen seines Harndrangs.

Er erkannte jetzt deutlicher die Nazi-Qualität seiner Gefühle, die Art und Weise, wie seine sadistische Erregung von allein zunahm und sowohl das Objekt als auch seine eigenen infantilen Bedürfnisse lächerlich und schwach machte. Es wurde ihm zunehmend klar, dass sein Zurückhalten (die Art und Weise, wie er immer seinen Sadismus geheim gehalten hatte) eine Schwäche war, und er hörte auf, sie als seine Stärke zu idealisieren. Wo er mich früher in seiner neidischen Erregung verwandelt und dann behauptet hatte, er müsse mich unterstützen, wurde ihm jetzt sein Neid auf mich, die diese unerträglichen Gefühle aushalten konnte, sehr bewusst. Dadurch konnten wir verstehen, dass er nicht nur die mit den Pausen verbundene Ungewissheit abgewehrt hatte, sondern auch den Abstand zwischen sich und seiner Mutter (also das Getrenntsein von ihr). Mithilfe einer raschen projektiven Identifizierung war er »groß« geworden, fühlte sich dann aber durch das, was er nach außen projiziert hatte, bedroht, beispielsweise durch die Nazis, sodass er erneut das Bedürfnis hatte, »von allein groß zu werden«. Auf diese Weise wuchs das Syndrom der Frühreife von allein und machte den Teufelskreis deutlich, von dem ich gesprochen habe.

In dieser Konstellation eines Teufelskreises gibt es noch ein weiteres Element. Die primitive Nazi-Einstellung wurde, wie oben erwähnt, in seinen Baby-Bruder projiziert, »der dann nicht mehr klein ist, sondern erschreckend groß« wird und in der Verkleidung einer elterlichen Überich-Figur erneut auftaucht. Wenn diese re-introjiziert wird, wird aus ihr eine Instanz, die von ihm verlangt, glatt und reibungslos zu funktionieren, eine Instanz, die keinen Fehler duldet (jeden verspottet, der klein ist) und zur Stimme der Nazi-Eltern wird, die im Traum sagt: »Du hast für alles viel zu lange gebraucht«. Wir sehen dann die Diskrepanz zwischen dem primitiven Überich und seinen wohlüberlegten und liberalen bewussten Wertvorstellungen, die in seiner Vorstellung auch denen seines Vaters entsprechen.

Diese Nazi-Intoleranz für Schwächen wurde in einer späteren Sitzung noch einmal sehr deutlich, als er endlich in der Lage war, mir etwas zu sagen, was er so lange für sich behalten hatte, nämlich seine Vorstellung, dass ich nicht nur in seiner Phantasie, sondern vielleicht tatsächlich verwitwet sei. Er hatte Angst gehabt, mit mir darüber zu sprechen, weil es so grausam war, mich mit meiner »Schwäche« zu konfrontieren. Ihm fiel dazu eine Fernsehsendung ein, in der jemand sich spöttisch über Roosevelt, den der Patient sehr bewunderte, geäußert und ihn als »diesen Krüppel im Weißen Haus« bezeichnet hatte, was für ihn verknüpft war mit dem Vater, über den er in der Übertragung und in der Realität als »dieser Krüppel im Sarg« triumphiert hatte. Jetzt musste er einräumen, dass die Tatsache, dass Roosevelt seine Beeinträchtigung überwinden und ins Weiße Haus einziehen konnte, nicht ein Zeichen von Schwäche, sondern von Stärke war. Und ebenso wäre es ein Zeichen meiner Stärke, wenn ich tatsächlich verwitwet wäre und trotzdem in der Lage, im »Weißen Haus« die Funktion der Mutter mit den Brüsten zu übernehmen. Damit hatte sich das Bild der Elternfiguren sehr verändert; sie waren nicht mehr die »Highwaymen« (ebenfalls frühreife Kleinkinder), sondern Erwachsene, die mit ihren Einschränkungen, oder infantilen Ängsten, zurechtkamen, also gereift waren. Das war es, wozu er sich am wenigsten in der Lage gefühlt und was er am meisten beneidet hatte; sich diesen Neid einzugestehen schaffte Raum für viel wärmere Gefühle und Bewunderung sowohl für die Fähigkeit des Vaters, den Tod anzunehmen als auch für die Fähigkeit der Mutter, als Witwe zurechtzukommen. Demnach besaß sie die innere Stärke (den Penis in ihr/die Brustwarze), die sie dazu befähigte. Das konfrontierte ihn mit der Realität, dass nicht die Mutter kollabiert und zusammengebrochen war, als der Vater starb und er zum Studium weggegangen war, sondern dass er es war, der mit dem Verlust nicht fertiggeworden war.

All dies erwies sich als sehr relevant für die Frage, ob er die Analyse »frühreif« unterbrechen oder ganz beenden sollte. Er hatte sich entschieden, das Stipendium für die Fortsetzung des Studiums im Ausland anzunehmen, und beendete die Analyse am Jahresende. Wir konnten die damit verbundene Gefahr sehen. Er befürchtete, dass sich die frühere Situation wiederholen könnte, und er fürchtete seine Tendenz, triumphierend »abzuschwirren« und mich als das schwache Objekt (den toten Vater oder die geschwächte Mutter) zurückzulassen. Daraus erwuchs die Sorge, er könnte alles zerstören, was er an Einsicht und einem guten inneren Objekt in der Analyse gewonnen hatte. Dies führte, in Verbindung mit seiner eigenen unzulänglichen Urteilsfähigkeit, zu der Angst vor einer Wiederholung seines Scheiterns oder des Zusammenbruchs.

Positiv war, dass ihm diese bedrohliche Gefahr jetzt deutlicher bewusst war, er sich aber sicher genug fühlte, das Risiko eingehen zu können, keine Analyse mehr zu haben. Er hatte jetzt eine Vorstellung von einem starken Objekt, an das er sich wieder wenden könnte; trotz aller Spötterei und allen Triumphs konnte er sich jetzt der Angst und Beunruhigung über den Verlust der Analyse stellen und sich damit auseinandersetzen.

Fazit

Ich habe versucht, das Problem des Teufelskreises einer frühreifen Entwicklung (so wie ich es bei meinem Patienten verstanden habe) vorzustellen. Das rasche »Aufblühen«, das ein wirkliches Wachstum behindert; die unechte Besorgnis, die die Entwicklung echter Besorgnis um andere beeinträchtigt. Ich habe zu zeigen versucht, wie die projektiv-identifizierenden Prozesse ablaufen; die Autoanalyse, die sich als Ersatz oder das Ausleben der Masturbation erweist. Die dahinter liegenden Impulse wurden aufgedeckt, der anale Sadismus, Neid und Eifersucht; die Beeinträchtigung durch ein strenges primitives Überich und die kalte zugrunde liegende Depression. Ich habe auch die Schwierigkeiten der analytischen Arbeit betont; es ist wichtig festzuhalten, dass der Patient trotz allem dankbar dafür war, sich jetzt mithilfe der Analyse nicht nur stärker zu fühlen, sondern auch Freude und Zuneigung spontan erleben konnte, und dass er mit seiner Liebesfähigkeit in Kontakt gekommen war.

7. Kapitel
Die Sorge um andere: Echt oder unecht[1] (1995)

In diesem Kapitel geht es mir um eine Gruppe von Patienten, die scheinbar äußerst besorgt um ihre Objekte sind. Teilweise entspringt diese Sorge einem wirklichen Bedürfnis nach Wiedergutmachung, teilweise erweist sie sich aber auch als Reaktionsbildung auf eine feindselige und überlegene Einstellung gegenüber dem Objekt, wobei das Gefühl der Überlegenheit auf einer manischen ›Übernahme‹ der mütterlichen Funktion basiert.

Die Fähigkeit zur Sorge um andere ist eines der Merkmale, die sich nach Klein im Verlauf der depressiven Position entwickeln. Allerdings fügt sie in ihrer Arbeit »Beitrag zur Theorie von Angst und Schuldgefühl« (2000[1948]) eine ergänzende Korrektur hinzu und schreibt:

> »Selbst sehr kleine Säuglinge scheinen vorübergehende Integrationszustände [...] zu erleben, [...] die depressive Angst [und Schuldgefühle wecken] und das Bedürfnis entstehen lass[en], Wiedergutmachung zu leisten [...] [Eine] vermutlich gleichzeitig genutzte Methode des Ichs besteht darin, sich in die manische Abwehr zu flüchten« (Klein, 2000[1948], S. 60f.).

Diese frühreife Besorgnis, die sowohl wirkliche Sorge und das Bedürfnis nach Wiedergutmachung als auch gleichzeitig eine manische ›unechte‹ Besorgnis enthält, steht in diesem Kapitel im Fokus.

In den durchaus unterschiedlichen frühen Lebensgeschichten solcher Patienten finden sich jedoch oft ähnliche Erfahrungen mit brüchigen und/ oder außerordentlich deprivierenden Objekten, und ihre frühreife Besorg-

1 Eine frühere Version dieser Arbeit erschien im *International Journal of Psychoanalysis, 76*, 257–270, 1995. Nachdruck mit Genehmigung durch John Wiley & Sons, Inc.

nis ist ein Ergebnis der Wechselwirkung zwischen inneren und äußeren Faktoren, wie Klein in ihrer Arbeit hervorhebt. Sie schreibt:

> »Äußere Gefahren werden im Lichte innerer Gefahren erlebt und auf diese Weise intensiviert; und andererseits intensiviert jede äußere Gefahr die ständig drohende innere Gefahrensituation« (ebd., S. 56).

Solche Muster sind mir bei vielen Patienten begegnet, zum Beispiel bei einer Patientin, die in einem Erstgespräch ihre Zweifel äußerte, ob sie neben der Versorgung ihrer Kinder überhaupt die Zeit für eine Analyse finden könnte. Etwas vage meinte sie, als Kind vielleicht sexuell missbraucht worden zu sein. Während sie keinen klaren Anhaltspunkt für den Missbrauch und keine genaue Erinnerung daran hatte, stellte sich aber, als ihre Geschichte deutlicher wurde, heraus, wie sehr sie darunter gelitten hatte, dass ihre Mutter schwer depressiv gewesen war und sie vernachlässigt hatte. Die Patientin präsentierte sich jedoch als diejenige, die sich um ihre Mutter gekümmert hatte. Sie sei, sagte sie, eine vorbildliche Tochter gewesen, ein »wunderbar glückliches und erfolgreiches Mädchen«. Erst als sie 30 Jahre alt war, lernte sie ihren Ärger kennen – und zwar, als ihre eigene Tochter geboren wurde. Ihre Wut auf das Kind war so groß und unkontrollierbar, dass sie sich manchmal in einem Zimmer einschließen musste, um ihr Kind vor sich zu schützen.

Ihr Ärger schien sich über lange Zeit aufgestaut zu haben und brach durch, als sie das Gefühl bekam, auch noch ihre kleine Tochter verlange jetzt von ihr, dass sie sich um sie kümmere. Was sie ihrer Tochter antat, bereitete ihr Schuldgefühle, sie wirkte echt besorgt um sie und wollte alles richtig machen. Jedoch schien sie sich ihrer eigenen großen Wut darüber, dass niemand sich ihrer annahm und auf ihre Gefühle einging, überhaupt nicht bewusst zu sein. Vielmehr hatte sie über ihre Mutter triumphiert, als sie behauptete, sich um ihre Mutter gekümmert zu haben, und überzeugt war, die vorbildliche Mutter ihrer Mutter gewesen zu sein. Sie sei ihr Leben lang für ihre depressive Mutter »da gewesen«, sagte sie. Teilweise basierte dies auf einer echten Sorge um ihre Mutter, es war aber auch Ausdruck manischer Abwehrmaßnahmen, um ihren Triumph und ihre Wut sowohl zu verleugnen als auch auszuagieren.

Da sie eine um ihre Kinder ›besorgte‹ Mutter sein wollte, wies sie nun im Erstgespräch die Möglichkeit zurück, dass eine Analytikerin für sie da sein könnte. Ich war darauf ›programmiert‹, entweder als eine Person erlebt zu werden, die den Wert ihrer Wiedergutmachungsbemühungen gegenüber ihren Kindern nicht anerkannte, oder als eine, die nicht merkte, wie sehr sie selbst Hilfe brauchte. Es schien mir bestimmt zu sein, entweder die ›fordernde Person‹ zu sein, vor der sie sich in Sicherheit bringen musste, oder diejenige, die über die sehr verzweifelte Situation der Patientin hinwegging.

In einer Mischung aus tatsächlich Erlebtem, projektiven Prozessen sowie der Vermeidung unbewusster Schuldgefühle fühlen sich diese Patienten unbewusst vernachlässigt und missbraucht. Voller rachsüchtigem Hass und Verzweiflung sowie neidischer Rivalität projizieren sie ihren Hass in die ›Brust‹ (oder einen anderen ›mütterlichen‹ Aspekt) und eignen sich gleichzeitig die Brust an, werden zu ihr. Dies geschieht aber nicht – in der Identifikation mit einer guten Brust – auf liebevolle Weise, sondern zum Teil in der Identifikation mit einer im Wesentlichen grausamen, sich entziehenden Brust. So können sie zwar zu einer ›Mutter‹ werden, aber zu einer Mutter, die insgeheim oder unbewusst voller Hass ist.

Zum Teil hängt bei diesen Patienten die übermäßige ›Sorge‹ um andere damit zusammen, dass ihre inneren Objekte durch eine Verkettung von historischen (›realen‹) Ereignissen, frühen Projektionen und Introjektionen schwer beschädigt sind. Das macht es schwierig, zwischen den verschiedenen Regungen des Patienten zu differenzieren. Patienten eignen sich nicht nur aus Neid und Rache Funktionen der (verzerrt wahrgenommenen) Brust an, sondern machen darüber hinaus den manischen Versuch, das beschädigte innere Objekt wiederherzustellen. Dies führt, wie es bei manischen Mechanismen fast unausweichlich der Fall ist, zu noch mehr Beschädigungen und schafft Verwirrung darüber, ob die Beschädigung nun durch das beschädigte innere Objekt selbst vollbracht oder ihm zugefügt wurde.

Miss A., auf die ich weiter unten noch genauer eingehen werde, berichtete in einer ihrer ersten Sitzungen einen Traum, in dem sie mich als sehr beängstigend erlebte. *Ich zerrte sie an den Haaren und fragte sie ironisch: »Machen Sie also Angst vor mir?«* Diese Fehlleistung – die Vermischung von mir als ihrer Analytikerin, die fragte: »Dann haben Sie also Angst vor mir?«, was sie bewusst hatte sagen wollen, und der Feststellung: »Haben Sie« oder »Sie machen mir Angst« – zeigt, dass sie für ihr Gefühl nicht wusste, was aus ihr herauskommen oder in sie hineingelangen könnte. Oder es ging, wie bereits gesagt, um ihre Verwirrung, wer hier wer ist und wer wem Schaden zufügt.

Generell kann die analytische Situation in diesen Fällen sehr unter Druck geraten und in der Tat zeitweise von der Patientin (und der Analytikerin) als sehr überwältigend erlebt werden. Ich werde dies anhand eines Beispiels deutlich machen, als selbst eine relativ harmlose Frage (im Zusammenhang mit einer Terminverlegung) unbewusst von der Patientin als buchstäblich überwältigend erlebt wurde. Man kann natürlich in einem gegebenen Moment immer nur eine Deutung geben, aber es ist sehr wichtig, sich der Tatsache bewusst zu bleiben, dass dabei gleichzeitig, welchen Aspekt auch immer man gerade deutet, im Erleben der Patientin etwas Wichtiges übergangen wird. Wenn man also die echte Sorge der Patientin aufgreift, triumphiert der eher unechte Teil, und wenn man umgekehrt nur die unechten Anteile aufgreift, wird der Teil der Patientin, der sich echt darum bemüht, es dem anderen ›recht‹ zu machen, fallen gelassen. Beide Aspekte sind wirksam, und aus genau diesem Grund halte ich es für wichtig, diese Patienten sozusagen mit zwei Händen zu halten; mit der einen bereit aufzugreifen, wie verletzlich und geängstigt sie sich fühlen, und mit der anderen entschlossen daran festzuhalten, für wie gefährlich und überlegen sie sich selbst halten und wie verzweifelt sie gleichzeitig sind.

Ich möchte diese Prozesse anhand meiner Arbeit mit zwei Patientinnen deutlich machen. Diese Patientinnen präsentieren sich sehr unterschiedlich, aber bei beiden werden die Aspekte, die ich eben umrissen habe, deutlich. Ich hoffe auch zeigen zu können, wie eine Entwicklung aus dieser Position heraus hin zu einer anderen Position gelingen kann, in der mehr Einsicht möglich ist.

Miss A.

Miss A. war das einzige Kind semi-aristokratischer Eltern; ihr Vater war im diplomatischen Dienst. Als sie drei Wochen alt war, verließen ihre Eltern sie für einen Monat, und als sie knapp drei Jahre alt war, wurde ihr Vater in ein Land im Fernen Osten versetzt. Sie wurde mit einer Begleitung nach England zurückgeschickt und dort von einer für sie eingestellten und anscheinend strengen Nanny in Empfang genommen. Mit dieser blieb sie im Kinderzimmer des großelterlichen Hauses, bis zur Rückkehr ihrer Eltern, als sie sechs war. Danach wurde sie ins Internat geschickt. Schulisch gesehen kam sie im Internat gut zurecht, und später war sie mit einem lukrativen Gehalt in einer führenden Position in der Industrie tätig. Mit Anfang dreißig begann sie eine Analyse, weil sie sich ihrer Leistungsfähigkeit nicht mehr sicher war und weil sie keine Beziehung aufrechterhalten konnte, die zu einer Heirat geführt hätte. Aber sie sehnte sich nach einer stabilen Beziehung, einem Zuhause und eigenen Kindern. Sie hatte bereits eine Analyse abgebrochen und fürchtete, dass ihr das wieder passieren könnte.

Die Geschichten, die sie mir am Anfang der Analyse erzählte, vermittelten das Bild einer Frau, die sich rasch verliebte, zur Idealisierung neigte und sich ihrem Partner mit anscheinend großer Hingabe widmete, so als hätte sie keine eigenen Wünsche und wäre nur für den anderen da. In manchen Situationen schien sie sich für eine ideale Brust zu halten, wenn sie ganz und gar um ihren Partner besorgt war und ihr keiner seiner Wünsche zu viel wurde. Dann konnte es aber – häufig von ihrem Partner ausgehend – wegen irgendetwas, das sie nicht geschafft hatte, zu einem heftigen Wutausbruch kommen. In ihren Berichten darüber, wie ihr Freund ihr, wie sie meinte, völlig zu Recht vorwarf, sich schlecht betragen zu haben, wurde allmählich ein Muster deutlich; in der Gegenübertragung schien ich dazu aufgefordert zu werden, in seine Anschuldigungen einzustimmen.

Im weiteren Verlauf vermittelte sie mir jedoch ganz ›unschuldig‹ (wie ich bei mir dachte) – und verborgen hinter ihrer *mea culpa*-Haltung –, dass ihre ›göttlichen‹ Anstrengungen grob ausgenutzt wurden und dass ihr wegen geringfügiger Versäumnisse Vorhaltungen gemacht wurden, wo sie doch so viel für ihn tat, selbst wenn sie bereitwillig die Rolle der ›Schuldigen‹ übernahm. So oder so war sie die moralisch ›Überlegene‹. Sie tut so viel, ist so gut zu ihrem Freund, ist sogar ganz und gar bereit, sich für etwas, das sie versäumt hat, die Schuld geben zu lassen – alles, weil sie so gut ist.

Auch in der Analyse gab es beides: Sie idealisierte mich und fühlte sich gleichzeitig durch mich ausgebeutet; die zugrunde liegende Forderung war, dass ich mich vollständig ihr widmen sollte, andernfalls wäre ich eine ganz und gar lieblose Person. Läge mir etwas an ihr, würde ich keine Ferien machen und kein Geld wollen; dass ich Urlaub machte und ein Honorar verlangte, bedeutete, dass mir nichts an ihr lag, und zeigte ihr, dass ich äußerst zynisch und lieblos war, während sie ein so ›guter‹ und liebevoller Mensch war. Das rechtfertigte ihr zynisches, liebloses Verhalten mir gegenüber. Ich sollte ihr so zur Verfügung stehen wie sie, ihrer Meinung nach, ihrem Partner zur Verfügung stand – ganz und gar.

Dabei verhielt sie sich äußerst provokativ und schien mich unbedingt dazu bringen zu wollen, sie schlecht zu behandeln, so wie sie es bei ihren Freunden und ihrer früheren Analytikerin erlebt hatte. Indem sie die Rolle der ›Schuldigen‹ übernahm und anscheinend sehr darum besorgt war, wie sie ihre Freunde behandelte, wies sie gleichzeitig diese Schuld von sich und triumphierte insgeheim über die Menschen, von denen sie sich schlecht behandelt fühlte, und labte sich an ihrem Groll; weit davon entfernt, sich schuldig zu fühlen, war sie überzeugt, das Opfer der schlechten Behandlung durch andere zu sein. Insgeheim erregte es sie masochistisch, die Leidende zu sein.

Nach einer Periode, in der sie sich sowohl wegen des Honorars als auch der Termine für ihre Sitzungen sehr provokant verhalten hatte und mich gewissermaßen bei beiden Themen »in der Luft hatte hängen lassen«, bat sie mich eines Tages aus einem, wie mir schien, gut überlegten und nachvollziehbaren Grund um eine Terminverlegung. Aus einem, wie ich fand, ebenfalls verständlichen Grund sagte ich, ich würde nachsehen und ihr am nächsten Tag Bescheid geben. Hatte ich mich unbewusst vielleicht rächen wollen oder mich autokratisch verhalten, wie es nach ihrer Überzeugung bei ihren Eltern der Fall gewesen war, oder hatte ich kein Gespür dafür, wie empfindlich sie auf jeden Anschein von Zurückweisung reagierte?

Am nächsten Tag war sie sehr kratzbürstig, erwähnte die Terminfrage aber nicht. Vielmehr berichtete sie einen Traum, aus dem ich nur dieses Fragment wiedergebe: *Zwei japanische Soldaten [zu denen sie japanische Foltermethoden assoziierte und auch mich – meine Praxis liegt in einem Stadtteil, der an eine japanische Schule grenzt, usw.] fliegen in einem Kriegsgebiet über ihr in einem Hubschrauber, aus dem ein Baby oder sehr kleines Kind in der Luft hängt. Sie ist entsetzt, wie ein Baby diesem Horror ausgesetzt werden könnte.* In meiner Deutung verknüpfte ich die Japaner sowohl mit ihren frühen Erfahrungen im Fernen Osten als auch mit mir – der japanischen Schule usw. Wir wüssten, sagte ich, welchem Horror sie als Baby ausgesetzt war, als ihre Eltern im Fernen Osten waren. Ich fügte noch hinzu, dass ich sie für ihr Gefühl wohl bei der Terminfrage, die sie wie einen Krieg erlebte, im Sinne einer Vergeltung und Folter »in der Luft hängen« ließe. Sie sei entsetzt, weil sie glaubte, ich würde sie diesem Horror aussetzen. Sie stimmte mir zu.

Im Verlauf dieser Sitzung deutete ich auch noch, dass sowohl die Art ihrer Reaktion als auch ihre Weigerung, die Terminfrage noch einmal anzusprechen, sowie ihr unterdrückter Groll auf eine verbitterte Beziehung zu einem früheren Objekt hinwiesen. Sie sei überzeugt, jetzt genauso von mir gequält zu werden, wie mich zuvor ein folternder Soldat/eine Patientin habe in der Luft hängen lassen. Außerdem erlebe sie, meinte ich, dass dieses

Paar, das die Macht innehatte, sich in brutaler und sadistischer Grausamkeit daran ergötze, über Bedürfnisse anderer tyrannisch hinwegzugehen – ihre oder meine. Obwohl sie in der Vergangenheit gute Gründe für dieses Bild ihrer Eltern gehabt habe, verhalte sie sich jetzt ähnlich. Als sie später in dieser Sitzung nicht mehr so angespannt wirkte, konnte ich beobachten und sie auch darauf aufmerksam machen, dass sie selektiv an der triumphierenden Erregung durch diese Ungeheuerlichkeiten und an ihren Vorwürfen festhalte, um sich nicht mit alltäglichen Problemen auseinandersetzen zu müssen, also zum Beispiel die Ungewissheit (das Warten) und die Tatsache aushalten zu müssen, dass es ein Paar gab (die Eltern), was bedeutete, dass es nicht nur um ihre Bedürfnisse ging.

Meines Erachtens können wir hier sehen, dass ein Paar im Erleben dieser Patientin sich nicht zusammentut, um sie zu versorgen. Weder sind die beiden hilfreich noch stellen sie ein Modell zur Verfügung, wie man sich um ein ängstliches Baby kümmern könnte. Vielmehr scheint es ihnen Spaß zu machen, das Baby einer Horrorsituation auszusetzen. Dieses Bild eines Paares, das ein Baby auf so grausame Weise hängen lässt, entspricht ihrer unbewussten Phantasie, was ich mit meinem Partner mache, wenn ich sie warten lasse – die frühe verfolgende Urszene. In der Art und Weise, wie sie ihr Leben empfindet und führt, zeigt sich ein Muster (ein Beispiel habe ich gerade genannt), das mich annehmen lässt, dass wir es mit dem Wiederholungszwang eines Teufelskreises zu tun haben. Sie fühlt sich darin wie in einer Falle gefangen und von gequälten und quälenden Objekten umgeben, die sich über die Realität hinwegsetzen, wie immer diese gerade beschaffen sein mag. (Dies entspricht weitgehend dem von Freud und Abraham gezeichneten Bild der Depression – Melancholie –, demzufolge die Patientin sich auf Gedeih und Verderb einem quälenden Gewissen oder Überich ausgesetzt fühlt und selbst wiederum sowohl in ihrer inneren als auch ihrer äußeren Welt ihre Objekte quält.)

Aus einem anderen Blickwinkel betrachtet zeigt uns dieses quälende Paar auch, was eine Integration im Erleben der Patientin bedeutet. Denn wenn Gut und Böse sich verbinden, ist es möglich, sich eine Terminverlegung zu wünschen, es entsteht aber auch eine unerwünschte Ungewissheit, so wie es vielleicht auch bei ihr gemischte Motive waren, als sie mich um eine Terminverlegung bat. Für sie geht es nicht um eine Analytikerin, die sich im Sinne einer hilfreichen Integration (ein Paar) über ihre Frage Gedanken macht und zu einem Ergebnis kommt; vielmehr erlebt sie diese Verbindung als quälend und möglicherweise ziemlich überwältigend. In ihrem Modell geht es um innere Eltern, von denen sie vernachlässigt und gequält wird. Im Traum ist sie entsetzt, dass ein Baby so grausam fallen gelassen und diesem Schrecken ausgesetzt werden könnte. Der zugrunde liegende Terror ist ihre Angst, fallen gelassen zu werden. In ihrem Erleben helfen ihr die inneren Eltern nicht, die Ungewissheit zu ertragen oder, wie in diesem Beispiel, das Warten auf eine Antwort der Analytikerin/Mutter zu ertragen, während sie/die Mutter sich der äußeren Realität/dem Vater zuwendet.

In diesem Bild liegt der exzessiven ›Sorge‹ der Patientin um ihre Objekte (wie schon gesagt, ist sie überzeugt, ihrem Objekt mit scheinbar totaler Hingabe zu dienen) nicht nur ein schwerer Groll zugrunde, sondern auch ein nicht geringer Triumph über ein Objekt, das diese angebliche Sorge ›akzeptiert‹. Das führt bei der Patientin zu Schuldgefühlen, die wiederum ihren Groll hervorrufen, weil sie es unfair findet, sich schuldig fühlen zu sollen, wo sie selbst doch so schlecht behandelt wurde – in der Vergangenheit durch ihre Eltern und jetzt durch ihre Partner oder ihre Analytikerin. Sie triumphiert über diejenigen, die von ihrer Schuld überzeugt sind, und ist überzeugt, selbst keine Schuldgefühle haben zu müssen, sondern über sie triumphieren zu können.

Später ergab sich eine Gelegenheit zu der Deutung, dass sie, wenn sie mich als hilfreich erlebt, nicht umhinkommt, sich damit auseinandersetzen zu müssen, wie sie mich hat ›hängen lassen‹. In der Vorstellung der Patientin ist dies, wie ich meine, ein Teil des Horrors, dem das Paar sie aussetzen will, wenn gut mit ihr umgegangen wird. Der Horror besteht nicht nur darin, dem Paar bei dessen Verkehr ausgesetzt zu sein, sondern auch darin, dass die Integration selbst als erschreckend erlebt wird, da sie die Patientin mit unerträglichen Schuldgefühlen zu überwältigen droht, weil sie glaubt, die inneren Eltern so beschädigt zu haben, dass eine Wiedergutmachung nicht mehr möglich ist. Joan Riviere hat den qualvollen Schmerz der depressiven Position sehr schön beschrieben, als sie über den Patienten sagte:

> »Sein Widerstand richtet sich [folglich] gegen nichts anderes als gegen ein Bewußtwerden dessen, was sich in den Tiefen seiner Seele verbirgt [...], weil die zugrundeliegende unbewußte Realität in diesen Fällen unerträglicher und furchtbarer ist [als in anderen Fällen] [...]; das Gefühl, scheitern zu müssen, unfähig zu sein, die Not zu lindern, ist so groß, der Glaube an bessere Dinge so schwach: die Verzweiflung liegt so nahe. Und die Analyse bedeutet, [...] daß dem Patienten seine Hoffnungslosigkeit und sein *Gefühl zu versagen*, in seiner ganzen Realität vor Augen geführt wird, so daß

> er es ›realisiert‹, was schlicht und einfach seinen Tod bedeutet« (Riviere, 1996[1936], S. 150f.; Hervorh. i. O.).

Gleichzeitig gibt es die Sehnsucht, verstanden zu werden. Und nach meiner Erfahrung können diese Patienten erreicht werden und sind dann auch zum Teil (einem wichtigen Teil) dankbar dafür, verstanden zu werden. Irgendwie wirken sie manchmal ganz überrascht, wenn dieses Muster erfasst wird, weil es zu ihren Triumphgefühlen gehörte, dass niemand merken konnte, was sie im Schilde führten. Als Kind sagte Miss A. manchmal zu sich selbst: »Oh, was bin ich schlau!« Aber es ist auch sehr schmerzhaft, verstanden zu werden, weil dann nur noch deutlicher wird, wie es war, in der Vergangenheit nicht verstanden worden zu sein, und weil ziemlich intensive Schuldgefühle aufkommen können, so viel Energie an diese Abwehrprozesse vergeudet zu haben. Es gibt also sowohl die Sehnsucht nach einem guten Objekt als auch die Angst, mit ihm in Kontakt zu kommen; die Angst, sich abhängig und damit verletzlich zu fühlen, sowie die Angst des Patienten vor seiner Tendenz, sich sowohl verletzt zu fühlen als auch selbst andere zu verletzen.

Das von mir erwähnte Ereignis begann als einfache Bitte um eine Terminverlegung aus ›realen‹ Gründen und meiner Antwort, ihr (aus ›realen‹ Gründen) erst 24 Stunden später Bescheid zu geben. Was ich zu zeigen versuchte, ist, dass sich bei dieser Patientin um ein scheinbar geringfügiges Ereignis vielerlei Bedeutungen ranken, die zum Teil auf ihren realen Erfahrungen in der Vergangenheit beruhen (übermäßig lange von ihren Eltern ›hängen gelassen‹ worden zu sein) und zum Teil auf ihrer Tendenz, sich ähnlich zu verhalten – um sowohl die Art dieser Erfahrung zu kommunizieren als auch Rache zu üben. Dass ich sie warten ließ, schloss eine unbewusste Phantasie ein, die im Traum in dem Bild dargestellt wird, auf entsetzlich grausame Weise durch ein quälendes Paar ›hängen gelassen‹ zu werden.

Im Lauf der Jahre tauchten diese Probleme in unterschiedlichen Formen auf und mussten wieder und wieder durchgearbeitet werden, oft insbesondere im Zusammenhang mit realen Themen in der Analyse, meinen Wochenenden, Ferien, Fragen zu Terminen, dem Honorar usw. Allmählich zeigte sich eine Entwicklung: Zunächst hatte sie sich in der Falle einer Depression gefangen und anscheinend wertlos und ›besorgt‹ gefühlt, während sie eigentlich voller Groll auf ihre Objekte war; dann bestand die Gefahr, von einer Integration (der Paarbildung im Helikoptertraum) überwältigt zu werden, und schließlich entwickelte sich die Möglichkeit einer umfassenderen Integration. Später tauchte, wie ich noch zeigen werde, ein liebevolleres Objekt auf, und es entstand ein Raum, in dem über Verluste und Verantwortung nachgedacht werden konnte. Es gab eine Bewegung weg von überwältigender Angst und hin zu Trauer über Verlust- und Schuldgefühle.

Einige Jahre später, nachdem die Patientin arbeitsfähiger geworden war und in einer glücklicheren Beziehung zu einem neuen Freund lebte, sagte sie eine Woche nach einer Urlaubsunterbrechung, sie habe viel über die gestrige Sitzung nachgedacht und über den Mantel, der in einem Traum, den sie berichtet hatte, aufgetaucht war. Obwohl ihr kein Gesicht oder Name dazu einfällt, hat sie ganz stark das Gefühl, sich tatsächlich daran zu erinnern, wie sie von jemandem gehalten wird (dabei legt sie eine Hand auf ihr Herz, als wolle sie zeigen, wie es ist, ans Herz gedrückt zu werden). Sie erinnere sich, fährt sie fort, ganz deutlich an diesen Mantel, einen ziemlich warmen und ziemlich abgetragenen Mantel, und sehe deutlich die Textur des Stoffes vor sich. Derartiges Material mit einer klaren ›Erinnerung‹ oder dem Wiedererkennen eines frühen Objekts, das sie ans Herz drückte und das sich ›getragen‹ oder ›abgetragen‹ anfühlte, war für diese Patientin ziemlich ungewöhnlich; ich fühlte mich sehr berührt.

Dann berichtet sie einen anderen Traum: *Sie steht allein [sie deutet an, dass sie verlassen worden ist] an einem Straßenrand. Ein Auto fährt vorbei. Es ist ihr Auto, und ihr Vater sitzt am Steuer. Hinten im Auto sitzen ihr neuer Freund und ein Freund von ihm. Am Rückfenster gibt es eine Art mechanischer, automatischer Hand, die winkt, als das Auto vorbeirauscht. Dann gibt es ein Geräusch wie von einem schrecklichen Unfall, und im Traum beschuldigt sie sofort ihren Vater, weil der so ein schlechter Fahrer sei. Aber dann stellt sich heraus, dass sie ganz unbeschadet zurückkommen; tatsächlich kommen sie sogar zurück, um sie zu holen. Dann blickt sie auf ihre Hand und sieht, dass sie ein bisschen Kot an den Fingern hat, was sie sehr verlegen macht.* Eine ihrer Assoziationen ist, dass sie bei der Arbeit auf der Toilette war – sie hätte sich untenrum waschen müssen, sagt sie, und hätte den Deckel des Wasserkastens hochgehoben, weil sie ein Stück Papier anfeuchten wollte; dabei entdeckte sie, dass da jemand ein Pornoheft versteckt hatte – auf dem Titelbild war eine Frau mit wirklich großen Brüsten. Ich war betroffen, weil das Material des ›guten‹ Gewebes, das gute Objekt, so schnell, fast unmittelbar, durch einen ›Unfall‹ abgelöst wurde – einen Rückfall, könnte man sagen, auf altes Gelände –, eine Darstellung ihrer selbst, wie sie wieder einmal verlassen worden war, und der Zusammenstoß wegen des schlechten Fahrstils ihres Vaters, das heißt es war die Schuld des Vaters. Die Assoziationen führten zu einem Bild zynischer, narzisstischer Angeber-Brüste.

In dem weiter oben beschriebenen Material war sie im Griff einer Verfolgungsangst gefangen, wie in ihrem Versprecher »Machen Sie also Angst vor mir?« oder als sie in dem Helikoptertraum hängen gelassen wurde; damals musste sie daran festhalten, wie schlecht sie behandelt worden war. Jetzt kommen »sie« zurück und sammeln sie wieder ein. Dabei war sie sowohl nachdenklicher geworden als auch in der Lage, den Kot an ihrer Hand (verlegen) zu entdecken. Ich fühlte mich freier, direkt mit ihr darüber zu sprechen, wie sie die alten Vorwürfe wieder hervorholt und die gute Figur in dem Mantel in eine Figur mit Angeber-Brüsten verwandelt, sobald sie erlebt, dass ihr geholfen wird.

Im weiteren Verlauf der Sitzung deutete ich deshalb, dass es in ihr einen ›pornografischen‹ (analen) masturbatorischen Teil gebe, der sich insgeheim daran erfreue, wie sie sich hinter dem Deckmantel eines Opfers verstecke; das arme verlassene Kind am Straßenrand usw., das Opfer der sie ›überfahrenden‹ Entscheidungen ihres Vaters sowie das Bild, wie sie von mir in den Ferien verlassen wird. Ein Aspekt dieser Pornografie sei, sagte ich, dass das just in dem Moment passiere, wenn sie sich säubere (wie in der Szene in der Toilette) und tatsächlich die Erfahrung gemacht habe, dass ihr dabei geholfen wurde, die Dinge in Ordnung zu bringen. Sie entdecke die Scheiße an ihren Händen und müsse einräumen, dass sie ausgerechnet die Brust, die sie nährt/ihr hilft, letztlich zur rücksichtslosen masturbatorischen Befriedigung benutzt habe. Sie habe sich – im Dienst eines neidischen entwertenden Angriffs, den sie aus ihrem Hinterteil, aus den tiefsten Tiefen ihrer Seele heraus begehe – über die besorgte hilfreiche Analytikerin/Brust (die gute Figur in dem Mantel) mokiert und sie in die großen Angeber-Brüste auf dem Titelbild des Pornohefts auf der Toilette verwandelt. (Und, so würde ich jetzt hinzufügen, das ist aber genau die Brust/die Analytikerin, das Organ der Fürsorge, dem sie vorwirft, sich um sich selbst zu kümmern, Ferien zu machen, Honorar zu verlangen usw., statt sich um sie zu kümmern.)

Darüber hinaus deutete ich, sie sei überzeugt, dass die Figuren im Traum und ich mit meinen Ferien ihr alle sehr von oben herab mechanisch und automatisch zum Abschied winkten. Aber eigentlich scheine sie jetzt (anders als im Helikoptertraum) zu wissen, dass das nicht die ganze Geschichte ist. Selbst im Traum kämen sie zu ihr zurück, so wie ich auch. Und sie habe diese Erinnerung, dass es sehr viel früher einmal eine gute Figur gegeben habe, die sie jetzt wiedergefunden habe. Diese Figur (die, wie sie gesagt hatte, auf einer tatsächlichen Erinnerung beruhte) scheine derzeit mit mir verknüpft zu sein, mit der Analytikerin als einer Person, von der sie sich, ähnlich wie von diesem so detailliert wahrgenommenen Gewebe, in der analytischen Arbeit gehalten fühle. Sie spüre, dass die Analytikerin zurückkomme, sie aufnehme und ans Herz drücke. Sie fühle sich ihr und ihrer Art und Weise, die Dinge detailliert zu betrachten, verbunden.

Ich möchte hinzufügen, dass dieses umfassendere Verstehen und die Revision ihrer Konzepte ihr wahrzunehmen hilft, dass sie, wie auch immer der ›Unfall‹ in der Vergangenheit beschaffen war, nicht nur ein unschuldiges Opfer gleichgültiger und an ihr ›vorbeirauschender‹ Eltern ist und auch nicht die Einzige, die sich um andere kümmert. Die Anwesenheit – oder vielmehr das Wiederfinden – einer guten Figur verlangt von ihr, dass sie sich klarmacht, wie schnell sie bereit war, nicht nur den Vater wegen seines schlechten Fahrstils anzuschuldigen, sondern auch an ihrer eigenen Beteiligung an den ›Unfällen‹ vorbeizurauschen – an den heftigen Wutausbrüchen ihrer Partner. Im Zusammenhang mit der pornografischen Erregung durch das Gefühl, ein Opfer zu sein, brachte sie im Traum der Anblick der Scheiße an ihren Händen in Verlegenheit. Nicht mehr darin zu schwelgen, ein Opfer zu sein, sondern sogar im Traum die Verantwortung für ihre ›beschissenen‹ Anteile einzuräumen und nach und nach zu übernehmen, stellt einen wichtigen Entwicklungsschritt dar und kündigt die Möglichkeit an, zwischen den Eltern, die ihr tatsächlich zu viel zugemutet haben, und einer Figur, die zurückkommt, zu differenzieren. Sie kommt nicht umhin, über ihre Forderung nach überlebensgroßen Brüsten, die von ihr lieblos behandelt werden, nachzudenken, während sie selbst keinerlei Rücksicht auf die Bedürfnisse der ›Brust‹/Mutter nimmt. Dann stellt sich jedoch die Frage, ob es ihre Analytikerin ist, von der sie keine wirkliche Rücksichtnahme erfährt, oder ob sie es ist, die ihre Analytikerin so behandelt. Damit eröffnet sich für sie die Möglichkeit, nicht nur genuin darüber besorgt zu sein, wie sie ihre Objekte behandelt, sondern auch darüber, wie sie selbst behandelt werden möchte.

Sie kann sich erst dann mit der ›Scheiße‹ an ihren Händen auseinandersetzen, wenn sie eine gewisse Zuversicht hat, dass die Mutter/Analytikerin, von der sie verlassen wird, sich Gedanken darüber macht, ob sie ihr etwas Unmögliches zumutet (die Eltern, die sie in gewisser Weise jahrelang hängen ließen, um noch einmal an den Helikoptertraum zu erinnern) oder ob sie etwas Unmögliches von den Eltern verlangt (ich sollte überhaupt keine Ferien machen). Dann könnte sie einigermaßen realistisch hoffen, dass die Mutter zurückkommt, sie wieder auf den Arm nimmt und ihr dabei hilft, mit der Scheiße an ihren Händen fertigzuwerden und den Verlust zu betrauern. Darüber hinaus hat sie, als sie sich selbst mit den Riesenbrüsten darstellte und als die Super-›Mutter‹ die sich mit so fragwürdigem Einsatz um ihre Partner kümmerte, voller Neid ein für ihr Erleben genuin um sie besorgtes Objekt, das vielleicht ›gut genug‹ war und ihr ein beruhigendes Gewebematerial anbot, angegriffen. Sie ist zwar nicht für die Entscheidungen ihrer Eltern (zu denen auch der unangemessen lange Zeitraum gehörte, in dem sie zurückgelassen worden war) verantwortlich, sehr wohl aber diejenige, deren provozierendes Verhalten andere ›abnutzt‹ (der Mantel, der so abgetragen ist).

Es gibt nun ein liebevolleres Wiederfinden eines guten Objekts, das sowohl durch die Person, die sie gehalten hat, als auch durch den Mantel repräsentiert wird, und es gibt Raum, um über ihre Verluste und Verantwortung nachzudenken. Die Bewegung verläuft von der überwältigenden Angst der depressiven Position hin zu Trauer über ihre Verlust- und Schuldgefühle – der Mantel, der so abgetragen ist. Wir sehen hier die Oszillation zwischen der paranoid-schizoiden Position (sie als verlassenes Opfer am Straßenrand) und der depressiven Position (wirklicher Besorgnis wegen der Beschädigung des guten Objekts). Sie verfügt über eine neue Fähigkeit und kann darüber nachdenken, was ihr zugefügt wurde und was sie selbst – im Traum – der Brust zugefügt hat.

Während sie sich früher in der Analyse, wie in dem Helikoptertraum, sehr rücksichtslosen Figuren wirklich sehr hilflos auf Gedeih und Verderb ausgeliefert gefühlt und wenig Hoffnung gehabt hatte, auf ein vertrauenswürdiges ›gutes‹ Objekt zu treffen, hat sie sich zu Beginn dieser Sitzung in einen Wiederholungszwang zurückgezogen und schwelgte masochistisch in ihrem Leiden – das verlassene Opfer am Straßenrand. Aber wenn sie merkt, dass dies anerkannt wird, dass sie oder diese frühen Empfindungen und Erfahrungen nicht völlig abgeschrieben werden, findet sie wieder zu einem guten hilfreichen Objekt zurück. Sie erkennt ein Objekt, von dem sie verlassen wird, das aber zurückkommt, um sie zu holen; sie ist in der Lage, ihren ›pornografischen‹ Angriff auf die gute Brust zu erkennen. Dies gibt ihr die Möglichkeit, ihre Verzweiflung hinter sich zu lassen und darauf zu vertrauen, dass sie ein gutes (frühes) Objekt, das auch gute und hilfreiche Aspekte der Analytikerin repräsentiert, wiederfinden könnte.

Etwas hat sich verändert, wenn sie jetzt die Fähigkeit hat, gute Objekte zu finden und wiederherzustellen; sie fühlt sich nicht mehr so überwältigt und verfügt über den mentalen Raum, so darüber nachzudenken, was passiert ist und was jetzt vor sich geht, dass sie das eine vom anderen unterscheiden kann. Bei diesem Prozess beginnt sie auch, in der Außenwelt Objekte zu finden, die für ihr Gefühl aufrichtig um sie besorgt sind und um die sie selbst aufrichtig besorgt ist.

Aber all dies ist immer noch sehr fragil und bricht unter Stress leicht zusammen, sodass sie dann, wie zu erwarten, auf frühere Einstellungen und Objekte zurückgreift. Manchmal ist sie mit der überwältigenden Intensität ihrer eigenen Bedürfnisse konfrontiert und der Frage, ob sie nun schlecht behandelt wird oder ob sie exzessive und mittlerweile teilweise unnötige Forderungen an mich stellt, ständig auf sie Rücksicht zu nehmen, während sie sich herausnimmt, in eine masochistische Gratifikation zu entschwinden – diese Forderung nach einer ›Superbrust‹, auf die sie keine Rücksicht zu nehmen braucht (die Scheiße an ihren Händen). Doch dieses Muster ist nicht mehr so starr, es ist mehr Freiraum entstanden, den Sadomasochismus der paranoid-schizoiden Position hinter sich zu lassen und das Betrauern und Durcharbeiten der depressiven Position auf sich zu nehmen. Aber ich möchte auch deutlich machen, wie schwierig es ist, mit einer Patientin zu arbeiten, bei der ›niederschmetternde‹ Verzweiflung und echte Sorge über die ›Scheiße an ihren Händen‹ so rasch wechseln.

Im Fall von Miss A. sehen wir überdeutlich die Heuchelei einer vorgeblichen Besorgnis um ihr Objekt, wenn sie eigentlich von der Vorstellung beherrscht wird, es mithilfe des zugrunde liegenden triumphierenden Hasses und ihren Rachewünschen zu kapern. Was den Ärger, den Hass und Groll angeht, den sie bei Beendigungen empfindet, gibt es noch viel durchzuarbeiten, was auch für die masochistische Erregung gilt, mit der sie sich schützt und gleichzeitig echte Fürsorge zunichtemacht. Ich habe versucht, zwischen unechter und echter Besorgnis zu differenzieren. Aber ich möchte betonen, dass man sich unter behandlungstechnischen Aspekten klarmachen muss, dass diese Differenzierung nie absoluten Bestand haben kann. Doch während in der Vergangenheit der eine als total besorgt und der andere als total rücksichtslos betrachtet wurde, gibt es jetzt einen gewissen Spielraum, sowohl auf ihre als auch auf meine Bedürfnisse tatsächlich einzugehen; dazu gehört auch, dass sie mich als Teil eines Paares wahrnimmt.

Mrs B.

Ich möchte jetzt eine zweite Patientin vorstellen, die, wie ich meine, ähnliche Probleme hatte, die aber viel subtiler hinter einer freundlichen und anscheinend hilfreichen Struktur verborgen waren.

Auch Mrs B., eine 25-jährige Sozialarbeiterin, hatte eine schwierige Kindheit gehabt. Ihre Mutter ging arbeiten, als sie noch ein Säugling war, und ließ sie in der Obhut ihrer Großeltern zurück. Als die Patientin etwa 14 Monate alt war, musste sich die Mutter einer Mastektomie unterziehen. Sie erholte sich davon und überlebte. Der Vater der Patientin starb plötzlich in ihren Jugendjahren. Mrs B. idealisierte ihre Mutter und hatte keinen Zugang dazu, wie vernachlässigt sie sich gefühlt hatte oder wie sehr sie sich jetzt selbst um andere kümmerte. Anders als Miss A., die ihren Eltern bewusst Vorwürfe machte und nahezu bewusst etwas aufgesetzt zum Ausdruck brachte, wie vorbildlich sie sich um andere kümmerte, bewunderte Mrs B. ihre Eltern bewusst, insbesondere ihre Mutter, und die Art und Weise, wie sie selbst sich um andere kümmerte und Anteil nahm, wirkte natürlicher. Während das zentrale Problem in der Analyse von Miss A. für mich darin bestand, mich nicht zu ärgerlichen Reaktionen hinreißen zu lassen (ich musste aufpassen, mich nicht so programmieren zu lassen, dass ich – als feindseliges, kritisches Überich – zu agieren begann und ungerechtfertigte Kritik äußerte), bestand im Fall von Mrs B. das Problem darin, der Verführung zu widerstehen, eine Patientin zu haben, die mich so bewunderte und sich so hingebungsvoll und klaglos um mich kümmerte.

Schon bei unserer ersten Begegnung am Telefon, als sie mich wegen eines Termins anrief, bekam ich den ersten Hinweis. Sie bot mir äußerst zuvorkommend und völlig zu Recht ihre Telefonnummer an – ich hatte vergessen, diese zu notieren. Ziemlich nachdrücklich zeigte sie mir auch danach, dass sie es für ihre Aufgabe hielt, sich um mich zu kümmern. Sie war die perfekte Tochter, die mich subtil davon überzeugte, die ideale Mutter zu sein, indem sie mich vor Kritik bewahrte und mir das Gefühl gab, ihr einen Superservice anzubieten. Allerdings berichtete sie gegen Ende einer, wie ich fand, guten Freitagsstunde kurz vor der ersten Ferienunterbrechung einen Traum, in dem *ihr der Mund mit Hermesetas [einem künstlichen Süßstoff] vollgestopft wurde.* Am Montag konnte sie sich an diese Sitzung nicht mehr erinnern. Was ihr half, wenn sie mit Schwierigkeiten konfrontiert wurde, war nicht etwas Nahrhaftes, sondern etwas Künstliches. War es das, womit sie sich selbst versorgte, oder war es eine Anspielung auf mich –, dass ich künstlich lieb und nett war statt auf ihre Probleme einzugehen?

Sie schien oft nicht zu wissen, ob ich ihr künstlichen Süßstoff oder etwas Richtiges zur Verfügung stellte, was auf ihr Dilemma verwies: Wurde das wirkliche Verständnis, das ihr vorenthalten worden war, durch Saccharin ersetzt, oder wurde die wirkliche Hilfe zunichtegemacht? Mehr noch, sie schien nicht zu wissen, was sie eigentlich wollte. Dass der nicht nahrhafte Süßstoff ins Spiel kam, bedeutete, dass sie sich nicht mit dem Verlust einer guten Mutter/Analytikerin auseinandersetzen musste und diesen Verlust nicht betrauern musste; stattdessen verunglimpfte sie mich als Saccharin. Da ihr aber nicht bewusst war, wie sie sich selbst und unsere gemeinsame Arbeit entwertete, war die Sitzung bedeutungslos geworden und war es nicht wert, erinnert zu werden. Sie ersparte mir ihre Vorwürfe (aus ›Sorge‹ um mich), triumphierte aber über unsere Arbeit, selbst dann noch, als sie mir den ›Süßstoff‹ der Idealisierung anbot.

In der darauffolgenden Woche träumte sie, *ein Mädchen im Krankenhaus zu besuchen; das Mädchen ist etwa in dem Alter wie sie beim Tod ihres Vaters. Die Schwestern sind mit Bettenmachen beschäftigt. [Sie kümmern sich also zum Teil um die Patienten, zu einem anderen Teil aber nicht, wie mir auffällt.] Dann ist sie auf der Autobahn und muss überlegen, welche Richtung sie einschlägt, als ich plötzlich auftauche und emphatisch verkünde: »So oder so, auf jeden Fall mache ich jetzt Ferien.«* In ihren Assoziationen geht es darum, dass sie mich wie die Sorte Krankenschwester erlebt, der es wichtiger ist, die Betten zu richten (oder Ferientermine) als sich um ihre Patienten zu kümmern.

Am nächsten Tag ist sie beunruhigt und weiß nicht, wie sie in den Ferien zurechtkommen soll, wenn ich nicht mehr da bin. Meint sie das wirklich oder meint sie, dass ich so etwas hören will? Der plötzliche Wechsel ist so krass. Außerdem denke ich (für mich) daran, dass es in ihrem Traum um Tod geht, und ich erinnere mich an die Verknüpfung mit dem Tod ihres Vaters in dem Traum gestern. Sie sagt, man habe ihr geraten, bei einem Bewerbungsgespräch (in den Ferien) bestimmte Informationen zurückzuhalten. Ich frage, was vielleicht jetzt zurückgehalten werden muss im Zusammenhang mit ihrer Angst, was sein wird, wenn ich nicht mehr ›hier‹, also lebendig bin. Es platzt aus ihr heraus: »Ich habe sehr wohl gemerkt, wie Sie seit einer Woche husten; natürlich ist das für sich genommen nicht bedrohlich …«

Mir wird plötzlich klar, dass ich in der gestrigen Sitzung abgelenkt war – schließlich war der Traum voll mit Krankenhäusern, Krankheit,

Autobahnen und Unfällen. Wie schon gesagt, war ihre Mutter erkrankt, als die Patientin ein Säugling war, und ihr Vater war gestorben, als sie eine Jugendliche war. Wir haben gesehen, wie sie in den Sitzungen ein ›braves Mädchen‹ geworden war; eine Patientin, die selbst nach sich sieht (sich selbst im Krankenhaus besucht), sich nicht beklagt, wenn die Schwester sich nicht um sie kümmert, mich nicht ›aus der Fassung‹ bringt, indem sie meinen Husten erwähnt, ihn schnell wieder verharmlost, nachdem sie ihn erwähnt hat – »das ist nicht bedrohlich«, usw. –, anscheinend sogar in der Lage ist, mich während der Ferien zu ›vermissen‹. Es ist zu schön, um wahr zu sein. Sie lernt es, ein analytisch ›braves Mädchen‹ zu sein und merkt dabei weder, wie klein und bedürftig sie sich fühlt, noch merkt sie, welch mörderisch-feindselige Gefühle in ihr wach werden, wenn sie sich vernachlässigt fühlt. Aber sie scheint meine Fähigkeit, eine Analytikerin/Mutter zu sein, die sich um sie kümmert, ›umzubringen‹ (oder einer Mastektomie zu unterziehen) und setzt sich triumphierend über ihre eigene Sehnsucht hinweg, bei einem befürchteten Verlust gepflegt oder getröstet zu werden. Diese Versuche, die Dinge in Ordnung zu bringen, Wiedergutmachung zu leisten, bewirken nicht, dass es ihr besser geht. Ganz im Gegenteil: Statt sich von ihren Schuldgefühlen entlastet zu fühlen, erlebt sie sich zunehmend wertlos und misstraut dem, was sie im Mund hat. Bietet sie echte Hilfe an oder falsche Beruhigung? Selbst die Wiedergutmachungsversuche sind voller Hass, denn solange sie glaubt, dass ich von ihr erwarte, ein ›braves Mädchen‹ zu sein, hasst sie mich, weil ihr damit die Fürsorge vorenthalten wird, die sie selbst braucht. Wie die am Anfang des Kapitels erwähnte Patientin, die ich zu einem Erstgespräch gesehen hatte, ist sie davon überzeugt, ausgerechnet das Objekt, von dem sie selbst vernachlässigt wird, selbst gut zu ›bemuttern‹.

In dieser Situation bleibt sie in einem Teufelskreis gefangen, solange ihre Wiedergutmachungsbemühungen sowohl ihre Anklagen gegen das Objekt verstärken als auch ihre Überzeugung, dass ich sie ebenfalls hassen würde, wenn ich wüsste, was in ihr vorgeht; eigentlich fühlt sie sich von ihrem eigenen Gewissen gehasst. Aber diese falsche oder Pseudo-Rücksichtnahme (in der sich vielleicht die Rivalität der Patientin und die Macht der Verhältnisse vermischen) enthält auch wirkliche Liebe und echte Besorgnis. Für sie scheint es eine Möglichkeit zu sein, wie sie versuchen kann, mit der Situation zurechtzukommen, und zugleich ihr großes Unglück, ihre triumphierende Verachtung und mörderische Wut auf die Mutter zuzudecken (wie die Krankenschwestern beim Bettenmachen). In ihrer Vorstellung kommt die Mutter/Analytikerin nicht mit der Situation zurecht, wenn sie noch nicht einmal merkt, was mit ihr selbst los ist und wie krank sie ist. In ein und demselben Atemzug tötet und heilt die Patientin, tötet und heilt.

Wiederholt hatte sie, sobald sie in ihrem Leben etwas von ihrer eigenen Bedürftigkeit und Abhängigkeit erkannt hatte, die Situation so umgestaltet, dass das Wissen um diese Einsicht wieder beseitigt war. Bevor man sich auch nur umdrehen konnte, war sie wieder dabei, sich um andere abhängige Menschen zu kümmern – ein Vorgang, der in der Sprache eines ihrer Träume »super-geschmeidig und super-stromlinienförmig« war. Aus »Oh, wie schlau ich bin!« wird »Oh, wie gut ich bin!« Das Schlaue besteht in diesem Fall darin, den Hass auf die Abhängigkeit und auf das vernachlässigende Objekt zu verbergen, indem man so tugendhaft wird.

Kaum wird ihr diese super-geschmeidige, grausame narzisstische Destruktivität bewusst gemacht, ist sie sofort um Wiedergutmachung bemüht. Sie wirkt wie eine ›ideale‹ Patientin, aber in einer super-geschmeidigen subtilen Art und Weise werden meine analytischen Fähigkeiten unterlaufen und geschwächt (Rosenfeld, 1964). Allmählich merke ich, wie sie anderen gegenüber subtil Zweifel an der Qualität ihrer Analyse äußert und sich beklagt, dass ihre Leistungsfähigkeit an der Arbeit und auch sonst nachlasse. Hinzu kommt, dass sie mich im Stich lässt, falls ich wirklich erwarten sollte, dass eine so ungewöhnlich ›reife‹ junge Person mir hilft. Zum Beispiel erwähnt sie am Tag nach einer Sitzung, in der sie über Sicherheitsmaßnahmen an ihrem Arbeitsplatz gesprochen hatte, dass ihr gestern aufgefallen sei, dass an meinem Auto ein Fenster offengeblieben war, sie aber ›vergessen‹ habe, mir das zu sagen. Aber es gelingt ihr nicht, die Überzeugung aufrechtzuerhalten, dass sie ausschließlich freundliche Gefühle für mich habe. Sie stellt sich als reif und fürsorglich dar, und es dauert manchmal eine Weile, bis deutlich wird, wie subtil aufgesetzt diese Fürsorge ist.

Zum Beispiel hatte einer ihrer Klienten eine fatale Krebsdiagnose erhalten; seine Frau bestand darauf, dass er es nicht aushalten würde, davon zu erfahren. Zu Beginn einer Sitzung erzählt mir Mrs B., dass sie ihn gestern besucht habe und dass er klargemacht habe, nichts von der schrecklichen Prognose hören zu wollen. Der Klient sagte, die Ärzte hätten mit ihm gesprochen, aber ihn gehe das nichts an. Mit ihr wollte er trotzdem reden, was ungewöhnlich war, weil er sonst sehr reserviert war. Sein Sohn hatte eine Geburtstagsfeier für ihn arrangiert – anscheinend war das die Art und Weise, wie die Familie mit der Situation zurechtkam, sagte sie. Sie denkt an die Zeit, als ihr Vater starb; ihre Mutter sei nicht manisch gewesen, sondern mit beiden Beinen auf dem Boden geblieben – all die Dinge, die unternommen werden mussten, um die Familie vor den Räubern zu schützen, die ihnen das Geld wegnehmen wollten, usw. Ich merke, wie ich traurig werde und das Gefühl habe, mit ihr die Angst vor dem zu teilen, was uns alle bedroht – die Angst vor Krebs als dem Räuber, der jeden von uns heimsuchen könnte.

Erst gegen Stundenende realisiere ich, dass die Behauptung meiner Patientin, ihr Klient habe nichts über die schreckliche Prognose hören wollen, doch nicht so eindeutig war. Eigentlich hatte der Klient sowohl nichts wissen wollen als auch doch mit ihr reden wollen. Die Patientin hat mich in ihr Bild von sich selbst als derjenigen, die wissen will, einbezogen; sie und ich können diese schmerzlichen Themen teilen, während der Klient/der Andere das nicht kann. Sie ist betroffen, als ich ihr dies deute, weil ihr klar wird, dass wir beide nach ihrer Meinung die ›Wissenden‹ sind, die eine zutreffende Diagnose über einen Klienten haben, der dieses Wissen nicht ertragen kann, das heißt, wir triumphieren über den Klienten/Vater. Sie ist damit konfrontiert, sowohl den Verlust, der mit dem Tod ihres Vaters verbunden war, wahrzunehmen, als auch den Verlust ihrer und meiner Omnipotenz – die Grenzen dessen, was wir aushalten können, und die Grenzen dessen, wovor wir uns schützen.

Wir sehen eine Bewegung, die von einer infantilen Omnipotenz und subtil arroganten Verachtung für Elternfiguren, die nicht zurechtkommen, hin zu dem Schmerz über ihre und meine Schwächen führt. Schließlich hatte sie mich zu der Annahme verführt, ich selbst sei frei von manischen Abwehrmaßnahmen! Dadurch wird sie mit sich selbst als einer Räuberin konfrontiert, als derjenigen, die sich selbst alle Stärke angeeignet hat, um dann der Mutter ihre Unterstützung anzubieten und sie glauben zu lassen, dass sie bereit ist, ihre Stärke mit ihr zu teilen. Diese Erfahrungen in der Analyse waren sehr wichtig für sie und eröffneten einen Zugang zu der Einsamkeit, die ihrer Depression zugrunde lag und die ihr Leben auch dann bestimmte, wenn sie eine so freundliche Person zu sein schien.

Ihre Leistungsfähigkeit verbessert sich erheblich, und diese Veränderung fällt auch anderen auf. In vielerlei Hinsicht fühlt sie sich besser und nicht mehr so allein, sie ist weniger depressiv, findet Freunde und die Beziehung zu ihrem Mann wird besser. Aber das zugrunde liegende Problem besteht weiter und wird sowohl in unerwartetem und für sie nachteiligem Agieren deutlich als auch in ihren Träumen.

Etwa zwei Monate später beginnt sie eine Sitzung nach einer kurzen Urlaubsunterbrechung mit der Bemerkung, ich sähe gut aus (wie sie andeutet, nach dem Urlaub). Bei ihr sei nicht viel passiert, die Arbeit gehe voran, sie mache sich Sorgen um ihre Mutter, der es nicht gut gehe. Es sei geplant, dass ihre Mutter sie im August besuche. Letzte Nacht habe sie einen beunruhigenden Traum gehabt – geradezu einen Alptraum. Im Traum *sucht sie ihren Hausarzt auf und fragt nach einem Platz, einem Raum, in dem sie eine Klientin sehen kann, wohl eine Schizophrene, zu der ihr eine Klientin einfällt, die ihr Sorgen macht. Sie schien keinen eigenen Platz zu haben. [Mir fällt auf, dass sie nicht assoziiert, während meines Urlaubs keinen Platz gehabt zu haben, und den auch im kommenden August nicht haben wird.] Währenddessen kommt ein sehr großer bedrohlicher Hund, ein Schäferhund, herein und stürzt sich auf die Tasche, die sie bei sich hat; der Schäferhund schnappt sich ein langes Baguette und verschlingt es.* Ausführlich beschreibt sie, wie sie mit einigen Kindern im Park war; sie hatten eine Plastiktüte mit Äpfeln und Biskuits dabei, ein kleiner lieber Hund schnappte sich die Tüte voller Biskuits.

Während ich ihr zuhöre, wird mir klar, dass sie zwar behauptet, es sei nicht viel passiert, aber eigentlich ziemlich beunruhigt war. Aber es schien keinen Platz für diese Beunruhigung zu geben; stattdessen sucht sie nach einem Ort, an dem sie selbst eine Klientin sehen könnte, die sie beunruhigt. Ich denke, dass sie zum Teil wirklich in Sorge um ihre Mutter ist (die Klientin/Patientin) und erleichtert feststellt, dass ich erholt aussehe. Aber sie hat keinen Zugang zu ihren eigenen Ängsten, sondern glaubt, diejenige zu sein, die nach ihrer Mutter sehen sollte, was zum Teil real wirkt und zum Teil wie ihre ›schizophrene‹ Art, ihre eigenen Bedürfnisse zu verleugnen. Sie ist erschüttert, als ihr das klar wird und gesteht dann, während meines Urlaubs in der Nähe meines Hauses gewesen zu sein, als hätte sie unbewusst nach mir Ausschau gehalten. Außerdem erwähnt sie, dass sie ein Buch über »Neid« von Melanie Klein gesehen habe.

In der Realität war es ein lieber kleiner Hund, der ihr ein paar Biskuits gestohlen hatte, doch in ihrem Alptraum tauchte ein bedrohlicher Schäferhund auf. Ich deutete zunächst, dass sie mich als eine Frau erlebe, die in ihre Arrangements eindringe und ihr grausam und gemein ihr Selbstbild zerstöre. Schließlich hält sie sich doch für eine Frau, die für andere sorgt (für ihre Mutter und die kleinen Kinder). Ich dachte, das Baguette stehe für den großen Penis/die Brust, die ihr entrissen wird, sodass ihre Angst und Wut sichtbar werden, wenn sie sich auf einen Platz angewiesen fühlt, der ihr nicht zur Verfügung steht.

Sie schweigt eine Weile. Dann bricht es aus ihr heraus:

> »Ich habe plötzlich an Winnie Mandela gedacht und das Verfahren gegen sie und dachte, die ist wie Sie. Der Gedanke schockiert mich – so sehe ich Sie nicht. Sie halte ich für einen freundlichen Menschen, und die ist so schrecklich grausam.«

Sie spricht weiter über Winnie Mandelas Grausamkeiten (ich selbst komme auch aus Südafrika) und dann über Nelson Mandela, der so lange im Gefängnis saß und trotzdem seine Integrität bewahrt habe.

Auf einer Ebene hatte sie, wie ich meine, den Vater eingesperrt und ihm das Baguette/seinen Penis gestohlen, auch als sie sich mit Winnie Mandela davongemacht hat. Aber jetzt bricht durch, dass ihr zunehmend klar wird, wie lange sie mich eingesperrt und meine Integrität und Stärke angegriffen hat, aber auch meine Fähigkeit, mich um sie zu kümmern, untergraben und gleichzeitig geglaubt hat, sie und ich könnten in dieser verrückten Paarbildung sowohl über den Vater (Mandela) als auch über ihre eigenen Bedürfnisse triumphieren. Ich deutete ihre alptraumhafte Angst vor einer grausamen rachsüchtigen Vergeltung und kam später auf ihre Erwähnung des Neids zurück.

Ich meine, vielleicht bewundere sie mich/Mandela, diese lange Zeit im Gefängnis überlebt zu haben, beneide ihn/mich aber vielleicht auch. Sie sagt: »Es hat mich beeindruckt, wie Sie all diese Deutungen machen und vom ersten Tag an alles zusammenhalten konnten.« Dieses ›Kompliment‹ (in dem meines Erachtens anklingt, dass auch ich diese »Oh, wie schlau ich bin«-Haltung an den Tag lege) zeigt, wie sie mich lobt und zugleich ihre große Kritik an mir und ihren Ärger über meine Abwesenheit sowohl ausdrückt als auch verbirgt, was auch auf den Neid zutrifft, der meiner erfolgreichen Arbeit mit ihr gilt. Auf diese Weise erkennt oder erschafft das ›falsche Selbst‹ eine falsche Selbstanalytikerin, die sie nicht beneiden muss: »Oh, wie schlau sie ist!«

Was jetzt wirklich anders ist, ist dieser unmittelbare Ausbruch ihres realen, ziemlich beleidigenden Hasses auf mich als Winnie Mandela. Sie hatte immer geglaubt, an ihrem Alibi festhalten zu können, dass alles, was vielleicht in ihren Träumen deutlich wurde oder ich ihr über den bösartigen Schäferhund in ihr gezeigt haben könnte, auf ihre Träume und ihr Unbewusstes beschränkt war; in ›Wirklichkeit‹ sei sie ein guter Mensch, schlimmstenfalls gebe es in ihr so einen lieben kleinen Hund, der sich ein paar Biskuits schnappt. Dahinter verbirgt sich die Befürchtung, von der (depressiven) Angst überwältigt zu werden, dass der bösartige Schäferhund in ihr schlimmen Schaden angerichtet hat und dass sie mit ihren Zähnen die Brust der Mutter ausgeplündert, zerstört und sie amputiert hat. Auch jetzt muss sie ganz schnell den Angriff auf mich als Winnie Mandela wieder zurücknehmen, indem sie mir versichert, wie freundlich ich in ihren Augen bin. Sie lebt in der Angst vor einem gnadenlosen Überich (dem Schäferhund), von dem ihr die Verantwortung für alles zugeschoben wird, was schiefgegangen ist, einschließlich der Mastektomie ihrer Mutter. Dieses grausame Überich wird nicht nur von ihr verlangen, zuzugeben, dass sie der Brust all das Gute gestohlen hat und es zurückgeben soll, sondern wird auch ihr das Gute, das sie in sich hat, rachsüchtig entreißen und sie einer Mastektomie unterziehen. Wir können sehen, dass sie Angst hat, von der depressiven Position überwältigt zu werden, so wie es Melanie Klein und Joan Riviere beschrieben haben.

In diesen Ereignissen wird nun das Problem, mit dem ich es von unserer ersten Begegnung an zu tun hatte, offen sichtbar, und wir erleben eine Patientin, die sich immer deutlicher echte Sorgen um sich selbst und ihr Verhalten macht. Zwar gab es immer eine gewisse depressive Einschränkung, die sich in ihrer verminderten Funktionsfähigkeit bemerkbar machte, doch fühlt sie sich jetzt deutlich besser und ist in ihrer Sorge um sich selbst realistischer. Sie sagt, sie fühle sich depressiver, sei aber paradoxerweise erleichtert, weil sie jetzt in der Lage sei, sich diese Probleme anzusehen. Ich möchte hinzufügen, dass ihr meines Erachtens deutlicher bewusst ist, dass sie Hilfe brauchte, um über diese Probleme mit Verlusten und Verantwortung nachzudenken, ähnlich wie ich es bei Miss A. beschrieben habe.

Fazit

In diesem Kapitel geht es mir um einen Prozess, bei dem fürsorgliche Aspekte der Objekte vereinnahmt und gleichzeitig Hass- und Racheimpulse wegen des Gefühls der Vernachlässigung intensiviert werden. Die beiden Patientinnen, die ich vorgestellt habe, triumphieren sowohl über ihre Objekte als auch über ihre eigenen bedürftigen Anteile und versuchen, die Analytikerin in Enactments zu verwickeln, in denen diese entweder das strenge Überich verkörpert, das nichts Gutes an der Patientin lässt, oder dazu gebracht wird, an einer sehr speziellen Beziehung zwischen Mutter und Tochter ›mitzuwirken‹. Eine Dynamik dieser Art kann sich natürlich auch zwischen Mutter und Sohn ergeben. Diese gegen das Erleben von Verlust- und Schuldgefühlen gerichteten Abwehrvorgänge erzeugen einen Teufelskreis, in dem die Patientin sich schutzlos, verletzlich, entwertet, depressiv und einsam fühlt. Ihr Verhältnis zu Schuldgefühlen ist kompliziert: Die Patientin fürchtet und hasst sie, sie erlebt sie als ›unfair‹, triumphiert über sie und verleugnet sie.

Die Analytikerin sieht sich in der Behandlung dieser Patientinnen vor besondere technische Probleme gestellt, da sie höchst empfindlich auf jede Intervention reagieren, weil sie sich auf Gedeih und Verderb einem intrusiven, verfolgenden Objekt ausgeliefert fühlen, das nur darauf aus ist, ihnen Vorwürfe zu machen. Deutungen sind in ihrem Erleben nicht potenziell hilfreiche Überlegungen, sondern werden eher als gnadenlose und unbarmherzig kritische Einmischung erlebt; dieses Verfolgungsgefühl muss angesprochen werden. Aber obwohl diese Patientinnen Angst haben, mit dieser Art von innerer Stimme alleingelassen zu werden, sehen sie sich andererseits selbst als furchterregend und rücksichtslos und finden es erregend, andere einschüchtern zu können. Die Analyse macht ihnen Angst, und gleichzeitig sind sie überzeugt, dass die Analytikerin es nicht wagen wird, ihre Position als mächtige ›Mutter‹, die besser als die Analytikerin weiß, was Patienten brauchen, infrage zu stellen, so als habe die Analytikerin Angst vor ihnen und sei von ihnen abhängig.

Ich habe zu zeigen versucht, wie diese Patientinnen der Analytikerin helfen, sowohl darauf zu achten, wie gequält sie sich fühlen, als auch darauf zu achten, wie sie ihre Geschichte dazu benutzen, die Analytikerin zu tyrannisieren. Auf diese Weise wird die Analytikerin entweder erlebt, als beanspruche sie alle Fürsorge für sich selbst und sei nicht bereit, für die Patientin zu sorgen, oder es wird von ihr erwartet, ausschließlich, umfassend und ohne Rücksicht auf ihre eigenen Bedürfnisse für die Patientin zu sorgen. Unter dem Aspekt der Behandlungstechnik ist es wichtig, sich klarzumachen, dass diese beiden Überzeugungen gleichzeitig wirksam sind und deshalb auch simultan angesprochen werden müssen, was ein gewisses Ausbalancieren der Deutungen erfordert, um beiden Aspekten im Erleben der Patientin gerecht zu werden. Der technische Fehler, der uns allen gelegentlich unterläuft, besteht darin, die Spaltung so aufzuteilen, dass die Analytikerin alles ›Gute‹ für sich beansprucht und in der Patientin das anmaßende Kind sieht oder meint, sie müsse der Patientin all die sogenannte umfassende Fürsorge zuteilwerden lassen, die ihr so vorenthalten wurde!

Ich finde es wichtig, dass die Analytikerin sowohl die Kraft hat, sich dieser überwältigenden, destruktiven Aneignung der ›Brust‹ entgegenzustellen, die mit einer Entwertung der Analytikerin einhergeht und in einer Mastektomie mündet, als auch in der Lage ist, die akute Verletzlichkeit dieser Patientinnen sensibel wahrzunehmen, sobald es um Abhängigkeit und Verluste geht. Außerdem fürchten diese, ihres guten Objekts beraubt zu werden, wenn die Idealisierung eines falschen Objekts aufgedeckt wird. Sie fürchten dann, dass ihnen jede echte Rücksichtnahme abgesprochen wird und dass das grausame Überich alles Gute für sich beansprucht und ihnen alles wegnimmt. Wenn das Objekt tatsächlich verschwindet oder beschädigt ist, werden die Schuldgefühle unerträglich; aber wenn andererseits das Objekt als stark genug erlebt wird, diese Angriffe zu überleben, werden wiederum die Neidgefühle unerträglich.

Obwohl es unausweichlich ist, dass uns mal in der einen oder anderen Richtung Fehler unterlaufen, ist es meines Erachtens für den Analytiker, die Analytikerin, entscheidend, eine innere Verfassung beizubehalten, die zwischen beiden Aspekten, der narzisstischen Destruktivität dieser Patientinnen und der Unterstützung, die sie wegen ihrer großen Verletzlichkeit brauchen, eine Balance findet.

8. Kapitel
Kreativität und Authentizität[1] (2012)

Im Fokus dieses Kapitels steht die Frau als Mutter, und auch die Frau als Psychoanalytikerin. Die schöpferische Tätigkeit des Psychoanalytikers betrachte ich als einen mütterlich-kreativen Akt; und über diese Fähigkeit könnten Psychoanalytikerinnen und Psychoanalytiker gleichermaßen verfügen. Darüber hinaus interessiert mich besonders, wie echt oder unecht dieser mütterlich-kreative Akt bzw. die analytische Arbeitsweise ist.

Aus meiner Sicht beruht Echtheit (authenticity) auf einer gewissen Akzeptanz der äußeren Realität und einer gewissen Akzeptanz der Tatsache, wie man selbst als Person wirklich ist. Ich sage absichtlich eine ›gewisse‹ Akzeptanz, da sie nach meiner Überzeugung immer nur teilweise gegeben ist. Wie viel Echtheit wünschen wir uns, und wie viel davon können wir tatsächlich ertragen? Außerdem könnten wir uns auch darüber Gedanken machen, wie viel ›Kreativität‹ erforderlich ist, um eben nicht authentisch zu sein.

Montaigne hat klassische Geschichten nacherzählt, zum Beispiel die von Lycas, der seinen alltäglichen Verrichtungen nachging, an seinem Arbeitsplatz erfolgreich war und überzeugt war, alles was er sehe, sei eine Theatervorstellung und finde auf einer Bühne statt. Als ein Arzt ihn von dieser Wahnvorstellung ›heilte‹, wurde Lycas so unglücklich, dass er den Arzt anklagte, ihm seine Lebensfreude gestohlen zu haben.

Meiner Ansicht nach gibt es in der kindlichen Entwicklung schon sehr früh eine konflikthafte Auseinandersetzung zwischen einem kreativen Be-

1 Eine frühere Fassung dieser Arbeit erschien in F. Thomson-Salo & A.T. Pasquali (Hrsg.). (2014). *Women and Creativity: A psychoanalytic glimpse through art, creativity and social structure*. London: Karnac. Nachdruck mit freundlicher Genehmigung von Karnac Books Ltd.

mühen um Echtheit und einem ebenfalls kreativen Bemühen, etwas vorzutäuschen (inauthenticity). Wenn wir von biblischen Begriffen ausgehen, schuf Gott zu Beginn Himmel und Erde. Er brauchte dabei keine Hilfe; das Universum war einzig und allein sein Werk. Das galt dann auch für seinen Sohn. Im Christentum bedurfte es keines Paares. Gott schuf alles Leben und alles Gute, selbst seinen eigenen Sohn als Zeichen seiner Größe. Und dafür wird Gott angebetet.

Mir scheint, dass wir unser tägliches Leben im Bann dieser Idealisierungen zubringen. Wir könnten uns darüber Gedanken machen, wie es dazu kommt. Zu Beginn des Lebens halluziniert der Säugling die Brust. Wie Gott ist er glücklich in seinem Glauben, der Herrscher des Universums zu sein und omnipotent über seine Objekte zu verfügen. Dieser ›Himmel‹ wird erschüttert, wenn er der Realität aus Hunger und Bedürfnissen ausgesetzt ist, denn dann bricht die Hölle los. Aber auch Ihre Majestät das Baby wird angebetet. (Alternativ könnte es Misshandlungen auf sich ziehen, wenn es die unverarbeiteten infantilen Bedürfnisse der Eltern, ihrerseits ebenfalls idealisiert und verehrt zu werden, erschüttert.) Die ›Tatsachen des Lebens‹ sind nicht immer willkommen, weder für das Baby noch für seine Eltern. Es sieht so aus, als müssten wir uns Phantasien oder Glaubensvorstellungen erschaffen, die unser Wissen um unsere Abhängigkeit von anderen verschleiern. Vielleicht lässt sich die Abhängigkeit von Gottheiten leichter akzeptieren als die von gewöhnlichen und fehlbaren menschlichen Objekten.

Bion (1962a) hat die komplexe Situation rund um das früheste Aushandeln des Problems der Abhängigkeit beschrieben. Er fokussiert darauf, wie die Mutter das emotionale Erleben des Säuglings aufnimmt. Wenn sie dieses Erleben selbst spüren und ihm einen Sinn geben kann, transformiert sie es in eine Erfahrung, die für das Baby bekömmlich ist. Diese alltägliche Aufgabe, die unverarbeitete Kommunikation des Babys zu transformieren, ist ein fundamental kreativer Akt und, wie ich finde, dem sexuellen Akt vergleichbar. Für Bion und andere Autoren gibt es dabei eine innere Verbindung zwischen dem seelischen Erleben der Mutter/ihrer Vagina und dem seelischen Erleben des Vaters/seines Penis.

Wenn die Mutter in sich aufgenommen hat, was Dana Birksted-Breen (1996) als »Penis als Verbindung« bezeichnet hat, dann kann sie zusammen mit diesem internalisierten Penis/Vater die Projektionen des Babys kreativ transformieren. Diese innere Verbindung, oder innere Paarung, bietet der Mutter den Raum, darüber nachzudenken, was ihr Säugling erlebt. Durch diesen Akt wird nach meiner Überzeugung die kreative Beziehung zwischen Mutter und Baby etabliert. Unter optimalen Bedingungen internalisiert ein Baby eine solche Mutter und identifiziert sich dann mit ihr. Nach und nach revanchiert sich das Baby, indem es in der Lage ist, ein Gespür dafür zu entwickeln, oder innerlich zu ›kreieren‹, wie die Mutter, und schließlich beide, Mutter und Vater, empfinden.

Es gibt also mehr als eine Verbindung, wenn es um die Aufgabe der emotionalen Kreativität geht. Es gibt die Verbindung zwischen einer Mutter, die die Gefühle ihres Babys in sich aufnimmt, und einem Baby, das die Erfahrung macht, eine solche Mutter zu haben. Und ganz wichtig: Es gibt die Verbindung mit dem inneren Penis/Vater, der sich von Anfang an mit der mütterlichen Fähigkeit der Mutter vereint.

In der Entwicklung des Säuglings besteht neben der (soll man sagen, gesunden) Identifikation mit der Mutter immer auch so etwas wie eine unechte ›Übernahme‹ ihrer Funktion. Wenn man einem kleinen Mädchen zusieht, das seine Puppe in ihrem Buggy ausfährt, lassen sich unschwer beide Aspekte der Identifikation erkennen; zum einen die wirkliche Internalisierung der mütterlichen Funktion und zum anderen ein kleines Mädchen, das illusionär glaubt, dass sie ›die Mutter‹ *ist*, die zusammen mit dem Vater und ihrem ›gemeinsamen‹ Baby unterwegs ist.

Birksted-Breen differenziert sehr eindrucksvoll zwischen einem Phallus und dem Penis-als-Verbindung. Nach ihrer Auffassung ist es der Penis-als-Verbindung, der eine Struktur schaffende Funktion hat und die Entstehung eines inneren Denkraums fördert.

In seinen Schriften zur frühen Entwicklung vertrat Freud eine Periode des phallischen Monismus und ging davon aus, dass in der Kindheit nur ein Sexualorgan bekannt ist; Melanie Klein widersprach dieser Auffassung, weil sie davon ausging, dass es immer ein unbewusstes Wissen um die Vagina und die Gebärmutter gibt.

Wie kommt dieses unbewusste Wissen um die weiblichen Geschlechtsorgane zustande? Und wenn es dieses Wissen gibt, wie kommt es, dass es so oft verworfen wird? Warum hat die phallische Abwehr einen so starken Einfluss sowohl auf die männliche als auch auf die weibliche Psyche? Über diese Themen ist in der psychoanalytischen und feministischen Literatur viel und ausführlich diskutiert worden.

Meiner Meinung nach könnte das unbewusste Wissen um das (verborgene) Innere der Mutter auf der Erfahrung beruhen, oder zumindest durch sie verstärkt werden, dass der Mund Nahrung aus der Brust aufnimmt. Das geht natürlich Hand in Hand mit der Erfahrung, dass die Mutter in sich aufnimmt, was das Baby empfindet. Ich denke, dass damit die Grundlage bzw. der Prototyp für das Wissen um eine Vagina geschaffen wird, die den Penis in sich aufnimmt und sich mit ihm verbindet, sowie das Wissen um einen mütterlichen Schoß, der den Fötus in sich trägt und ernährt.

Wenn es wirklich ein unbewusstes Wissen um die weiblichen Geschlechtsorgane gibt, warum spielt dann der ›Mangel‹ des Mädchens (an einem Penis) eine so herausragende Rolle in den Vorstellungen über die weibliche sexuelle Entwicklung? Könnte es der ›Mangel‹ des Babys sein, der in die Mutter projiziert wird – also eine Annahme, die eben nicht authentisch ist und unausgesprochen aufrechterhalten wird, weil sie dafür sorgt, dass der ›Mangel‹ in der Mutter untergebracht ist und sie abgewertet bleibt?

Mich beeindruckt in diesem Zusammenhang, dass in der westlichen Kultur alle, die eine sogenannte ›mütterliche‹ Rolle einnehmen – Krankenschwestern, Lehrerinnen, Pflegekräfte – schlechter bezahlt werden als andere. Es scheint einen Konsens zu geben, dass sie mehr nicht ›wert‹ sind, während alle, die kreativ damit beschäftigt sind, eben ›nicht authentisch‹ zu sein, massiv überbewertet werden! Janine Chasseguet-Smirgel (1984) schrieb in diesem Zusammenhang, sie lebe zufällig in einem Land, in einer Stadt und in einer Zeit, in der falsche Werte, sowohl ästhetische und intellektuelle als auch ethische, mehr bewundert würden und erfolgreicher seien als wahre Werte.

Dieser kreativen (authentischen) Funktion der Mutter, die für die emotionale Entwicklung des Kindes von allergrößter Bedeutung ist und von der der Säugling ganz besonders abhängig ist, könnten neidische Angriffe ganz besonders gelten. Wenn Klein vom Neid auf die Brust spricht, meint sie nicht nur den Neid auf die Brust als Bedürfnisse stillendes Objekt, das die Milch zum Überleben bereithält. Vielleicht richtet sich der Fokus des Neids viel stärker auf genau diese Eigenschaft der Mutter/Brust, die in sich aufnimmt, wie sich das Baby fühlt. Schließlich kann ›jeder‹ einem Baby eine Flasche in den Mund stopfen. Früher wurde sogar behauptet, der Säugling nehme (in den ersten achtzehn Lebensmonaten) keine Beziehung zur Mutter auf. Flasche oder Brust galt lediglich als Bedürfnisse stillendes Objekt. Als könnten mütterliche Fürsorge und Nahrung darauf reduziert werden! Um es rüde auszudrücken, geht es um den großen Unterschied zwischen einem persönlich bedeutsamen Geschlechtsverkehr und einem unpersönlichen ›Fick‹.

Wir könnten uns dann fragen, was für den Säugling der erste kreative Akt ist. Basiert er darauf, dass der Säugling von seiner Mutter nicht nur die Milch aufnimmt, die sie für ihn bereithält, sondern auch die Erfahrung, dass sie ihn versteht, ihn seelisch aufnimmt? Oder basiert er auf etwas, das damit einhergeht – der Vorstellung, die Brust halluzinatorisch zu ›erschaffen‹? Kommt es zu einem Wettbewerb zwischen der (omnipotent) erschaffenen Halluzination des Säuglings und der tatsächlichen Brust? Könnte der ›falschen‹ Brust mehr Wert zugebilligt werden als der realen Brust?

Und was ist, wenn die Identität der Mutter auf Falschheit beruht? Identifiziert sich der Säugling dann mit den falschen Aspekten der Mutter/der zweckdienlichen Brust und übersieht er dabei ihre anderen wirklichen Qualitäten? (Ich erinnere mich an ein wissenschaftliches Meeting der British Psychoanalytical Society, bei dem, so wird berichtet, Bion über einen Patienten, dessen Mutter als verrückt beschrieben wurde, gesagt habe: »Das Problem ist, dass dieser Patient seine Mutter um ihre Vernunft beneidet.« Vermutlich dachte er daran, dass das Überleben des Säuglings von dem gesunden Teil seiner Mutter abhängig gewesen war, einem Teil, der psychisch gesund genug gewesen sein musste, um dem Baby das Überleben zu ermöglichen. Für den Säugling hätte dann das Problem darin bestanden, die Mutter um etwas zu beneiden, das ihm das Überleben ermöglicht hatte.)

Ausgehend von diesen Überlegungen interessiert mich, was eigentlich passiert, wenn die authentische mütterliche Funktion durch eine Maskerade ersetzt wird. In einer ausgezeichneten Arbeit beschreibt Joan Riviere (1929) eine defensive Weiblichkeit, die dadurch entsteht, dass das Mädchen sich emotional im Besitz des väterlichen Penis fühlt, indem es den Vater kastriert, sich den Penis angeeignet und ihn der Mutter gestohlen hat. Riviere schildert Träume von Patientinnen, in denen Leute Masken tragen. Sie beschreibt eine betrügerische Weiblichkeit – eine Maske des Frauseins, um Angst und Zurückweisung zu umgehen, die das Mädchen sowohl von Männern als auch von Frauen befürchtet. Die Wurzeln für diese Entwicklung liegen für Riviere in der Frustration während des Stillens oder der Entwöhnung. Es komme dann zu dem intensiven Wunsch, die Brustwarze abzubeißen und zu zerstören, in die Mutter einzudringen und sie ihrer Inhalte zu berauben (zu denen, ganz entscheidend, auch der Penis des Vaters gehört).

Klinische Beispiele

Ich möchte diese Themen mit zwei klinischen Beispielen veranschaulichen.

Miss X.

Eine junge Frau kommt aus dem Ausland zu einer ersten Konsultation; es regnet in Strömen, und sie kommt 35 Minuten zu spät. Sie ist perfekt angezogen, wirkt wie die Ruhe selbst (»cool as a cucumber«) und entschuldigt sich höflich.

Sie sagt, sie sei unglücklich darüber, wie ihr Leben gerade sei; sie sei vor Kurzem vierzig geworden. Die Patientin ist im Ausland geboren; die Familie kam nach England, als sie erst wenige Monate alt war; später kam noch ein kleiner Bruder zur Welt und erst, als sie etwa fünf Jahre alt war, entdeckte sie, dass es eine Schwester gibt, die fünf Jahre zuvor zurückgelassen worden war.

Ich merke an, dass sie sich so höflich für ihr Zuspätkommen entschuldige; aber obwohl sie so einen weiten Weg auf sich genommen habe für diesen Termin, der ihr wohl wichtig sei, wirke sie cool, so als habe sie nicht einen kindlichen Anteil zurückgelassen oder als sollten wir das jedenfalls nicht merken. Es mache ihr anscheinend gar nichts aus, dass sie etwas verloren habe (in diesem Fall die 35 Minuten), so wie sie mir auch scheinbar ungerührt von diesen traurigen Ereignissen erzähle. Es wirke, als habe sie gar keine Gefühle.

Sie antwortet: »Ja, nun«, wegen dieses Problems habe sie eine Therapie gemacht und gedacht, sie sei jetzt davon kuriert. »Ich habe keine Gefühle; ich weiß nicht, wie ich mich fühle – ich habe überhaupt keine Gefühle.« Bei diesen Worten bricht sie in Tränen aus, nimmt sich ein Taschentuch und ist sichtlich verlegen, weil sie weint. So als sollte sie keine Gefühle haben, meine ich. Sie sei überzeugt, sagt sie, dass niemand Mitleid mit ihr hätte, wenn sie niedergeschlagen sei; man würde sie nur beschämen. Nach und nach wird deutlich, wie sie ihre Mutter verachtete, die kein Englisch konnte und die, wenn die Kinder wegen irgendetwas bekümmert waren, nur wütend wurde; kurz gesagt, eine Mutter, die nicht zurechtkam. Während sie, die Patientin, wirkt, als habe sie sich die Rolle einer Frau angeeignet, die im Leben bestens zurechtkommt.

Hier wird uns das Bild einer Mutter präsentiert, die als eine Frau ohne Innenleben beschrieben wird, und das Bild einer jungen Frau mit allen Insignien der Weiblichkeit, der aber offensichtlich auch ein Innenleben fehlt. Ihre kreativen Bemühungen scheinen darauf gerichtet gewesen zu sein, eine Nicht-Authentizität hervorzubringen, ein falsches Selbst als Brust-Angebot, eine Maske. Es ist natürlich bitter, sich mit vierzig klarzumachen, dass sie ihr ›kindliches‹ Selbst verloren hat und jetzt auch die Fähigkeit verliert, selbst ein Kind zu bekommen.

Mrs Z.

Mrs Z. kommt aus einem Land, in dem *la bella figura* alles ist. Sie ist eine junge verheiratete Frau und hat eine kleine Tochter. Es wirkt, als habe sie eine Mutter gehabt, die sich, wie von Riviere beschrieben, eine Maske zugelegt hatte. In dem Moment, als diese junge Frau aus dem ziemlich verzweifelten Wunsch heraus, Analytikerin zu werden, eine Analyse begann, wurde sie von ihrer Mutter, die ebenfalls in einem helfenden Beruf tätig war, ›unterstützt‹, indem diese ihr vorschlug, sich Brustimplantate zuzulegen, für deren Kosten sie auch aufkommen wollte. Es sollte wohl von Anfang an einen Wettbewerb geben zwischen ›falschen Brüsten‹ (Implantaten) und einer potenziell realeren ›Brust‹/der Analyse.

Im Verlauf einiger Monate berichtete Mrs Z. eine Reihe von Träumen.

Im ersten *sitzt sie in einem Bus, der nicht anhält; schließlich kommen sie in die Nähe einer riesigen Schaufensterfront.* (Geht es um die falschen Brustimplantate, die zur Schau gestellt werden? Oder um eine Darbietung dessen, was die ›reale‹ Analytikerin ihr anbieten könnte?)

Sie spricht davon, dass sie Klein gelesen habe, jedoch Mühe hatte, das Gelesene zu verstehen. Aber sie habe sich ausgemalt, Klein an der Universität zu unterrichten. So als wäre es gar nicht nötig, zu verstehen – sie müsste nur einfach die Lehrerin *sein.*

So wie der Bus einfach weiterfährt, redet sie nonstop – über die nette Teeparty, die sie am Geburtstag ihres Mannes veranstaltet hatte; über ihre Mutter, die auch da war und von einer berühmten Frau sprach, die sie alle zum Tee eingeladen habe; über die Mutter, die sagte, der Mann dieser Frau sei vor Kurzem gestorben, weshalb sie alle gemeinsam zu dieser Einladung gehen sollten; über ihren Mann, der nicht mitkommen möchte. Die Mutter sei ständig auf Gesellschaften, sagt die Patientin. Sie macht mit ihren Assoziationen weiter – später seien sie und die Mutter Kleider shoppen gegangen. Sie waren so in ihr Shopping vertieft, dass sie vergaß, ihre Tochter aus der Vorschule abzuholen.

Ich fand es interessant, wie viel Zeit sie dafür aufwendet, sich die Kleider einer bestimmten Art von Mutter/Analytikerin anzuziehen (die falschen Brüste). Sie macht eine ›nette‹ Tee-Einladung und ist bereit, die trauernde Witwe zu besuchen; sie macht all das, was nach ihrer Meinung von einer guten Dame (der Gesellschaft) erwartet wird. Sie möchte Klein unterrichten, obwohl sie diese nicht versteht, so wie sie auch gerne in der psychoanalytischen Ausbildung wäre, bei den Großen und Berühmten. In ihren Sitzungen bietet sie der Analytikerin Träume an und eine Vielzahl an Einfällen, so als sei sie im Besitz der großen, manischen (Schaufenster-)Front. Sie ist überzeugt, dass die Mutter/Analytikerin genau das von ihr erwartet. Niemandem würde dabei auffallen, dass jemand einen Verlust erlitten hat und ein Kind vergessen wurde – die Witwe und das Kind, das nicht von der Schule abgeholt wurde.

Aber trotz alledem weiß sie unbewusst um eine trauernde Frau und ahnt, dass das falsche Gesellschafts-Selbst/die Mutter eine zugrunde liegende Depression verbirgt. Und, so könnte man hinzufügen, dass ihr und der Mutter etwas fehlt, so als hätten beide die Fähigkeit verloren, das Leben wirklich zu erleben. Sie versucht, vielleicht auf manische Art und Weise, dieser depressiven Mutter zu helfen, indem sie die fehlenden großen ›Schaufensterobjekte‹ zur Verfügung stellt, sodass sie in gewisser Weise der Mutter Implantate anbietet. Doch leider sind es Ausstellungsstücke – eher eine Fassade als ›etwas Reales‹. Aber es gibt auch andere – den Ehemann der Patientin, oder die Analytikerin, oder vielleicht sogar einen Teil der Patientin –, die bei dieser Maskerade nicht mitwirken möchten. Dem liegt, wie ich meine, die Suche nach echteren Beziehungen zugrunde, eine innere Verfassung, die auf der Suche ist, auf der Suche nach einem anderen Menschen, der verstehen könnte, wie sie sich wirklich fühlt. Daneben gibt es auch den Hass auf diese ›Dame der Gesellschaft‹-Mutter, die sie als bedürftig erlebt und als eine Frau, um die man sich, so glaubt sie, eigentlich kümmern müsste.

Wir haben also ein kompliziertes Bild vor uns. Ich meine, dass die Patientin das Gefühl hat, sich die Implantate/die falschen Brüste angeeignet zu haben. Sie glaubt, die Ursache für die Depression ihrer Mutter zu sein, weil sie ihr die Brüste geraubt hat. Gleichzeitig ist sie wütend, weil ihr die Verantwortung für die Depression der Mutter zugeschoben wird und weil von ihr erwartet wird, dass sie die Mutter besucht und sich um sie kümmert, obwohl sie doch eigentlich findet, ihr selbst sei eine echte Fürsorge vorenthalten worden.

Winnicott (1948) hat sehr anschaulich Kinder depressiver Mütter beschrieben, die das Gefühl haben, sie müssten ihre Mütter wiederherstellen oder sie ›bemuttern‹. Ich möchte hinzufügen, dass der Drang, die Mutter wiederherzustellen, noch verstärkt wird durch den Hass auf diese Mutter, die in ihrer Depression nicht in der Lage war, aufzunehmen, wie es dem Säugling wirklich ging. Auf einer bestimmten Ebene glaubt das Kind daher, es habe mit seinem Hass die Mutter beschädigt. Es hat Schuldgefühle wegen seiner hasserfüllten Angriffe und ist gleichzeitig wütend, weil es sich schuldig fühlen soll, wo doch eben diese Mutter daran schuld ist, dass ihm selbst etwas vorenthalten wurde.

Später träumt die Patientin, dass *die Mutter und sie in benachbarten Häusern wohnen; sie blicken aus dem Fenster in die dahinter liegenden Gärten; die Mutter sagt, wir sollten mehr Garten kaufen – es wäre doch nett, wenn wir die Häuser zusammenlegen würden.*

Sie spricht davon, dass sie gerne eine Ausbildung zur Analytikerin machen würde, so als würde es ihr gefallen, wenn ihre Häuser (ihres und das der Mutter/Analytikerin) auf diese Weise miteinander verbunden wären. Sie berichtet noch andere Träume, die wunderbar waren – wie Hollywoodfilme. Sie beschreibt ihr jetziges Zuhause; sie möchte einen schönen netten Raum für die ganze Familie schaffen; sie möchte einen großen Tisch haben, an dem sie und ihre kleine Tochter »kreativ zusammen spielen« können – wie sie darüber spricht, klingt ziemlich aufgesetzt.

Die Patientin bringt reichhaltige Träume, die häufig phantasievoll und sehr detailliert sind, aber so, als müssten sie und ihre Analytikerin die Bedeutung dieser Träume nicht wirklich ernst nehmen – sie sind einfach ein »kreatives Spiel«. Ähnliches gilt für ihre ›wunderbare‹ Idee, eine analytische Ausbildung zu machen – für sie ist es eine Hollywood-Lösung (hollow wood/hohles Holz). Sie malt sich aus, durch die Hintertür hineinzugelangen und sich mit einer ›Falsches Selbst‹-Mutter/der Analytikerin zusammenzutun, um die Bühne für ein sogenanntes »kreatives Spiel« zu schaffen. Glaubt sie, dass auch die Analytikerin durch die Hintertür hineingelangte und einen Ort für das ›Spiel‹ mit Patienten geschaffen hat und dass sie mit einem falschen Selbst erfolgreicher war als die Patientin? Ich werde auf diese Frage noch zurückkommen.

Gleichzeitig ist diese junge Frau, wie ich bereits ausgeführt habe, in der Lage, mit einer realen Analytikerin ernsthaft zusammenzuarbeiten und sie dafür wertzuschätzen. Sie hat sich auch einen Mann gesucht, der mit beiden Beinen auf der Erde steht und bei dieser Scharade, ›mit der trauernden Witwe Tee zu haben‹, nicht mitmachen möchte. Aber die Lösung, nicht authentisch zu sein, hat auch etwas sehr Attraktives, und sie würde, obwohl ihr die Analyse viel bedeutet, oft ähnlich wie Lycas die Analytikerin am liebsten verklagen, die sich für ihr Gefühl in diese attraktive Liebesaffäre einmischt.

Daher wird die reale Arbeit im Vergleich mit der Hollywood-Lösung immer wieder entwertet. Tatsächlich stellt die Patientin einen Wettbewerb her zwischen der Lebensweise ihrer Analytikerin und der ihrer Mutter, auch zwischen der ihres Mannes und ihrer Mutter und natürlich zwischen ihr selbst und ihrer Analytikerin. Man könnte sagen, die Analyse begann mit dem Wettbewerb zwischen einer Analyse und Implantaten! Eigentlich hält die Patientin an einem Bild der Analytikerin als einer falschen Person fest, die wie die ›Implantate‹ ihrer Mutter ist; sie möchte behaupten, dass alle Erfolge nur auf dem Weg durch die Hintertür zu erreichen sind.

Am nächsten Tag gerät die Patientin in eine Situation mit einigen sozial sehr benachteiligten Menschen und ist schockiert über deren Benachteiligung. Wenn sie darüber nachdenkt, denkt sie auch an ihr eigenes Kind, das ziemlich gestört ist; vielleicht nähert sie sich auch einem benachteiligten Anteil in ihr. In der folgenden Nacht träumt sie, sie sei *müde nach einer langen Reise, einer wirklich langen Reise über Land. Sie denkt an Freunde, die ein gestörtes Kind haben; sie ist beeindruckt, wie dessen Eltern mit seiner Störung umgehen. Die Lehrer des Kindes versuchen, seine Schwierigkeiten herunterzuspielen, aber sie findet das nicht hilfreich.*

Aber kaum schöpft die Analytikerin etwas Hoffnung angesichts dieser Einsicht, erzählt die Patientin einen anderen Traum *über eine Mutter, die sie aus der Vorschule ihrer kleinen Tochter kennt und deren Mann gestorben ist. Im Traum füttert die Patientin diese Mutter mit kleinen Riegeln aus Schokoladeneis. Die Stückchen schmelzen; jemand schlägt vor, sie noch einmal einzufrieren, und die Patientin sagt: »Lass uns einfach neue besorgen.«*

Sie entdeckt also nach einer langen Reise (in der Analyse), dass es eine Störung gibt. Es ist ihr klar, dass es nicht helfen würde, diese Störung herunterzuspielen. Diese Einsicht hat sie gewonnen. Aber kaum hat sie dies erkannt, wird die Analytikerin zu einer Frau, »deren Mann gestorben ist«, die ihrer Stärke beraubt ist und der die Patientin ersatzweise Schokoladeneis anbietet. Jede echte Anerkennung wird umgehend in eine Schmeichelei verdreht – in etwas, das die Patientin bereithält, um die Analytikerin glücklich zu machen. Nur soll diese nicht merken, dass ihr gerade ihre Potenz gestohlen wurde. Wenn die Patientin mit einem Verlust konfrontiert ist, dem Verlust ihrer Omnipotenz, zieht sie sich darauf zurück, Schokoladeneis anbieten zu können – denn selbst wenn sie auftaut, gefriert sie wieder. Aber gibt es daneben auch ein ›authentischeres‹ Bild ihrer wirklichen Mutter, von der die Patientin annimmt, dass sie sich beraubt fühlen würde, wenn ihre Tochter die Schwierigkeiten nicht länger herunterspielen und sich stärker von ihr absetzen würde?

Und ein letzter Traum: *Peter, der sich vor Kurzem von seiner Frau getrennt hat, besucht die Patientin; sie hat eine Schwäche für Peter. Sie hat nicht viel an. Er stellt sich hinter sie und legt die Hände auf ihre Brüste. Sie erstarrt innerlich und denkt, er könnte entdecken, dass ihre Brüste nicht echt sind.*

Im vorhergehenden Traum hatte die Patientin der trauernden Frau Schokoladeneis angeboten, also etwas ohne wirkliche Substanz. Jetzt geht es im Traum um jemanden, der mit einer Trennung/einem Verlust zurechtkommen muss. Sieht er ihre Brüste als Trost oder erregt es ihn, seinen Verlust abzuwerten – Sexualisierung als Abwehr? So oder so fürchtet sie, er könnte entdecken, dass sie ihm nicht die Funktion einer echten Brust anbieten kann, nur die falschen Implantate. Ist die Analytikerin stabil genug und hält sie es aus, wenn untersucht wird, ob auch sie nur notdürftig ausgestattet und darauf angewiesen ist, dass man sie beruhigt oder ihr schmeichelt? Ob auch sie versucht, durch die Hintertür hineinzugelangen? Sind die analytischen Brüste echt, oder fürchtet auch die Analytikerin, sie könnte ›entlarvt‹ werden?

Ich meine, dass die Patientin große Angst hat, es könnte aufgedeckt werden, wie wenig authentisch sie ist, und dass die Lösung mit den falschen Implantaten zu einem völligen Kollaps führen könnte, einem völligen Zusammenbruch, sobald alle Luft entwichen ist. Die Implantate stehen für ihr Aufgeblasen-Sein aus einer manischen Omnipotenz heraus. Die Omnipotenz stiehlt alles, auch die authentischeren Eigenschaften der Patientin. Dann kommt es zu der Angst vor einem grausamen, rachsüchtigen Überich, das ihr alles wegnehmen und ihr nichts zurücklassen könnte. Erik Brenman sprach von einem Überich, das einem Patienten das Gefühl gibt, nutzlos und wertlos zu sein (Brenman, 2014[2006], S. 62f.). Daher kann das, was authentisch ist, kaum hoffen zu überleben. Diese Dynamik findet sich häufig auch aufseiten des Analytikers. Wenn die Analyse auf einer Idealisierung beruht, kann die Analytikerin viel Angst davor haben, ›entlarvt‹ zu werden. Denn selbst im besten Fall sind wir zum Teil authentisch, zu einem anderen Teil nicht. Konfrontiert mit Angst, kehren wir vielleicht alle an einen Ort zurück, an dem wir fürchten, es könnte sich herausstellen, dass das, was wir uns angeeignet haben, nicht wirklich uns gehört. Wir erstarren dann vielleicht innerlich oder bieten »Schokoladeneis« an, eine falsche Beruhigung oder phallische Großartigkeit und Intellektualisierung, oder wir werden für die Patienten oder uns selbst zu einem Überich, das uns das Gefühl gibt, nutzlos und wertlos zu sein. All das würde uns daran hindern, etwas kreativer herauszufinden, was falsch ist und was authentisch, oder vielmehr, wie viel falsch ist und wie viel authentisch.

Denn wenn wir es mit der nicht authentischen Seite eines Patienten zu tun bekommen, kann dies auch an die entsprechende Seite in uns selbst rühren; wir müssen das innerlich durcharbeiten können, um genügend kreativ und authentisch mit dem Patienten zu arbeiten, worauf ich im 10. Kapitel genauer eingehe. Aber natürlich kann es auch ›erfolgreiche‹ Analysen geben, die wie eine Theateraufführung ablaufen, so ähnlich wie Lycas sein Leben geführt hat.

Ich bin überzeugt, dass die Fähigkeit, kreativ analytisch zu arbeiten, davon abhängt, ob es gelingt, Fühlen und Denken, Mutter und Vater, Männliches und Weibliches sowie gute und böse Selbstanteile zusammenzubringen. Vielleicht fühlen wir uns manchmal tatsächlich geschmeichelt, wollen ›gut wegkommen‹ und müssen uns dann mit einem inneren Vater zusammentun, der uns hilft, diese Situation zu erkennen und auszuhalten. Die Rolle des Vaters könnte dann darin bestehen, der Mutter dabei zu helfen, mit ihrer Unvollkommenheit zurechtzukommen und trotzdem stabil genug zu sein, um ihr Wissen darüber, was authentisch ist, zu schützen und zu schätzen und gleichzeitig die eher depressiven Schuldgefühle auszuhalten über das, was in ihr selbst nicht authentisch ist. Auf diese Weise gehört zur Fähigkeit zu kreativem Arbeiten die Fähigkeit, Verluste zu ertragen, nicht zuletzt den Verlust der Illusion, perfekt zu sein!

Teil III
Adoleszenz und Sexualität

Einleitung der Herausgeber

Dieser Teil enthält drei Arbeiten zum Thema Sexualität. Jede dieser Arbeiten spürt unter dem Gesichtspunkt der Entwicklung die Vorläufer der eigentlichen Sexualität in der frühen kindlichen Abhängigkeitsbeziehung auf. In der ersten dieser Arbeiten geht es um die Adoleszenz, während die beiden anderen – über die weibliche bzw. männliche Sexualität – von der Auffassung Brenman Picks ausgehen, dass die frühe Beziehung zur Brust – die erste Partnerschaft – das Modell ist, aus dem sich die erwachsene sexuelle Beziehung ableitet. Das bedeutet, dass Probleme mit dieser frühen Beziehung auf die spätere sexuelle Beziehung abfärben werden.

Im 9. Kapitel, »Adoleszenz: Ihre Auswirkungen auf Patienten und Analytiker«, einer wegweisenden Arbeit, die 1988 veröffentlicht wurde, stellt Brenman Pick ihre Sichtweise vor, dass sich der ›adoleszente Ansturm‹ aufgrund der biologischen Reifung psychisch dadurch manifestiert, dass der Jugendliche – unterstützt durch seine Peergroup – von seiner Sexualität/Sinnlichkeit ›mitgerissen‹ wird. Dabei besteht die Gefahr, dass das Abhängigkeitsbedürfnis des Jugendlichen beiseite gefegt wird, was ihn zur Verzweiflung treiben und riskantes Agieren und Suizidalität auslösen kann. Brenman Pick zeigt dies anhand des Materials eines Patienten, der sich fast ausschließlich auf sexuelles Agieren verlegt, das sich in der Analyse als Abwehrmanöver gegen seine jetzt adoleszenten, aber eigentlich frühen Abhängigkeitsbedürfnisse entpuppt. Dagegen setzt die Patientin, die sie als nächstes Beispiel vorstellt, eine Pseudo-Reife als Abwehr gegen diese inneren Kämpfe ein. Anscheinend glaubt sie, dass dies auch für die Analytikerin gilt. Wenn die Analytikerin mit den triebhaften Nöten der Jugendlichen und den unweigerlich damit verbundenen Konflikten konfrontiert ist, besteht die Gefahr, dass auch sie zu derselben nicht authentischen Lösung greift. Wenn sie das aber merkt und sich ihre Grenzen eingestehen kann, eröffnen sich neue Möglichkeiten und hoffnungsvolle Ausblicke für die Jugendlichen.

Das 10. Kapitel, »Weibliche Sexualität: Einige klinische Überlegungen«, das 1985 verfasst und zuvor noch nicht publiziert wurde, beginnt mit einem kurzen Überblick über die Theorie, die im 8. Kapitel, das 25 Jahre später entstand, ausführlicher dargestellt wird. Zusammengefasst besagt sie, dass die Psyche der Mutter/der Analytikerin Projektionen und Mitteilungen aufnimmt und ihnen einen Sinn verleiht und dass diese Erfahrung der Prototyp für die potenziell schöpferische Vagina ist, die den Penis aufnimmt. Darüber hinaus bietet eine erwachsene sexuelle Beziehung neue Möglichkeiten für das Inszenieren früherer Konflikte, die auf diese Weise analytisch zugänglich werden. In diesem Kapitel wird ausführlich die Analyse einer Patientin vorgestellt, die mit ihrem charmanten und flippigen Verhalten überspielte, dass sie nur schwer etwas von ihrem Objekt in sich aufnehmen konnte und es entsprechend schwer hatte, anderen etwas wirklich zu geben oder sich geben zu lassen. Das wie gewohnt detailliert dargestellte Durcharbeiten der frühkindlichen Aspekte bewirkte, dass sich ihre Beziehungen insgesamt, einschließlich ihrer sexuellen Beziehung, verbesserten.

Im 11. Kapitel, »Männliche Sexualität: Eine klinische Studie über Faktoren, die ihre Entwicklung beeinträchtigen«, das ebenfalls 1985 verfasst und bis jetzt noch nicht publiziert wurde, wird die im vorhergehenden Kapitel umrissene Auffassung weiter ausgeführt. Brenman Pick stellt im Detail die Arbeit mit einem Patienten vor, der den »Traum von einer primitiven, phallischen Vorrangstellung auslebte«, der ihm als Abwehr diente, um die Rolle und den Anteil seiner Partnerin nicht erkennen zu müssen. Darin kommt sein Problem zum Ausdruck, die lebenswichtige schöpferische Rolle der Mutter in seiner frühen Kindheit nicht anerkennen zu können. Er eignet sich diese Rolle selbst an und überhöht sie, sodass eine Phantasiewelt entsteht, in der es um Herrschaft und Versklavung geht; in seiner Vorstellung gilt für sein Objekt dasselbe. So entsteht ein Teufelskreis, in dem entweder er dominiert und über sein Objekt triumphiert oder fürchtet, vom Objekt ausgeraubt und beherrscht zu werden. Ob es dem Patienten gelingt, sich aus dieser tyrannischen Organisation zu befreien und eine realistischere Sicht zu entwickeln, hängt nach Auffassung Brenman Picks davon ab, ob die Analytikerin die in der Sexualität verborgene infantile Dynamik entdeckt und mit ihm durcharbeitet.

9. Kapitel
Adoleszenz: Ihre Wirkung auf Patienten und Analytiker[1] (1988)

Die einsetzende Pubertät bringt mit ihrer kraftvollen und relativ rasch verlaufenden Entwicklung einen psycho-biologischen Schub mit sich, in dem der Körper heranreift und die Triebkräfte überwältigend werden können. Sie hat psychische Auswirkungen, die, wie andere Auswirkungen auch, zunächst vielleicht zu massiv und unerträglich sind. Die Fähigkeit, mit ihr zurechtzukommen, wird, wie wir alle wissen, weitgehend davon bestimmt, wie viel Ichstärke in der bisherigen Entwicklung aufgebaut wurde. Die hier beschriebenen Merkmale zeigen sich natürlich schon in der frühkindlichen Entwicklung, aber das besonders eindrucksvolle Element in der Pubertät ist nach meiner Überzeugung die Stärke der Triebimpulse, die den postpubertierenden Jugendlichen mit sich reißen bzw. die Stärke der gegen sie eingesetzten Abwehrmechanismen.

In diesem Kapitel möchte ich Ausschnitte aus der Analyse von zwei jugendlichen Patienten vorstellen, die auf machtvolle Abwehrmaßnahmen zurückgriffen, weil sie mit diesen Auswirkungen der Adoleszenz nicht zurechtkamen.

Der erste Patient, Jack, flüchtete sich in die Sexualität, oder genauer gesagt, in die Sinnlichkeit; die zweite Patientin, Jane, flüchtete sich in ein kompetentes Erwachsensein. Obwohl beide Patienten sehr verschieden sind, teilen sie miteinander und mit anderen Jugendlichen die Erfahrung, im Sog einer intensiven Kraft zu sein, was dazu führt, dass sie versuchen, auch ihr Objekt mit sich zu reißen. Ich möchte zeigen, wie sich dies auf die Analytiker-Patient-Beziehung auswirkt.

Der Pubertätsschub zwingt den Jugendlichen, sich gleichzeitig mit einer Vielfalt von Problemen auseinanderzusetzen; er spürt nicht nur die ganze

---

1 Eine frühere Version dieser Arbeit wurde im *International Review of Psychoanalysis, 15*, 187–194, 1988, veröffentlicht.

Kraft eines biologisch reifen Körpers und der damit einhergehenden Triebkräfte, darüber hinaus verlangen auch seine Lebensumstände und seine eigenen Bedürfnisse, dass er sich von seiner Familie absetzt und zu einer eigenen Identität findet, um sich nicht nur als Kind seiner Eltern, sondern mehr noch als ein Individuum zu verstehen. Seine Arbeitsfähigkeit wird ernsthaft auf die Probe gestellt, und er muss Entscheidungen treffen, die möglicherweise weitreichende Folgen haben. Er wird gezwungen, Verantwortung zu übernehmen, und er muss viele Annehmlichkeiten seiner Kindheit aufgeben. Anders als der Säugling, der sich im Grunde nur an seine Eltern wenden kann, tun sich für den Jugendlichen neue Möglichkeiten auf, und er hat potenziell die Freiheit, sich neuen Objekten zuzuwenden. Die Dringlichkeit der Aufgabe, sich mit seiner Realität auseinanderzusetzen, verstärkt vielleicht noch sein Bedürfnis, nicht nur die Realität seiner Eltern zu erkunden, sondern auch die Realität und Unabhängigkeit seines eigenen Denkens und Fühlens. Die wiedererwachende Neugier sich selbst und seinen Objekten gegenüber verwandelt sich in der Praxis oft in omnipotent ätzende Angriffe auf die Eltern und wirft die Frage auf, wie sie mit ihren Problemen umgegangen oder an ihnen gescheitert sind. Seine Sicherheit hängt davon ab, ob er ein realistisches Objekt findet, das ihm hilft, mit seinen widersprüchlichen Impulsen, Ängsten und Bedürfnissen zurechtzukommen. Diese widersprüchlichen Kräfte sind oft sehr stark und können dazu führen, dass er sich heftig gegen seine Eltern wendet.

Und genau in diesem Moment seiner Entwicklung, in dem der Jugendliche eine neue Ebene in der Durcharbeitung der depressiven Position erreichen muss, können ihn die Herausforderungen, vor denen er jetzt steht, auf frühere Abwehrmaßnahmen zurückwerfen. Es gehört zur normalen Entwicklung, dass Abwehrmaßnahmen, insbesondere eine manisch omnipotente Idealisierung, ins Spiel kommen, wenn es um depressive Probleme geht. Wie wir wissen, können diese Abwehrmaßnahmen pathologisch werden, wenn die frühkindliche Situation beeinträchtigt war.

Bis zu einem gewissen Grad rechnen wir damit, dass der Jugendliche sich davon abwendet, was er zuvor in der Beziehung zu äußeren und inneren Eltern aufgebaut hat, und dass er auf frühe primitive Modi der extremen Spaltung regrediert, auf ein Alles oder Nichts, schwarz oder weiß, auf das Phänomen Idealisierung/Verfolgung, also auf Modi, die sowohl für den Säugling als auch den Jugendlichen charakteristisch sind.

Aber die Erfahrung mit der Adoleszenz ist enorm wichtig; wird sie nicht durchgearbeitet, kann es später zu schwerem Agieren kommen, wenn jemand nachzuholen versucht, was er verpasst hat; oder es kommt zu einer falschen und von adoleszenten Elementen durchzogenen Frühreife, die das Erwachsenenleben dominiert und sich bei unseren Patienten manchmal hinter einem pseudo-erwachsenen kooperativen Verhalten in der Analyse verbirgt. Die Umwelt, die Jugendliche sich bewusst oder unbewusst aussuchen bzw. die ihnen zur Verfügung steht, kann erheblichen Einfluss auf sie haben.

Auch wenn es für den Jugendlichen schwierig sein kann, sich sein Bedürfnis nach einem Vorbild bewusst einzugestehen, sucht er unbewusst verzweifelt nach Objekten, die ihm, wie er glaubt, Halt und Anleitung bieten könnten. Während der gesunde Säugling sich von seiner fürsorglichen, ihn haltenden Mutter getröstet und unterstützt fühlen mag, könnte der Jugendliche versuchen, seine Eltern mitzureißen, oder er könnte sich wütend abwenden und sich seiner Jugendgruppe anschließen, in der sich alle gegenseitig darin bestärken, die Eigenschaften des idealisierten Objekts selbst zu besitzen, sodass sie ihre Gefühle des Scheiterns und infantiler Hilflosigkeit mit Nachdruck in die Elterngeneration projizieren können. Natürlich kann dies auch beim Baby vorkommen, aber der Jugendliche findet in seiner Peergroup Verbündete und Verstärkung.

Vielleicht fühlt er sich empfindlich unter Druck gesetzt, erwachsen zu sein, und vielleicht versucht er dann so zu tun, als käme er gut zurecht, ein Verhalten, das häufig noch durch die Erwartungen der Erwachsenenwelt verstärkt wird. Dabei könnte er sich mit Aspekten von Erwachsenen identifizieren, die angeblich ›gut zurechtkommen‹, weiß aber in seiner gesteigerten Sensibilität nur zu gut um die Heuchelei der älteren Generation; oft plagt ihn die Befürchtung, ähnlich wie sie erwischt und bloßgestellt zu werden.

Ein Beispiel für die Empfindlichkeit gegenüber möglichen Bloßstellungen: Ich war nach einer besonders langen Winterpause sehr braungebrannt zurückgekommen; eine Jugendliche machte irgendwann während ihrer Sitzung eine beiläufige Bemerkung dazu. Als ich etwas dazu sagte, meinte sie, natürlich sei ihr das aufgefallen, aber etwas darüber zu sagen, wäre aufdringlich gewesen, denn obwohl ich wahrscheinlich in der Sonne gewesen sei, hätte ich ja auch vor einer Höhensonne sitzen können, und dann wollte ich vermutlich nicht, dass jemand das merkt. Sie glaubte also, dass ich nur eine Fassade zur Schau stellte, ohne die tatsächliche Erfahrung gemacht zu haben, und dass ich davor geschützt werden sollte, von jemand durchschaut und bloßgestellt zu werden. Ich möchte zeigen, wie die Bemühungen um eine kollusive Zusammenarbeit gerade bei Jugendlichen ein besonders ausgeprägter Teil ihres Modus Vivendi sein können. Ihre Angst, nicht eigenständig zurechtzukommen, kann sehr groß sein, und zeigt sich vor allem in einer Überempfindlichkeit bei der Frage ihrer Gruppenzugehörigkeit – ein Merkmal, das durch die Jugendkultur noch unterstützt wird. Dass der Jugendliche als Kind und auch noch jetzt sehr von Elternfiguren abhängig war und ist, um mit seinen Problemen zurechtzukommen, gibt er nicht gern zu. Aber vielleicht hungert er auch danach, sich darüber klarzuwerden, zum Teil aus der Angst heraus, sonst die Fehler der Eltern zu übernehmen oder sein Leben im Groll gegen sie zu vergeuden, zum Teil aber auch aus dem positiven und intensiven Bestreben heraus, sich weiterzuentwickeln und zu wachsen. Die unwillkommene Erkenntnis, nicht allein zurechtzukommen, stürzt ihn dann in einen Konflikt.

Für den Analytiker ist dies ein heikler Balanceakt, da der Jugendliche schnell das Gefühl bekommen kann, man stecke entweder mit ihm und seiner Ideologie unter einer Decke oder versuche, ihn von einer damit konkurrierenden Ideologie zu überzeugen. Er reagiert zutiefst verletzt, wenn er sich zurückgewiesen fühlt, aber auch sehr empfindlich, wenn er sich wie ein Kind behandelt fühlt. Wenn er sich aber an einen potenziell hilfreichen Erwachsenen wendet, äußert sich sein Bedürfnis, verstanden zu werden, oft sehr bedrängend und intensiv. Und wenn er sich enttäuscht fühlt, kann es vorkommen, dass er aus einem Rachebedürfnis heraus auf der Stelle anfängt, schwer zu agieren und damit auch vermittelt, wie gefährdet er sich fühlt, wenn ihn etwas zu überwältigen droht.

Nun zu den beiden klinischen Beispielen: Jack, der von der Jugendkultur seiner Gruppe abhängig war und sich an sie gebunden fühlte, hatte sich selbst eingeredet, unabhängig und frei zu sein und hatte es aufgegeben, sich andere Bedürfnisse, die er ebenfalls hatte, klarzumachen. Jane, die ich etwas ausführlicher darstellen werde, hatte sich anscheinend die kompetente Haltung einer Erwachsenen zugelegt, bis die Fassade bröckelte und sie in ihrer Verzweiflung einen Suizidversuch machte.

Jack kam in der ersten Analysewoche gutgelaunt zu einer Sitzung und sagte, er sei letzte Nacht bei einem tollen Popkonzert gewesen. Er sei sehr lange geblieben und habe dann ganz detailliert davon geträumt, es sei ein langer Traum gewesen, und der einzige Unterschied sei, dass er im Traum jemandem davon erzählt habe. Er dachte, dieser Jemand müsse ich sein, jetzt.

Die Jugendgruppe, oder auch die pausenlose Musik, schien in seinem Fall die Funktion zu haben, ihm keinen Raum zu lassen, in dem er entdeckt hätte, wie unglücklich er sich eigentlich fühlte. Es war ihm überhaupt nicht bewusst, dass er mich einlud, von ihm mitgezogen zu werden, oder dass er sich wünschte, in der Analyse die kontinuierliche, ununterbrochene und von ihm so ersehnte Erfahrung seiner frühen Säuglingszeit wieder aufleben zu lassen, dieses Mal mit der Analytikerin. Eine Deutung kann dann leicht so erlebt werden, als werde das aufkeimende Erwachsensein infrage gestellt, und kann die Gefahr erhöhen, von Angst und depressiven Gefühlen überwältigt zu werden. Als ich ihm das zu zeigen versuchte, drückte er tatsächlich seinen Widerwillen gegen die, wie er sie nannte, ›Moralphilosophie‹ seiner Eltern aus, und äußerte seine Zweifel, ob er überhaupt eine Analyse machen oder mit seinem Studium weitermachen sollte. Die Welt des Popkonzerts zog er dem Nachdenken vor. Ohne dieses Verschmelzungsgefühl mit den anderen wäre er fürchterlich allein. Tatsächlich war seine Mutter während seiner frühen Kindheit abwesend gewesen, und er hatte Angst, dass die falsche Unbeschwertheit, die er sich angesichts dieser Tatsache zugelegt hatte, verloren ginge, wenn er anfangen würde, darüber nachzudenken.

Eine Woche später kam Jack, der außerhalb Londons wohnte, 40 Minuten zu spät zu einer Montagssitzung, weil sein Zug Verspätung hatte; am nächsten Morgen kam er gar nicht und erklärte sein Fehlen damit, dass er Montagnacht in einer Disko gewesen sei – ganz bei mir in der Nähe; er war gekränkt, als das Mädchen, mit dem er ausgegangen war, sich mehr für einen anderen Jungen als ihn zu interessieren schien. Er betrank sich und schlief aus einem Impuls heraus mit einem zweiten Mädchen, an dem er eigentlich nicht interessiert war; für sein Gefühl hatte er das getan, um dem ersten Mädchen nahe zu sein. Am nächsten Morgen, als er eigentlich zu seiner Sitzung kommen sollte, musste er sich übergeben und beschloss, nicht bei mir zu erscheinen; er war wütend auf sich selbst, weil er mit dem Mädchen geschlafen hatte, und erklärte, das sei typisch für ihn.

Dieser Typ Jugendlicher berauscht sich nicht nur mit Alkohol (oder Drogen), sondern auch an seiner Macht, zu agieren und ›es sich einfach gut gehen zu lassen‹ und daran, seinen Groll über die Zurückweisung loszuwerden und in einen anderen zu ›über-geben‹. In seinem Verhalten spiegelte sich, wie sehr er sich nach einer nur zehnminütigen Sitzung von mir zurückgewiesen fühlte, aber dieser Zusammenhang war ihm nicht bewusst. Für ihn galt nur der Wunsch, mit anderen zu verschmelzen, während er den Wunsch, etwas zum Nachdenken zu bekommen, gewaltsam von sich wies. Es machte ihm keine Schwierigkeiten, seine Kränkung durch das Mädchen einzuräumen, aber er war schockiert und reagierte ungläubig und beschämt, als ich ihm sowohl im Hinblick auf die Säugling-Mutter-Situation als auch im Hinblick auf seinen aktuellen Wunsch nach einer fürsorglichen mütterlichen Figur die Verbindung zu mir aufzeigte. Die sexuelle Zurückweisung konnte er bewusst hinnehmen, auch wenn sie kränkend war. Aber die zugrunde liegende Angst vor der Abhängigkeit von einem unterstützenden Objekt, die er in der sexuellen Situation verleugnet und reinszeniert hatte, war in seiner Vorstellung so überwältigend, dass er sie aus seinem Bewusstsein verbannen musste.

Etwa einen Monat später wurde ich unvermutet während eines Auslandsaufenthalts aufgehalten. Ich musste die Montagssitzung absagen, und er verhielt sich fast genauso wie bereits beschrieben. Aber da wir an diesem Thema schon gearbeitet hatten, konnte er dieses Mal sehen, dass sein Verhalten etwas mit der abgesagten Sitzung zu tun haben könnte. Er dachte, ich würde sagen, dass er sich über die Absage geärgert habe, aber er war sicher, dass das nicht stimmte. Er berichtete einen Traum.

Er war im Urlaub im Ausland und fuhr mit einer Freundin auf einem Skateboard zum Kino, als auf einem Motorrad ein Typ auftauchte, so ein Jetsetter-Typ [den er in seinen Einfällen mit mir verknüpfte], der mit ihm um das Mädchen konkurrierte.

Seine Einfälle bestätigten, dass er mich nicht nur im Verdacht hatte, im Ausland als so eine Jetset-Person mit einem fragwürdigen und, so seine Anspielung, illegitimen Partner unterwegs gewesen zu sein, sondern dass ich zudem wie eine Jugendliche mit ihm konkurrierte. Er war überzeugt, dass ich von ihm erwartete, er solle seine unangenehmen Gefühle hinunterschlucken, und dass ich mich nicht im Geringsten für sie interessierte. Er war nicht bewusst wütend; er hatte einfach keine Wut.

Jack war überzeugt und versuchte auch mich zu überzeugen, dass er wie auf einem Skateboard durch schwierige Erfahrungen hindurchkurven und alles vermeiden konnte, was Konflikte, Wut und Schmerz hervorrufen könnte. In der Übertragung war er überzeugt, dass auch ich auf einem Skateboard unterwegs war, sowohl was das unzulässige Schwänzen und eine ›Affäre‹ betraf als auch mit meiner vermeintlich ›erwachsenen‹ Deutung, die auf ihn wirkte, als verträte ich eine ›Moralphilosophie‹ und hätte keine Lebenserfahrung. Deshalb sah er in einer ausgewogenen analytischen Deutung so etwas wie eine ›Pseudo-Reife‹, die ein wirkliches Durcharbeiten übertünchte. Man könnte an eine Ähnlichkeit mit dem Mädchen denken, das meine sonnengebräunte Haut für eine Fassade hielt; in beiden

Fällen wurden in der Übertragung frühe Erfahrungen mit Eltern, die sich dem Leben nicht stellen konnten, wiederholt.

In Jacks Vorstellung gab es kein Bild einer erfüllenden erwachsenen Sexualität, keine Vorstellung von Sex als einem Verkehr in einer sich vertiefenden Beziehung samt der damit einhergehenden wechselseitigen Abhängigkeit, Kreativität und den damit verbundenen Bedürfnissen. An der Macht seiner sexuellen Impulse ist nicht zu zweifeln. Wenn man sich den manifesten Inhalt des Materials ansieht, könnte man denken, man hätte es mit einem sexuellen Problem zu tun; aber in dem dabei auftauchenden Bild der Sexualität geht es nicht nur um Sexualität als solche, sondern auch um Sexualität als Abwehr gegen den gescheiterten Versuch, alte Probleme einschließlich der Probleme mit der kindlichen Sexualität durch ein Enactment in einem erwachsenen Körper zu lösen. Ganz deutlich wird, dass es ihm schwerfällt, einen inneren Verkehr aufrechtzuhalten, der ihm helfen würde, sich Problemen zu stellen und sie zu lösen; stattdessen hielt er sich an das Rumkurven auf seinem Skateboard.

Jacks Material illustriert das keineswegs ungewöhnliche Problem eines jungen Menschen, der vom Ansturm der Adoleszenz mitgerissen wird, was auf Kosten der Entwicklung von Selbstanteilen geht, die zur Durcharbeitung und Problemlösung fähig sind. Sowohl bei seinem Versuch, mich mit seiner Behauptung ›reinzulegen‹, er könne schwierige Erfahrungen auf seinem Skateboard umfahren, als auch mit seiner Befürchtung, dass ich ihm dasselbe antun könnte, zeigt er typisch manische Abwehrmanöver, wie wir sie auch von bestimmten erwachsenen Patienten kennen. Aber die meines Erachtens für die Adoleszenz besonders signifikanten Elemente sind sowohl die hochgradige Empfindlichkeit gegenüber Zurückweisungen als auch die Tatsache, dass seine manische Abwehr von seiner Jugendkultur unterstützt wird. Es ist für die Adoleszenz sehr typisch und bis zu einem gewissen Grad normal, mit der Gruppe oder einem Sexualpartner zu verschmelzen. Aber in Jacks Fall wird reale Entwicklung durch seinen Wunsch nach einer unaufhörlichen Fusion (ein Popkonzert, das nie aufhört) beeinträchtigt sowie durch seine Angst vor eigenständigem Denken. Dieses Phänomen ist in der Literatur über psychotische und Borderline-Zustände ausführlich beschrieben worden. Das Besondere an der Adoleszenz ist die Unterstützung durch die Gruppe, die diesem Phänomen den Stempel der Normalität verleiht, sowie die Tatsache, dass es vermutlich nur temporär ist – eine vorübergehende Verrücktheit.

Die zweite Patientin, Jane, kam mit der Adoleszenz auf eine scheinbar reifere Art und Weise zurecht als ihre Altersgenossen. Während Jack sich von seiner Jugendkultur mitreißen ließ, verstand es Jane, die Erwachsenen mitzureißen. Sie war begabt und fand sich auf brillante Art und Weise zurecht, und ihre Fähigkeit, sich sozial und intellektuell weiterzuentwickeln, machte sie zu einer Ausnahmeerscheinung und einem Mädchen, das anderen überlegen war. Aus meiner Sicht bewirkte der Ansturm der Adoleszenz bei ihr allerdings, dass sie sowohl verzweifelt war wegen ihres triumphierenden Pseudo-Zurechtkommens als auch hoffnungsvoller, als sich ihr mit der Analyse eine neue Perspektive eröffnete.

Die siebzehnjährige Jane kam zur Analyse, nachdem sie einen zweiten und dieses Mal ernsthaften Suizidversuch unternommen hatte; angeblich kam sie, weil ihr Arzt sie geschickt hatte. Sie machte ganz klar, dass sie nicht am Leben hänge; für ihr Gefühl behaupteten zwar die Erwachsenen um sie herum, sich um sie zu kümmern, waren aber nicht wirklich um sie besorgt. Da ihre heuchlerischen Eltern das einzige Modell waren, das ihr zur Verfügung stand, war ihre Situation verzweifelt, sodass sie in einem Suizid eine gerechtfertigte Lösung sah. Sie war überzeugt, dass sie auch mir nicht wichtig war; ich machte schließlich nur meinen Job.

Jane präsentierte sich als eine attraktive, intelligente ›junge Frau‹, die sich sehr gut ausdrücken konnte. Sie trat mit einer ganz unnatürlichen Gelassenheit und beklemmenden Selbstsicherheit auf. Ich sollte vielleicht erwähnen, dass ihr erster Suizidversuch nicht wirklich körperlich bedrohlich war; allerdings schickten ihre Eltern sie danach zu zwei verschiedenen Psychiatern (bei zwei unterschiedlichen Gelegenheiten). Bei unserer ersten Begegnung sagte sie mir, der erste Psychiater habe mit ihr über Sex diskutiert, der zweite habe gesagt, ihr ginge es nur darum, Aufmerksamkeit zu wecken. Danach habe sie eine Überdosis der Schlaftabletten genommen, die er ihr verschrieben hatte. Ich möchte noch einmal betonen, dass Jugendliche zwar zu massiver Verleugnung in der Lage sind, wir aber beobachten können, dass sie sehr heftig, manchmal sogar suizidal reagieren, wenn das Objekt sie zurückweist oder auf ihre Nöte nicht eingeht. Wir müssen daraus folgern, dass ihr Bedürfnis nach Abhängigkeit von zentraler Bedeutung ist und dass der innere und äußere Druck, dieses Bedürfnis zu verleugnen, die Patienten selbst, ihre Eltern und die beteiligten Experten verwirren kann. Auf Jane hatte offensichtlich die Behauptung, es gehe ihr nur um Aufmerksamkeit, wie eine Verurteilung gewirkt. Sie war überrascht, als auch ich meinte, sie suche nach Aufmerksamkeit, aber hinzufügte, dabei vermittle sie mir jedoch vor allem ihr sehr berechtigtes Bedürfnis nach Hilfe beim Erwachsenwerden und weniger, dass es um eine Verurteilung wegen ihres abgrundtiefen Versagens gehe.

Jane erzählte mir, sie habe, als sie auf der Intensivstation zu sich kam, die Schwester angelogen, als sie nach ihren Eltern gefragt wurde. Sie habe gesagt, ihre Mutter sei Alkoholikerin und ihr Vater sei nie zu Hause (at home); ihre Lüge habe sie schockiert und verwirrt, doch enthielt sie auch eine scharfsichtige Wahrheit. Ihre Mutter hatte nach der Geburt der Patientin einen schweren Zusammenbruch erlitten, und im Erstgespräch wirkte sie auf mich extrem fragil; eine ähnliche Fragilität ihres Vaters äußerte sich darin, dass er nicht ›erreichbar‹ (at home) war, wenn es um Gefühle ging; jedoch wurde seine Unzugänglichkeit aufgewogen durch seine berufliche Kompetenz als Wissenschaftler. Die Beziehung der Eltern war schrecklich. Aber diese Tatsache nahm sie in einer so triumphierenden, schonungs- und herzlosen Art und Weise wahr, dass sie nur in eine Lüge verpackt werden konnte.

Es stellte sich bald heraus, dass sie selbst die Lüge lebte, für die sie ihre Eltern hasste. Den Entschluss, sich umzubringen, fasste sie kalt, kompetent und ›professionell‹, für ihre Angst vor einem totalen Zusammenbruch und Desintegration war sie innerlich (at home) nicht erreichbar. Die Lüge bestand in der Überzeugung, sie sei wunderbar zurechtgekommen; sie hatte sich an einen idealisierten ›inneren Container‹ gewandt. Dieser verkörperte das Bild eines Menschen, der alles im Leben annehmen und auffangen und mit allem ganz leicht zurechtkommen könnte, ähnlich wie sich Adoleszente vielleicht auch anderen Ideologien zuwenden. Damit überwand sie ihre Angst vor dem Gefühl, selbst zu versagen, und vor der Einsicht, dass ihre Eltern nicht gut zurechtgekommen waren, weder früher in ihrer Kindheit noch jetzt.

Schon früh in der Analyse berichtete sie einen Wiederholungstraum, in dem *sie eine Straße entlangging, sie war elegant gekleidet in einem weißen Kleid, Hut, Schuhen und Handschuhen. Dann wurde sie umringt von armen schwarzen Bettlern, die an ihr zogen und sie beschmutzten. Sie versuchte, ihnen etwas zu geben, aber sie wurden nur immer gemeiner und destruktiver.*

In diesem Traum sehen wir, dass sie narzisstisch mit einer makellosen Mutter identifiziert war und die verachteten kindlichen Selbstanteile abgespalten und in die schmutzigen Bettler projiziert hatte. Diese narzisstische Identifizierung war so überzeugend und geschickt, dass niemand glauben konnte, ein so gutes und erfolgreiches Mädchen komme mit dem

Leben nicht zurecht und mache einen Suizidversuch. Darin spiegelten sich auch andere Beschreibungen ihrer Welt: Sie hatte versucht, den Vater einer Freundin zu verführen und schwebte haushoch über ihren Lehrern, während ihre Mitschülerinnen nach ihrer Meinung bei Prüfungen nervös wurden oder Probleme mit ihren Freunden hatten. Außerdem fühlte sie sich ihren Eltern sehr überlegen. (Man beachte die Ähnlichkeit zu Jack, der auf seinem Skateboard herumkurvte.)

Aber am stärksten wirkte sich dies in der Übertragung aus. Sie setzte mich unter Druck, es ihr gleichzutun und makellos zu sein; also protestierte sie nicht, wenn eine Sitzung zu Ende ging oder ein Wochenende bevorstand oder wenn ich für einen Moment in Gedanken abgeschweift war, vielmehr reagierte sie sehr gefasst; sie beruhigte mich gewissermaßen und meinte, scheinbar überzeugend, dass ich mir keine Sorgen um sie zu machen bräuchte. Sie versuchte, mich mit ihrer Verleugnung anzustecken und zu überreden, nicht so eine verachtenswerte ängstliche Mutter zu sein. Aber es war wichtig für sie, dass ich stark blieb und mich ihrem verführerischen Cool-Sein entzog, damit ich sowohl spüren als auch ihr zeigen konnte, dass sich hinter ihrer beruhigenden ›Nettigkeit‹ eine zutiefst zynische Haltung verbarg, wenn sie mich wie eine unzulängliche Mutter/einen Vater erlebte, die/der unfähig oder nicht gewillt war, mit einer Situation zurechtzukommen. Dann würde sie sich von mir ab- und einer ›Ideallösung‹, dem Suizid, zuwenden und würde in ihrem rachsüchtigen Abscheu dafür sorgen, dass ich und ihre Eltern zu verzweifelten schwarzen Bettlern würden, die nach ihrem Tod den Rest ihres Lebens in einem schwarzen rachsüchtigen Groll auf ihren abgehobenen weißen Geist zubringen müssten. Da die schwarzen Bettler sie zu zerstören versuchten, ging es ganz klar auch um Probleme mit dem Containment ihrer Schuldgefühle.

Aber sie wollte mich nicht nur verführen, sondern auch herausfinden, ob ich das Gefühl der Abhängigkeit aushalten könnte, ohne zu einem rachsüchtigen schwarzen Bettler zu werden. Wir stellten von Anfang an klar, dass ich von ihrer Bereitschaft, mir eine Chance zu geben, abhängig war; wenn sie entschlossen war, sich umzubringen, konnte ich in der Tat nichts tun, um sie daran zu hindern. Um ihr zu helfen, musste ich mir meine Grenzen eingestehen, und ich war zu einem wesentlichen Teil auf ihre Mitarbeit im Rahmen unserer Beziehung angewiesen, ein Punkt, auf den ich noch zurückkommen werde.

Der Traum macht die offensichtlich schwarz-weiß gefärbte Welt der Adoleszenz deutlich; es war ihr nahezu unmöglich, ein Bedürfnis zu spüren, das ihr das Gefühl gegeben hätte, ein verachtenswerter schwarzer Bettler zu sein. Die Angst vor einer endlosen schwarzen Wut und einer rachsüchtigen Depression angesichts unerreichbarer Eltern hatte sie bis an ihre Grenzen gebracht. Ihre Eltern sollten sich dieser Situation stellen, und sie glaubte, mit ihrem Suizid eine Lösung für ihr Problem gefunden zu haben, die ›weißer als weiß‹ war.

Auch bei anderen Gelegenheiten machte Jane aus mir eine makellose Person, nur um mich dann als Heuchlerin zu entlarven; sie konnte sich nicht selbst hinterfragen, sondern hinterfragte mich genau, indem sie mir beispielsweise eine Falle stellte, als sie behauptete, es sei mir egal, was aus ihr werde, da es mir nur um mein berufliches Ansehen gehe. Sie lud mich zu einer Deutung ein, die diesen Aspekt geleugnet hätte. Als ich darüber nachgedacht und eingeräumt hatte, dass die Sorge um meine Reputation auch ein Faktor sei, reagierte sie überrascht und erleichtert. Wenn ich imstande war, mich um sie und gleichzeitig auch um mich zu kümmern, konnte sie sich eher auf das Gefühl verlassen, dass sich jemand um sie kümmerte.

Sie beobachtete sehr genau, wie ich mit Konflikten umging, insbesondere mit Konflikten rund um das Risiko, sie nach einer Sitzung in einem aufgelösten Zustand gehen zu lassen. Sie musste herausfinden, ob ich es aushalten konnte, besorgt oder in einem Zwiespalt zu sein, ohne davon so überwältigt zu werden wie die Mutter oder ihr eine ›kompetente‹ einfache Lösung (Deutung) anzubieten wie der Vater. Meine Grenzen zu akzeptieren, war wichtig; wenn sie also merkte, dass ich meine Reputation aufs Spiel setzte und dass mir das bewusst, aber nicht egal war, erlebte sie mich wie eine reale Person und nicht wie eine, die über allem schwebt. Ihre allmählich stärker werdende Bereitschaft, sich selbst unter die Lupe zu nehmen und unterschiedliche Selbstanteile zu akzeptieren, konnte nur erreicht werden, wenn sie einen erwachsenen Menschen erlebte, der über diese Stärke verfügte und von dem sie sich unterstützt fühlte.

Bei Jack habe ich gezeigt, wie die adoleszente Welt ihn mitriss und wie er versuchte, auch mich mitzuziehen. Auch bei Jane diente die Abwehrform des sogenannten Erwachsenseins dazu, alle anderen mitspielen zu lassen. Es gab in der Analyse Hinweise darauf, dass sie, sowohl in ihrer frühen Geschichte als auch in der Gegenwart, dieselben Abwehrformen wie ihre Eltern einsetzte, obwohl das Ausmaß und die Intensität dieses ›Mitreißens‹ für die Adoleszenz durchaus charakteristisch ist.

Im zweiten Jahr der Analyse hatte Janes kaltes und zynisches Misstrauen mir gegenüber als einem narzisstischen Objekt deutlich nachgelassen; ihre

Ängste waren zugänglicher geworden und sie erkannte, dass ihre Gefasstheit darauf beruhte, dass sie all die Ängste um ihr Überleben in mich projiziert hatte. Sie begann, selbst um sich besorgt zu sein und wandte sich an mich als einen Menschen, zu dem sie mit ihren Sorgen kommen konnte. Dieses Element, Sorgen und Konflikte selbst auf sich zu nehmen und damit zu mir zu kommen als einer Person, die in der Lage war, ihr zu helfen, ließ mich glauben, dass die Situation sicherer geworden war. Sie erschrak, als ihr klar wurde, wie knapp sie bei dem Suizidversuch davongekommen war, und fing an, sich Gedanken über ihre Zukunft zu machen. Erste vorsichtige Überlegungen, zu Hause auszuziehen, tauchten auf und machten nicht nur all die Probleme und die Ambivalenz rund um ihre eigene Abhängigkeit deutlich, sondern auch ihre Befürchtungen um die Abhängigkeit ihrer Eltern von ihr.

Gerade als Jane nach meinem Eindruck zunehmend stabiler wurde, erzählte sie mir zu meiner Überraschung, dass ihre Mutter ihr ständig folge und sie nicht aus den Augen lasse, so als könnte sie jederzeit wieder einen Suizidversuch machen. Meine erste Reaktion war Angst. Was hatte ich möglicherweise übersehen, was war abgespalten? Jane hatte ganz deutlich selbst Angst vor verborgenen Suizidimpulsen, ärgerte sich aber auch über ihre Mutter, von der sie sich verfolgt fühlte und über die sie triumphierte; die mache sich damit doch nur lächerlich. Sie behauptete, ihre Mutter habe Angst davor, verlassen zu werden, und als sie ihr sagte, sie habe ein Zulassungsinterview vergessen, zu dem sie an einer Universität außerhalb Londons erscheinen sollte, habe ihre Mutter geantwortet: »Auch gut; du willst doch nicht ausziehen, oder?«

Sie hatte ›vergessen‹, mir überhaupt von diesem Interview zu erzählen. In der Übertragung stellten sich daher Fragen: Nahm sie mich als eine Mutter wahr, die sie vernachlässigte und nicht mitbekam, welchen Gefahren sie sich aussetzte, wenn sie von zu Hause auszog und mit der Analyse in diesem Stadium aufhörte? Oder gab es in mir eine Mutter, die, wenn sie verlassen wurde, ihre Tochter in Gefahr brachte und mörderische Impulse gegenüber dem Teil in ihr entwickelte, der erwachsen wurde? Sie kam selbst nicht mit dem Konflikt zwischen ihrer Anhänglichkeit an die Analyse und ihrem Wunsch zurecht, an eine Universität außerhalb Londons zu gehen. Sollte sie tatsächlich suizidal oder infantil sein, war es meine Verantwortung, sie in der Analyse zu halten; wenn es ihr dagegen allmählich besser ging, wurde der Konflikt zwischen ihrem Wunsch nach einer guten Ausbildung und dem Wunsch nach einer Fortsetzung der Analyse akut; sie brauchte jemanden, der ihr bei der Lösung dieses Konflikts helfen würde, aber wenn sie fürchten musste, die Analytikerin würde wie ihre Mutter ihre eigenen Ängste in sie hineinprojizieren oder wie ihr Vater kompetente Entscheidungen treffen, dann war dieser Analytikerin nicht zu trauen. Zunächst löste sie dieses Problem, indem sie kompetent Interviews vereinbarte und diese dann genauso ›kompetent‹ wieder absagte oder vergaß. Die Arbeit an diesen Problemen führte dazu, dass ihr Agieren nachließ und sie den folgenden Traum berichtete.

Sie kauerte in einer Ecke [sie war unsicher, ob sie selbst das war als Kind oder so wie heute], ihr gegenüber kniete eine entschieden und effizient wirkende Person.

Dazu fiel ihr ein Foto ein, das sie in einem Zeitschriftenartikel über die Rolle von Krankenschwestern gesehen hatte; auf diesem Foto kauerte eine Patientin, die entweder geistig behindert oder verrückt war, und ihr gegenüber kniete eine Krankenschwester in einer sehr adretten Uniform, die nicht in der Lage war, mit der Patientin zu reden.

Dies war eine neue Version des Traums ›weiße Dame/schwarzer Bettler‹ oder ihrer anfänglich zur Schau getragenen hyperzuversichtlichen Weiblichkeit; aber in ihrer Arbeit mit mir machte sie jetzt klar, dass sie wusste, dass sie in diesem Traum oder in ihrem Agieren das Gefühl dafür verloren hatte, dass Analytikerin und Patientin zwei Personen waren, die zusammen an der Lösung ihrer Probleme arbeiteten. Sie hatte so viel Angst davor, hilflos und geistig behindert zu sein, dass sie sich angesichts neu auftauchender Ängste kurzentschlossen entschieden hatte, diese Verabredungen zu treffen, abzusagen oder zu vergessen. Diese kurzentschlossene Haltung passte sowohl zu einem infantilen omnipotenten Anteil als auch zu ihrer abgehobenen Überlegenheit gegenüber einer zusammengebrochenen Mutter. Gleichzeitig wünschte und fürchtete sie aber auch, dass ich eine klare Entscheidung für sie treffen und dabei weder auf ihre Hilflosigkeit eingehen noch ihr beim Erwachsenwerden helfen würde.

Diese Situation machte ihre Befürchtung deutlich, dass es in ihrer Vorstellung kein wirkliches Nähren, keinen wirklichen Verkehr gab, mit dem die überwältigenden Schwierigkeiten ihrer Entscheidung auf eine Weise angegangen werden könnten, die zu einer wohlüberlegten Entscheidung geführt hätte. Vielmehr gab es in ihrer Vorstellung nur den Verkehr zwischen einem ›kompetenten‹ Wissenschaftler und einer zusammengebrochenen Mutter. Das Gefühl, einer mächtigen Figur auf Gedeih und Verderb ausgeliefert zu sein, die ihr ihre eigenen Vorstellungen aufzwingen würde, spiegelte sich auch in ihren direkteren sexuellen Ängsten, zum Beispiel in einem Traum, in dem *sie in einem Mini fuhr und ein Junge in einem Triumph in sie hineinfuhr und sie gegen eine Mauer quetschte.*

Aber sie konnte nur dann eine Vorstellung von einem Penis, der ihr etwas zu geben hätte, entwickeln, wenn sie die Erfahrung mit einer Brust gemacht hatte, von der sie etwas bekommen und aufgenommen hatte.

Als die Analyse dieser Probleme Fortschritte machte, wirkte Jane, die inzwischen fast neunzehn war, gegen Ende des zweiten Analysejahres immer mehr wie eine normale Jugendliche. Zusammen mit den zur Adoleszenz gehörenden Sorgen und Schwierigkeiten waren in ihrer immer weiter werdenden Welt auch neue Hoffnungen und Freuden aufgetaucht und damit die erfreulichen Aspekte des Heranwachsens, die ihr früher entgangen waren. Zum Beispiel kam sie an einem Montag hübsch und frühlingshaft angezogen zu ihrer Stunde und sprach darüber, wie schön dieses erste Frühlingswochenende gewesen sei. Etwas scheu vermittelte sie mir etwas von ihrer Freude an ihrem Körper und ihrem Denken und Fühlen, und sie betonte, wie viel besser sie sich jetzt fühle als vor einem Jahr, und meinte dann, sie wolle auch mir etwas schenken. Für Adoleszente ist es wichtig, sich im Zusammenhang mit genuinen neuen Entwicklungen verstanden zu fühlen, zu denen auch Wiedergutmachungswünsche ihrem Objekt und sich selbst gegenüber gehören. Aber es ist auch wichtig, ihnen zu zeigen, wo sie einen Irrweg einschlagen und verloren gehen. Neue Erfahrungen zuzulassen und gleichzeitig dem dringenden Wunsch nach schnellen Lösungen zu widerstehen, ist für eine Jugendliche eine schwierige Aufgabe. Ihre offene Zärtlichkeit kann dann rasch in eine narzisstische Angeberei umschlagen, wenn sie von ihrem unwiderstehlichen Charme und ihrer Schönheit überzeugt ist, sodass alle, einschließlich ihrer Analytikerin, nur vor Bewunderung und Neid vergehen können.

Jack wurde von seiner omnipotenten Jugendkultur mitgerissen und verlor sich auf eine Art und Weise darin, die seine Fähigkeit, mit Problemen fertigzuwerden, überstieg. Jane wurde zu dem omnipotenten Objekt, das von außen betrachtet perfekt mit dem Leben zurechtkam. Damit stellt sich die interessante und vielleicht gar nicht zu beantwortende Frage, warum Jane in ihrer Adoleszenz einen Zusammenbruch erlitt statt ›erfolgreich‹ ein falsches Selbst zu entwickeln und erst später zusammenzubrechen. Was die Analyse allerdings deutlich machte, ist, dass Jack an die Überzeugungskraft seines Modus Vivendi glaubte, während Jane zwar andere überzeugte, aber selbst nicht daran glaubte. Als Gegengewicht zu ihrer idealisierten

Vorstellung, im Tod eine Lösung zu sehen, gab es auch einen begierigen, gesunden Lebenswunsch. Mit dem aufwallenden Lebenshunger einer Jugendlichen konnte sie sich auch einer neuen Erfahrung, der Analyse, zuwenden und sie für eine rasche Entwicklung nutzen. Wie massiv auch immer die Schuldgefühle junger Patienten über ihr vergeudetes Leben oder ihre beschädigten Objekte sein mögen, so haben sie doch den großen Vorteil, noch viel Zeit für Wiedergutmachungen und die Gestaltung ihrer Zukunft zu haben. Die starken Kräfte und nachdrücklichen Abwehrmanöver der Adoleszenz können vielleicht die weitere Entwicklung stören oder beeinträchtigen, aber es sind auch die Kräfte, die den Charme, die Vitalität, den Enthusiasmus und die Entwicklungschancen der Adoleszenz ausmachen.

10. Kapitel
Weibliche Sexualität: Einige klinische Überlegungen (1985)

Bei einer Diskussion über das Thema weibliche Sexualität werden häufig dogmatische Ansichten geäußert, die zur Polarisierung neigen. Zur Geschichte der Sexualität gehören Schwankungen zwischen der Verehrung von Fruchtbarkeitsgöttinnen und der Verehrung des Totempfahls, so als würde die Schöpferkraft von einem der Partner dominiert, während der/die andere ihr nur dient. Das stimmt weder biologisch noch kann es meiner Ansicht nach psychologisch zutreffen. In der frühen freudianischen Sicht auf die weibliche Sexualität schienen der Penis bzw. sein Fehlen das zentrale Merkmal der Entwicklung zu sein. Nach Ansicht eines Kritikers ließ die Psychoanalyse damit die Religion der Phallusverehrung wiederaufleben, nachdem es Jahrhunderte der Zivilisation gebraucht hatte, diese zu modifizieren. Und jetzt kommt die Gegenreaktion in Form eines radikalen Feminismus, der das Männliche psychologisch überflüssig zu machen scheint und nur noch für die Insemination bei der Fortpflanzung gelten lässt.

Was aber vor allem gefehlt hat, ist eine kluge Untersuchung der Frage, worin die unterschiedlichen Beiträge des Männlichen und des Weiblichen zur psychischen Kreativität, ähnlich wie zur biologischen Kreativität, bestehen. Im Krieg zwischen den Geschlechtern scheint es tatsächlich um die Frage zu gehen, wer siegt und wer besiegt wird; es könnte noch eine ganze Weile dauern, bis es zu einer einigermaßen verlässlichen Einschätzung des männlichen bzw. weiblichen Anteils kommt.

Zu realisieren, dass die sexuelle Paarung zwischen Vater und Mutter ein Baby erzeugt, ist für das Kind, wie wir wissen, nicht unbedingt eine erfreuliche Nachricht. Die in einem Säugling, der mit der Urszene konfrontiert ist, hervorgerufenen Neid- und Eifersuchtsgefühle sind gut belegt. Doch ist das für den Säugling nicht die erste Paarung. Der Mund ›paart‹ sich mit der Brustwarze, die den Säugling versorgt. Und die Psyche der Mutter, die

die Projektionen des Säuglings aufnimmt, sich über seine Bedürfnisse Gedanken macht und auf sie eingeht, wird, wenn alles gut geht, als ein Ort des kreativen Denkens und Fühlens erlebt, ein seelischer Ort, an dem sich Gedanken paaren. Bion (1962b) hat den Prozess des Denkens als eine Form der Paarung beschrieben; eine Präkonzeption paart sich mit einer Konzeption und produziert einen Gedanken.

Die Mutter ist für den Säugling ein körperliches und ein psychisches Wesen mit projektiven und introjektiven Funktionen. Es wäre eine verzerrte Situation, wenn eine Mutter nur auf die psychische Verfassung ihres hungernden Säuglings einginge, ohne ihn aktiv mit der ersehnten und benötigten Milch zu versorgen. Ebenso wäre es ein Angriff, einem Kind nur ›die Flasche in den Mund zu stopfen‹, ohne auf seine psychische/emotionale Verfassung einzugehen – und entspräche einem unpersönlichen Geschlechtsverkehr oder schlimmstenfalls einer Vergewaltigung. Ich unterstreiche damit, wie wichtig die Kombination aus der mütterlichen Fähigkeit zum Containment und ihrer Funktion ist, das Kind auf kreative Art und Weise anzunehmen, es zu empfangen und zu versorgen. Klein (1957) hat gezeigt, dass der Neid auf die innere schöpferische Funktion der Mutter dem Neid auf ihre Fähigkeit, Geschlechtsverkehr zu haben oder Babys zu bekommen, vorausgeht. Demnach ist der Neid auf die schöpferische Funktion der Mutter, die die psychischen und körperlichen Projektionen und Wünsche des Babys annimmt, sie untersucht, zwischen ihnen differenziert und es dann angemessen versorgt, der Vorläufer der in der ödipalen Phase beneideten Fähigkeit der Mutter, den Penis des Vaters/seinen Samen/Babys in sich aufzunehmen.

Wie die Mutter funktioniert auch der Säugling als ein körperliches und psychisches Wesen, das projiziert und introjiziert. Laufen projektive Prozesse ab, scheidet er aus, was sich schlecht oder unerwünscht anfühlt – körperlich zum Beispiel Urin und Fäzes; in emotionalen Begriffen sind es schlechte Erfahrungen –, er projiziert aber auch seine Liebe für die Mutter. Allerdings fängt der Säugling auch schon sehr früh an, das Objekt, in das er projiziert, körperlich mit seiner Zunge, seinen Fingern, Augen und anderen Sinnen und zunehmend auch psychisch zu erkunden. Diese Erkundung ist eng damit verknüpft, dass er sich selbst, oder zunächst Teile von sich, im Objekt unterbringt. Wie er sein Objekt wahrnimmt, wird durch seine Projektionen beeinflusst werden, aber seine Erkundungen werden auch bewirken, dass er allmählich nicht nur die physische und materielle Beschaffenheit des Objekts introjiziert, sondern auch dessen psychische

Beschaffenheit einschließlich der Fähigkeit der Mutter, den körperlichen und psychischen Zustand ihres Babys zu erkunden. Entscheidend für die Entwicklung ist, ob diese Prozesse von Liebe oder Hass dominiert werden.

Der Säugling entdeckt nicht nur die psychische Verfasstheit der Mutter sowie ihren Körper und dessen Inhalte, sondern entdeckt dabei auch sich selbst. Während Freud die Ansicht vertrat, dass das kleine Mädchen keine Kenntnis von ihrer Vagina habe, ging Klein davon aus, dass sie von Anfang an so etwas wie ein unbewusstes Wissen um ihre Vagina habe, obwohl auch Klein annahm, dass das kleine Mädchen darunter leide, sich ihrer Vagina nicht ähnlich real wie ein Junge vergewissern zu können, für den sein Genitale sichtbar vorhanden und erfahrbar ist. Ich meine, dass das unbewusste Wissen um die Vagina einen Vorläufer hat, nämlich die unbewusste Wahrnehmung, dass die Mutter über einen inneren Raum verfügt, an dem sie die Projektionen des Kindes empfängt; später verknüpft sich diese Wahrnehmung mit dem Wissen darum, dass es in der Mutter einen besonderen Ort gibt, an dem sie den Penis des Vaters und sein Baby empfängt.

Nun kann es natürlich im Verlauf der psychischen Entwicklung zu allen möglichen Spaltungen kommen. So könnte es am einen Ende des Spektrums zu einer Hypertrophie der körperlichen Sinnlichkeit – Erregung in einer lieblosen Atmosphäre – kommen, um der Konfrontation mit psychischen Problemen zu entgehen, und am anderen Ende könnte die Fähigkeit stehen, sich zwar psychisch zu entwickeln, dabei aber den Körper, insbesondere den sexuellen Körper, zu verleugnen.

Es dürfte also klar sein, dass ich bei meinen Überlegungen über die weibliche Sexualität bei einer reifen erwachsenen Entwicklung nicht ausschließlich die körperlichen Aspekte im Blick habe. Die bei Mädchen ablaufende psychosexuelle Entwicklung zur Weiblichkeit schließt, im umfassenderen Sinn des Wortes, die Fähigkeit ein, Freude am Empfangen und Geben zu haben, aber auch die Fähigkeit, psychischen Schmerz zu ertragen. Dies würde die Fähigkeit zur Wertschätzung sowohl ihrer eigenen körperlichen und psychischen Ausstattung als auch der ihres Partners beinhalten. Im Bereich der körperlichen Sexualität könnte dies mittels der Vagina zum Ausdruck kommen, die den Penis aufnimmt und bereit für ihn ist, in der Schwangerschaft durch den Schoß, der das Baby empfängt und austrägt, und emotional in der Fähigkeit, die Gefühle des anderen, sei es der sexuelle Partner oder der Säugling, aufzunehmen und auf sie einzugehen, sowie intellektuell in der Fähigkeit, neue Ideen aufzugreifen und in sich zu bewegen. All diese Aspekte sind Teile eines Ganzen, die sich unter günstigen

Bedingungen miteinander verbinden und die Persönlichkeit einer gut integrierten Frau ausmachen.

Im Verlauf der Entwicklung tauchen viele Probleme auf, die zu bewältigen sind und sich einzeln oder zusammen letztlich massiv auf die Entwicklung des Mädchens auswirken. Wie sie die Brust aufnimmt und wie sie selbst für ihr Empfinden von der Mutter aufgenommen wird, das heißt, welche Art von innerer Mutter sie erwirbt, dürfte eine entscheidende Rolle spielen, wenn es darum geht, mit der ersten Kastration fertigzuwerden – mit dem Verlust der Brust, wenn sie nicht da ist. Entscheidend ist auch, wie das Mädchen mit ihrem Neid und ihrer Eifersucht auf die Beziehung der Eltern zurechtkommt, ob sich bei diesem Prozess die Intensität ihrer eigenen Gefühle hinderlich oder hilfreich auswirkt und ob sie dabei von den Eltern verstanden wird oder nicht. Wenn sie sich in ihrer Frustration von der Mutter ab- und dem Vater zuwendet, geht es nicht nur um die Frage, ob sie in erster Linie liebevolle oder hasserfüllte Gefühle auf ihn überträgt, sondern auch darum, ob sie – und die Mutter – sich durch ihre Erfahrungen mit dem Vater angenommen fühlt oder eben nicht.

Bei der psychoanalytischen Arbeit hoffen wir, derartige Konflikte und die durch sie geweckte Ambivalenz erkunden und unseren Patientinnen dabei helfen zu können, stark genug zu werden, um ihre gemischten Gefühle untersuchen und aushalten zu können. Im Verlauf dieser Arbeit begegnen uns Abwehrmaßnahmen, die dazu dienen, den Problemen bei der Auseinandersetzung mit schmerzlichen Konflikten aus dem Weg zu gehen. Die Patientin, die ich in diesem Kapitel vorstellen möchte, ging Konflikten durch ihr leichtfertiges und charmantes Verhalten aus dem Weg oder bekam, wenn ihr alles zu viel wurde, heftige Wutanfälle; damit verlor sie jeglichen Zugang zu all dem, was sie mit sich herumtrug, und ersparte es sich, darüber nachdenken zu müssen. Diese Leichtfertigkeit ist eine Möglichkeit, oft sogar eine sozial attraktive und einnehmende Möglichkeit, mit einer Situation zurechtzukommen (bis zu einem gewissen Grad machen wir alle davon Gebrauch). Aber diese Abwehrmaßnahmen haben, wenn sie exzessiv eingesetzt werden, Konsequenzen, die bei dieser Patientin in fast allen Lebensbereichen zu beobachten waren – sie war teilweise frigide, hatte es schwer, auf die Nöte ihrer Kinder einzugehen und war tendenziell oberflächlich bei ihrer Arbeit und im Denken.

In meiner Arbeit mit dieser Patientin ging es mir nicht nur darum, ihre Abwehr zu analysieren, vielmehr wollte ich ihr dabei helfen, stark genug für die Auseinandersetzung mit ihren Konflikten zu werden, ein für die Praxis der Psychoanalyse wesentlicher Ansatz. Menschen funktionieren immer im Kontext einer Beziehung, weshalb es natürlich von entscheidender Bedeutung ist, wie ihre – inneren und äußeren – Objekte beschaffen sind. In diesem Fall war die Patientin nicht mit einem Objekt ausgestattet, das sich Problemen stellen konnte; stattdessen wurde sie von Verleugnungen und moralischen Vorwürfen bestimmt.

Die Patientin ist eine junge amerikanische Protestantin, sie ist 30 Jahre alt und hatte mit 17 Jahren geheiratet; ihr Mann ist ein jüdischer Rechtsanwalt und etwas älter als sie. Sie hat zwei Kinder. Eine zentrale Rolle in ihrem Leben hatte ein Problem gespielt, das man sich wie eine psychische Abtreibung vorstellen könnte – eine Tendenz, nicht richtig über ihre Schwierigkeiten oder generell über ihre Gefühle nachzudenken, sondern sie loswerden zu wollen; überdeckt wurde dies durch ein flippiges und charmantes Verhalten, das die Entwicklung realistisch-kreativer Ideen verhinderte und auch verhinderte, dass sie sich auf eine tiefergehende sexuelle Beziehung hätte einlassen und sie genießen können. Darüber hinaus zog sie sich, wenn zum Beispiel bei Urlaubsunterbrechungen meine Abwesenheit schmerzliche Gefühle in ihr auslöste, von ihrem Mann zurück, gab ihm das Gefühl, unerwünscht zu sein und verachtete ihn, wenn sie sich dann doch einmal auf ihn eingelassen hatte und es bei ihm zu einer vorzeitigen Ejakulation gekommen war.

Wenn sie in der Analyse gut gelaunt und verführerisch aufgelegt war, schien sie zu vermitteln, dass ihre Angstgefühle ihr zu viel und nicht auszuhalten waren, etwas, das sie durch Heiterkeit zu überspielen versuchte. Damit wiederholte sie etwas, was nach ihrer Meinung einem Muster in ihrer Familie entsprach. In dieser Situation ebenfalls wirksam und in der Übertragung zu beobachten war, dass sie von ihrer Analytikerin in einer sehr besonderen Art und Weise Gebrauch machte. Wenn sie mich manchmal eindrucksvoll zu der Ansicht zu verführen versuchte, dass ihre charmante Leichtfertigkeit meinem ernsthaften Bemühen, ihre Angst in den Blick zu nehmen, überlegen war, nahm sie mich nicht als jemanden wahr, die ihr etwas Wertvolles anzubieten hatte. Wir führten zwar keinen Geschlechterkrieg miteinander, aber einen Kampf, in dem ein reizendes Kind die Mutter verführen und sie glauben lassen möchte, dass sie, die Tochter, ihr überlegen sei; deshalb konnte es nicht zu einer produktiven Paarung kommen, nicht zu einem Zusammentragen unserer Bemühungen um eine fruchtbarere Lösung. Das scherzhafte Einander-›Überbieten‹, das sie im Geschlechterkrieg mit ihrem Mann praktizierte, wiederholte sich in unserer Beziehung. Wichtiger als eine kreative sexuelle Paarung oder Paarung zwischen Mutter und Kind war die Frage, wer in dieser Situation dem anderen überlegen war. Diese Probleme wurden auch in ihrer Ehe ausgefochten – ihre Herkunftsfamilie war heiter, seine war ernst. Darüber zu streiten, welche Seite das bessere Los gezogen hatte und der anderen überlegen war, hätte keinen Sinn gehabt; aber sie war von Anfang an überzeugt, dass ich mich auf die eine Seite schlagen und die andere herabsetzen würde.

Hinter all dieser Heiterkeit war eine tiefe und große Angst um den Zustand der Mutter und um die Beziehung der Eltern verborgen. In Träumen und in der mütterlichen Übertragung erschien ich immer wieder als einsame Person auf einem Dachboden oder in schäbigen Häusern. In der Realität brauchte sie eine Mutter/Analytikerin, die mit ihrem Leben zurechtkam; was sie aber durch ihre Enactments vermittelte, war das Bild einer schwachen entwerteten Mutter. Während sie an einer manischen Abwehr gegen die Konfrontation mit der schweren Depression ihrer Mutter festhielt, befürchtete sie, dass alle, die ihr helfen wollten, eigentlich nur darauf aus waren, sie zu demütigen und ihre Unterlegenheit zu beweisen.

Allmählich wurde ihr bewusst, dass sie sich zwar spielerisch mit Phantasien über ihre eigene Grandiosität anfüllen konnte, aber eigentlich das Gefühl hatte, nur ein armseliger Container zu sein, in dem nur wenige Konzepte oder Erfahrungen Platz hatten. Sie träumte von einem Puppenhaus, das so zerbrechlich war, dass es eingestürzt wäre, wenn man auch nur eine weitere Tür geöffnet hätte. Sie schien in der Klemme zu stecken zwischen dem Wunsch, sich für eine kreativere Beziehung zu öffnen, und der Angst davor.

Diese Themen werden in der folgenden Sitzung deutlich. Vorausgegangen war eine Zeit, in der sie sich ihrem Mann sexuell verweigert hatte; sie nahm ihm seine, wie sie fand, männlich-chauvinistischen Erwartungen übel, fühlte sich aber nicht in der Lage, sich gemeinsam mit ihm über ihre wechselseitigen Bedürfnisse auszutauschen. Sie frustrierte ihn, projizierte ihre Gefühle der Unzulänglichkeit in ihn und verachtete ihn dann, wenn es zu einer vorzeitigen Ejakulation kam; gleichzeitig fürchtete sie sich vor ihm als einem überlegenen Objekt, das ihr gegenüber Verachtung empfinden könnte.

Zu Beginn der Sitzung sagte die Patientin:

> »Ich hatte letzte Nacht einen sehr oberflächlichen Traum; richtig oberflächlich und dumm. Ich hatte vorher Nancy Mitford im Fernsehen gesehen, in

> *Love in a Cold Climate*[1]. Im Traum *fuhr ich in einem Rolls-Royce auf einer engen Landstraße neben einer hohen Mauer; meine Mutter war dabei. Die ganze Szene hatte etwas Aristokratisches [sie lachte verlegen]. Ein Auto voller Araber kam vorbei; sie schienen irgendwo anzustoßen. Ein Typ – der Fahrer – sank über dem Sitz zusammen, während die anderen aus dem Auto quollen. Sie sahen in ihren weißen Gewändern und mit ihren dunkelhäutigen Gesichtern in dieser englischen Szenerie sehr merkwürdig aus. Jemand erschoss den Fahrer. Ich signalisierte meiner Mutter, dass wir nachsehen sollten. ›Oh nein‹, sagte meine Mutter sehr hochmütig, ›fahr einfach weiter.‹ Das taten wir, und dann flogen überall Kugeln durch die Luft. Mutter und ich fuhren weiter, und irgendwie wurde daraus so etwas wie ein dummer ›Räuber und Gendarm‹-Film.«*

Als sie diesen Teil des Traums erzählte, kicherte sie und wiederholte, wie dumm und oberflächlich das alles war.

Ich sagte, anscheinend sollten wir beide glauben, etwas sehr Ernstes sei dumm und oberflächlich; vielleicht, weil es so beunruhigend und mörderisch war. Die sexuelle Symbolik in dem Traum ist eindrucksvoll – die enge Landstraße, in die der Rolls-Royce hineinfährt; der dann zusammengesunkene Fahrer/Penis, und die Araber in ihren weißen Gewändern/der Samenerguss. Auf mich wirkte es wie eine sehr anschauliche Schilderung der Ereignisse, über die wir in der gestrigen Sitzung gesprochen hatten. Sie hatte beschrieben, wie kalt sie der Sex mit ihrem Mann gelassen habe, und über ihr Gefühl gesprochen, auf ihn und seine vorzeitige Ejakulation/sein Verhalten in ihrer ›Landstraße‹ herabzusehen – das heißt, sie hatte selbst für das kalte aristokratische Klima der Überlegenheit gesorgt.

Als ich ihr dies deutete, reagierte sie sehr beleidigt und feindselig. Sie sagte, ich würde sie wohl für eine Rassistin halten. Ich griff auf, dass sie sich offensichtlich von mir angeklagt fühlte. Kurz wurde sie wieder freundlicher und sprach über die rassistische Einstellung ihrer Mutter, über die alle ihre Witze machten, die aber sie, die Patientin, sehr wütend mache. Plötzlich wurde sie wieder ärgerlich und sagte:

> »So oder so, in der Familie meines Mannes gilt es als akzeptabel, so mit Arabern umzugehen, aber was ist mit den Juden? Sie machen sich immer selbst zu Opfern. Ist das jetzt eine antisemitische Bemerkung oder einfach die Fest-

1 Anm. d. Ü.: Auf Deutsch *Liebe unter kaltem Himmel.*

> stellung einer Tatsache? Und was ist mit den ›Goy‹-Witzen, denen ich ausgesetzt war?«

Anscheinend war sie zum Teil mit der Einstellung ihrer Mutter identifiziert und fürchtete, dass ich, eine Jüdin, sie hassen könnte; jetzt ist sie damit beschäftigt, sich gegen meine Geschosse zu verteidigen. Es geht nicht um ein dummes ›Räuber und Gendarm‹-Spiel, sondern um eine todernste Angelegenheit, in der es zu brutalen mörderischen Angriffen kommt. Wir sehen auch, wie hochkomplex die Probleme sind. Die Patientin setzt sadomasochistische Mittel ein, um ihre omnipotente Verachtung zu praktizieren, und behauptet gleichzeitig, das Opfer zu sein. Sie meint, vielleicht zu Recht, dass auch ihr Mann diese Technik anwende. Er mache sich selbst zum Opfer – der angeberischen Araber oder einer aristokratisch überlegenen Ehefrau – und behaupte, er sei das Opfer in dem Rolls-Royce, das auf der Suche nach der Wahrheit ist. Und danach erschießt er sie. Und jetzt war ich in ihrem Empfinden diejenige, die ihr das antat.

Diese Probleme durchzogen alle Bereiche ihrer Persönlichkeit und wurden sexuell ausagiert. Frustriere deinen Mann, damit er eine vorzeitige Ejakulation bekommt; beschäme ihn und behaupte dann, die benachteiligte Ehefrau zu sein, die schlecht von ihm behandelt wird. Nach ihrer Überzeugung verhalten sich Psychoanalytiker ihren Patienten gegenüber genauso – lassen sie von einer Sitzung zur nächsten warten, demütigen sie, indem sie ihnen klarmachen, wie bedürftig sie sind, und klagen sie dann wegen ihrer Angriffe an.

Im Traum zeigt sich, dass es einen Teil in ihr gibt, der die Wahrheit herausfinden möchte – sie sagt zu ihrer Mutter, wir sollten anhalten und nachsehen – und einen anderen Teil, der sagt: fahr weiter, sei moralisch überlegen. Sie fürchtet auch, dass ich eine Mutter/Analytikerin sein könnte, die nicht anhält und nachsieht, sondern geringschätzig reagiert und weiterfährt.

In der Sitzung sprach sie jetzt über einen Vorfall zu Hause, bei dem ihr Mann sich zum Opfer gemacht hatte, und vermutete, dass sie vielleicht genau deshalb so grausam reagiert hatte. Mithilfe meiner Deutungen konnte sie ein bisschen besser darüber nachdenken, ob seine Schwäche sie hatte grausam werden lassen oder ob er zu diesem Opfer geworden war, weil sie in seinem Erleben so gleichgültig mit seinen Gefühlen umgegangen war. Dann sagte sie:

> »Ich tue mich mit meiner Mutter zusammen und trample auf den Gefühlen meines Mannes herum. Meine Mutter rief gestern Abend an und kündigte

> einfach an, sie werde uns am nächsten Wochenende besuchen. Sie fragte nicht, ob es mir passt. Ich hätte sagen sollen, warte, bis ich mit H. [ihrem Mann] gesprochen habe, ob es für ihn ok ist, aber irgendwie konnte ich nicht. Ich weiß nicht, wie ich damit umgehen soll – es löst alle möglichen Gefühle in mir aus. Es wäre schön, sie zu sehen; ich weiß, dass die Kinder ganz begeistert wären. Aber ich bin auch beunruhigt; ich habe viel zu tun, ich habe gerade keine Zeit für sie, sie wird mich in Beschlag nehmen.«

Ich deutete ihre gemischten Gefühle, die – wirklich wie in dem rassisch gemischten Bild der Araber in einer englischen Landschaft – aus ihr herausquellen, wenn ihre Mutter sich ankündigt; teils Ärger, teils Angst, teils Eifer. Aber sie glaubt, dass von ihr erwartet werde, cool zu bleiben, britisch und überlegen, und dass ihr niemand zu Hilfe käme oder ihr Raum und Zeit lassen würde, ihre gemischten Gefühle zu erkunden. Wenn ihre Mutter anrufe, oder wenn ihr Mann sich ihr sexuell nähere oder ich ihr eine Deutung anböte, habe sie das Gefühl, es werde auf sie herabgesehen, sie werde durch eine sehr überlegene Mutter oder ihren Mann oder ihre Analytikerin erschossen, wenn sie zugäbe, in Schwierigkeiten zu stecken oder den Wunsch/das Bedürfnis hätte, dass auf ihre Gefühle Rücksicht genommen werde.

Spürbar erleichtert sagte sie: »Ja, und dann verbringe ich mein Leben damit, herauszufinden, wie ich den Kugeln entgehen kann.«

Wir sehen also, dass es nicht einfach um Sexualität oder Genährtwerden geht, sondern darum, in welcher Atmosphäre diese Dinge stattfinden. Das kalte Klima wird als eine Atmosphäre erlebt, in der es zu einer Konfrontation zwischen einem rassistischen oder sexistischen Ehemann und einem arroganten narzisstischen Kind kommt. Gibt es in dieser Situation die Vorstellung von einer Mutter, die ihr helfen könnte, über ihr Leben und ihre Ehe nachzudenken, oder wird die Mutter erlebt als eine, die herablassend und abschätzig darauf reagiert?

Worauf es mir ankommt, ist die Frage, wie sich die Entwicklung einer kreativen Beziehung zwischen Mutter und Kind, Mann und Frau, Analytikerin und Patientin unterstützen lässt. Der Patientin ihr Verhalten in einer Atmosphäre vor Augen zu führen, in der man sich selbst (als Analytikerin) als ideales Modell, als einen Rolls-Royce, präsentiert oder aber sich eine schäbige Behandlung gefallen lässt, wäre meines Erachtens kontra-therapeutisch. Dagegen ist die Patientin erleichtert und gewinnt, wie ich finde, an Stärke, wenn die Analytikerin in diesem Rassen-/Geschlechterkrieg nicht Partei ergreift, sondern die Seite in ihr zu erreichen versucht, die verstanden werden möchte.

In der Sitzung zu erleben, wie sie sich zusammen mit ihrer Analytikerin mit diesen Fragen auseinandersetzen kann, um ihr Wissen über sich selbst zu erweitern und sich selbst und ihre Objekte besser zu verstehen, ist, so meine ich, ein Äquivalent zu dem Vergnügen, mit dem ein Mann und eine Frau sich wechselseitig erkunden, um ihrer beider Leben zu bereichern. Dem geht, wie ich schon ausgeführt habe, die Erfahrung voraus, wie sich Mutter und Kind wechselseitig erkunden. Aber damit diese Erkundung stattfinden kann, muss die Analytikerin dafür sorgen, dass die Atmosphäre weder kalt, überlegen und abweisend noch gewaltsam und auf einen Schusswechsel bedacht ist, sondern so beschaffen, dass die Patientin die Erfahrung macht, dass es jemanden gibt, der/die diese eher primitiven, omnipotenten und narzisstischen Reaktionen in einer Atmosphäre containen kann, die vom Geist eines kreativen Bemühens geprägt ist.

Von einem anderen Standpunkt aus betrachtet, könnten wir den Traum oder das Beibehalten dieses Krieges auch als Vermeiden der ödipalen Eifersucht verstehen. Schließlich ist die Mutter mit ihr im Auto, und sie scheinen sich einig zu sein, dass der Fahrer des Rolls-Royce, oder der Vater, ein Wrack ist; die Mutter möchte lieber weiterfahren statt anzuhalten und sich um diesen unerwünschten Eindringling in ihre Beziehung zu kümmern. Wenn die Patientin den Penis ihres Mannes oder das ernsthafte Nachdenken über diese Probleme von sich fernhält, glaubt sie auch, mit einer Mutter identifiziert zu sein, die ihrerseits ebenfalls den Penis des Vaters aus der netten friedlichen Szene zwischen Tochter und Mutter ausklammern möchte.

Dementsprechend wäre ihr Wunsch in der Analyse, dass ich mit ihr unter einer Decke stecke und darin übereinstimme, wie schrecklich Araber/Männer sind; ihre Angst wäre dann, dass ich sie, meine Patientin, im stillschweigenden Einverständnis mit einem überlegenen jüdischen Ehemann/Vater, schrecklich finde. Ihre Reaktion auf meine erste Deutung war ein klarer Hinweis darauf, dass ich in ihrem Erleben den Verkehr mit einem feindseligen Vater/Überich vollzog und sie für ihre rassistischen, narzisstischen Forderungen verurteilte. Das Gegenstück zu dem Angriff auf den elterlichen Verkehr wäre dann die Befürchtung, dass das sexuelle Zusammensein der Eltern eine Gefahr für sie bedeutet.

Wir sehen dann, dass der Penis und die Vagina und ihr Zusammenkommen im Verkehr Eigenschaften haben, die mit frühen kindlichen Ängsten verknüpft sind. Obwohl im Traum eine Mutter dargestellt wird, die nicht anhalten und sich nicht mit den Problemen befassen möchte, und obwohl die Patientin sich in der Sitzung oberflächlich äußerte und kicherte, kann man doch auch festhalten, dass sie sich an den Traum erinnerte und ihn mit in die Sitzung brachte und dass sie, als ihre Angst nachgelassen hatte, mit mir in einer kreativeren Art und Weise zusammenarbeiten konnte.

Wiederholte Erfahrungen dieser Art führten dazu, dass diese Probleme einigermaßen durchgearbeitet werden konnten. Die Beziehung zu mir wurde sehr viel kreativer und kooperativer, was sich auch in ihrem sonstigen Leben widerspiegelte. Sie war immer besser in der Lage, die Probleme mit ihren Kindern und ihrem Mann aufzugreifen und zu untersuchen. Es stellte sich auch heraus, dass ihr Selbstvertrauen gewachsen war und sie gern auf diese Probleme einging und dass sie sich auch in der sexuellen Beziehung zu ihrem Mann freier fühlte und das Zusammensein mehr genießen konnte.

Die folgende Sitzung aus einer späteren Phase ihrer Analyse zeigt diese Entwicklung: Sie lässt, meine ich, eine positivere Einstellung zum Vater/Penis, zur Mutter und dem Körper der Mutter erkennen sowie ein freundlicheres Verständnis für ihre eigenen kindlichen Gefühle und die ihrer Kinder.

Nachdem sie in der vorausgegangenen Sitzung viel darüber gesprochen hatte, dass sie den sexuellen Verkehr sehr viel mehr genießen könne, begann sie diese Sitzung mit einem Traum.

> »Letzte Nacht träumte ich, dass *ich ein kleines Mädchen war, das in einem sehr schönen Haus zu Besuch war; es waren noch andere Kinder dabei. Ein Mann führte mich herum; das Haus war außerordentlich schön und voll mit schönen Dingen – wirklich voller Schätze. Er hatte viel von der Welt erforscht und zeigte uns das ganze Haus und beschrieb die Sachen für uns. An einer Stelle hingen sehr interessante Masken an der Wand; wir haben danach gefragt und wollten wissen, wo sie herkämen, und er gab jeder von uns eine davon. Es fühlte sich sehr nett an und großzügig.* Es war wirklich ein schöner Traum.«

Zu dem Haus assoziierte sie mein Haus und die schönen Dinge darin, fragte sich aber, warum es ein Mann war, der sie herumführte, und warum sie im Traum ein Kind war. Dazu fielen ihr ihre Kinder ein und sie dachte daran, wie sie am Abend zuvor ferngesehen hatten. Ihre kleine Tochter spielte sich auf, sie balancierte auf einer Stuhlkante, wie eine Puppe. Ihr

Bruder tippte sie an, sie verlor das Gleichgewicht, fiel platt aufs Gesicht und heulte. Sie, meine Patientin, wurde sofort sauer, realisierte aber dann, dass der Junge eigentlich gar nicht grausam sein wollte und dass das kleine Mädchen sehr provozierend sein kann, wenn es so angibt und zum Beispiel vor dem Fernseher Handstand macht.

In diesem Material werden einige wichtige Veränderungen deutlich. Sie ist keine überlegene Aristokratin, sondern ein kleines Mädchen unter anderen Kindern. Ich werde nicht, so wie früher, in einem schäbigen Haus platziert, sondern in einem außergewöhnlich schönen Haus voller schöner Dinge, eine richtige Schatzkammer. Der Vater, mein Mann, wird nun positiv dargestellt, als ein Forscher, der den Kindern liebevoll alle möglichen Dinge beschreibt. Nur die Tatsache, dass es da Masken gibt, lässt uns aufhorchen und fragen, was hinter ihnen versteckt sein könnte, und wir können an ihren Einfällen sehen, dass in dem von ihr präsentierten idealisierten Bild viele negative Züge versteckt waren. Sie ist identifiziert mit einem kleinen Mädchen, das angibt und behauptet, sie selbst habe für das veränderte Bild gesorgt; im Traum ist sie außerdem in einer Position, in der der Vater alles ihr geben möchte – ein Echo ihrer früheren Haltung einer triumphierenden Überlegenheit, die aber jetzt nicht mehr so grausam zum Ausdruck gebracht wird, sondern eher wie ein gutartiges Prahlen ist.

Sie fürchtet, ich könnte wie der kleine Bruder sein, der will, dass sie hinfällt und heult; aber jetzt weicht ihr anfänglicher Ärger und macht bereitwillig einer Stimme Platz, die sagt, »so grausam wollte er doch gar nicht sein«, und sie verspürt den Wunsch, den Kummer aufzugreifen und die Sache in Ordnung zu bringen. Ich glaube, sie fürchtete auch, dass ich vielleicht mit ihren Fortschritten und meinem schönen Haus angeben könnte und dass sie dann der Versuchung nicht widerstehen könnte, mich zu Fall zu bringen. Aber sie legt mir nahe, dass ich dann nicht zu streng reagieren sollte. Als ich ihr diese negativen Elemente deutete, wurde mir klar, dass es wirklich positive Elemente gab, die etwas mit mir zu tun hatten, aber hinter meinem Mann versteckt waren – nämlich, dass es ein maskiertes Bild von mir als dieser Person war, die über Lebenserfahrung verfügt und der es Freude macht, sie mit diesen Themen in Kontakt zu bringen.

Sie antwortete, ihr sei beim Aufwachen eingefallen, dass der Mann im Traum sie an ihre Lehrerin für alte Sprachen erinnerte, und wenn sie gefragt werde, warum sie denn alte Sprachen studiert habe, erkläre sie, dass es an dieser Lehrerin liege, die sich diesem Thema und der Entdeckung früher Anfänge mit viel Liebe und Freude gewidmet habe.

Ich deutete, sie habe mir für mein Empfinden gerade, wenn auch etwas maskiert, ein sehr großes Kompliment gemacht auf eine Weise wie noch nie. Sie habe nicht nur gesagt, dass die Analyse gut sei und ihr helfe, sondern habe auch ganz besonders meine in ihrem Erleben guten Eigenschaften hervorgehoben.

Sie war ganz bewegt durch diese Deutung und sagte dann, dass ihr kleines Mädchen nach dem ganzen Ärger sehr müde geworden sei. Sie habe ihr vorgeschlagen, etwas zu malen. Das Kind beschäftigte sich so intensiv und vergnügt damit, dass sie ihr alles vergeben habe, all die Provokationen; sie spürte, wie sehr sie sie liebte, hob sie hoch und nahm sie in den Arm.

Ich sprach dieses Aufwallen der spontanen liebevollen Gefühle zwischen einer Mutter und ihrem Kind an und ihre Hoffnung, dass ich mich auch wieder besser fühlen und ihr die früheren Provokationen vergeben könnte, wenn sie sich jetzt so intensiv und voller Freude unserem gemeinsamen Projekt widme.

Sich zu maskieren und sich aufzuspielen waren für diese Patientin besonders schwierige Themen. Sie fürchtete sich sehr vor Exhibitionismus und auch davor, ihre Gefühle zu zeigen, wenn sie sich verletzlich fühlte, sodass sie bis jetzt mit ihrem Mann nur hatte schlafen können, wenn sie ihr Nachthemd anbehielt. Daran erinnerte ich sie und meinte, dass der Mann im Traum auch für ein viel liebevolleres Bild ihres Mannes stehe, den sie nicht mehr so bedrohlich empfinde und der sogar mitfühlend auf ihre Schüchternheit reagiere, was sie bestätigte. Sie sprach sehr positiv über die sexuelle Beziehung zu ihm und ihr Zusammenleben. Ich dachte, dass sie viel besser als früher in der Lage war, seine Erfahrung wertzuschätzen und zu würdigen, wie er ihr gemeinsames Leben bereicherte, und zu spüren, wie zugewandt und gerne er ihr Haus/ihr Inneres erkundete. Und sie wiederum spürte, dass sie seinen Penis dafür liebte, wie er sie erforschte, und konnte sich mit ihm identifizieren.

Wir haben hier, wie ich meine, ein sehr anderes Bild von Sexualität vor uns. Statt das Bild eines abschätzigen, überlegenen Objekts zu zeichnen, das sich nicht für ihre Gefühle interessiert und keine Rücksicht auf sie nehmen will, wird ihre Überzeugung deutlich, dass es Freude bereitet, etwas zu erkunden, sowie ihre Fähigkeit, sowohl die Fähigkeiten der Mutter als auch die des Vaters zu bewundern. Das war nur möglich, weil es bis zu einem gewissen Grad gelungen war, die positiven und negativen kindlichen Gefühle einzubeziehen und weil die ›Paarung‹ der depressiven Position begonnen hatte – also die guten und die bösen Aspekte des Selbst und des Objekts zusammenzubringen. Erregung, Angeberei, Grausamkeit, Eifersuchts- und Neidgefühle sowie verletzlichere liebevolle Gefühle werden nicht mehr so verächtlich abgetan und als unerwünscht bezeichnet. Die Patientin kann ohne allzu viel Neid und Hass das mütterliche Haus und den Beitrag des Vaters wertschätzen und aushalten. Die Kleiner-Junge-Anteile und die Kleines-Mädchen-Anteile können sich ebenso ergänzen – auch wenn auf diesem Weg noch einige Schwierigkeiten auftauchen werden.

All dies lässt Liebe und Dankbarkeit und genussvolle Erregung entstehen, und gleichzeitig erlebt die Patientin sich selbst als liebenswerten Menschen mit einem inneren Haus, das es wert ist, erforscht zu werden. Das Vergnügen an dieser Erforschung schätzt sie als ein Attribut, das ihr als dem Kind Freude bereitet, aber dieses Vergnügen findet sich auch bei dem malenden Kind oder der Patientin, die das Traumbild mitbringt und damit den Eltern oder der Analytikerin Freude und Befriedigung bereitet. Die Betonung liegt jetzt viel weniger auf der triumphierenden Überlegenheit und viel mehr auf der Freude an dem wechselseitig kreativen Unterfangen, zu dem jeder oder jede ihren Beitrag leistet.

Fazit

Mit diesem Material habe ich gezeigt, wie im Erleben der Patientin die Freude ihrer Lehrerin am Verstehen und ihre Bereitschaft, ihr dieses Verstehen nahezubringen, die Ursache für ihre Liebe zu den alten Sprachen war. Es war eine liebevolle Beziehung zu einer nährenden Mutter, die ihr nicht nur Sicherheit gab, ihr Interesse weckte und das Fundament dafür legte, diese Art von Verkehr auch bei anderen Themen zu genießen, sondern diese liebevolle Beziehung ist, wie Melanie Klein uns gezeigt hat, für das Mädchen auch die Basis für eine liebevolle Beziehung zu einem Mann. Dies kontrastiert mit dem früheren Bild, in dem sie und die Mutter sich in einer triumphierenden Kollusion gegen den Mann wenden; sie erlebt jetzt eine Frau, die ihr dabei hilft, ihre Liebe auf neue Objekte auszuweiten, mit denen sie eine kreative Erfahrung machen kann, von der sie profitiert.

Dieselbe Basis wird in der Entwicklung des männlichen Kindes gelegt. Wie Klein gehe ich davon aus, dass das Mädchen ein unbewusstes Wissen um ihre körperliche Ausstattung hat und auch darüber, wofür diese bestimmt ist. In der Bildersprache des letzten Traums weiß das Mädchen, dass sie ein Haus oder Inneres hat wie das ihrer Mutter und dass sie es weiter erkunden muss, um mehr darüber zu erfahren, genauso wie der Junge weiß, dass er einen wissbegierigen Penis hat und einen Ort finden muss, der für seine Forschungen zugänglich ist. Das ist eine biologische Wahrheit und darüber hinaus, wie ich meine, auch eine wichtige psychologische Wahrheit.

11. Kapitel
Männliche Sexualität: Eine klinische Studie über Faktoren, die ihre Entwicklung beeinträchtigen[1] (1985)

Ich möchte in diesem Kapitel ein Muster beschreiben, mit dem ein Patient seinen Traum von einer primitiven, phallischen Vorrangstellung auslebt; durch den Besitz eines Penis, der ihm Macht und Überlegenheit verleiht und alles, was eine Frau beitragen könnte, für null und nichtig erklärt. Angesichts der bedrohlichen Vorstellung, dass seine Objekte möglicherweise denselben primitiven Traum ausleben, wird dieser Traum für ihn zum Alptraum. Ihn verfolgt dann die schreckliche Vorstellung, dass er seine Behauptung unter Beweis stellen müsste; wenn ihm das nicht gelingt, wird er zu einem Objekt der Verachtung. Projektiv fürchtet er, eine omnipotente Autoritätsfigur, die denselben Traum auslebt wie er, könnte ihm seine totale Vorrangstellung streitig machen. Die Kastrationsdrohung ist zutiefst bedrohlich, da er fürchtet, dass ihm alles Wertvolle genommen werden könnte.

Diese Bedeutungszuschreibung trägt zu männlichen (und weiblichen) sexuellen Ängsten bei und lässt sich nicht losgelöst von der gesamten Persönlichkeitsstruktur betrachten und auch nicht, ohne dass man bis zu einem gewissen Grad die besonderen Bedingungen versteht, unter denen sich ein derartiger Alptraum entwickelt hat. Dazu gehört der Kampf zwischen Liebe und Hass in der Wechselwirkung mit der Umwelt, wie ihn Melanie Klein (1945) beschrieben hat, ein Kampf, der die Entwicklung der Männlichkeit, der Weiblichkeit und die Art des sexuellen Verkehrs determiniert. Ich hoffe zeigen zu können, wie sich einige dieser Probleme in der Übertragung auswirken und möchte auf verschiedene Faktoren eingehen, die diese Konstellation modifizieren oder verschärfen.

---

1 Eine frühere Fassung dieser Arbeit wurde im *International Journal of Psychoanalysis, 66*, 415–422, 1985, veröffentlicht. Nachdruck mit freundlicher Genehmigung durch John Wiley & Sons, Inc.

Mr B. ist verheiratet und hat zwei Kinder. Er ist 40 Jahre alt, Dozent für Ökonomie und der älteste Sohn aristokratischer Eltern, die nur über bescheidene finanzielle Mittel verfügen. Seine Frau kommt aus einer wohlhabenden aristokratischen Familie. Obwohl er zur Aufrechterhaltung ihres hohen Lebensstandards von der Familie seiner Frau abhängig ist, lebt er in dem ›Traum‹, niemanden zu brauchen, aber seinerseits dringend gebraucht zu werden. Die ›Frau‹ wird als ein fragiles, völlig abhängiges Kind dargestellt, für das der Mann der ideale Versorger sein sollte. Das ist natürlich nur eines von mehreren Bildern, da er in der Frau zugleich ein machtvoll forderndes Wesen sieht.

Seine Vorstellung »niemanden zu brauchen« wurde in der Analyse sehr schnell deutlich, indem er Sitzungen versäumte, zu spät kam, indirekt die Analytikerin behandelte, als sei sie eine Bedienstete und abhängig von seiner Gunst. Er ging von der Überzeugung aus, dass sie sich nach seinen Bedingungen zu richten hätte (beispielsweise sollte eine Sitzung, wenn er zu spät kam, eben entsprechend länger dauern) und sich seiner Herrschaft unterordnen würde; nach seiner Ansicht war die Analytikerin (wie auch seine Frau) von ihm abhängig und so wertlos wie »ein Eimer voll Scheiße« (seine Worte). Abhängigkeit ist für ihn wie ›eine heiße Kartoffel‹; jeder, der sie hat, will sie so schnell wie möglich weiterreichen. Dieser Traum seiner Autarkie, nämlich derjenige zu sein, der alle umfassend versorgt, enthüllt, wie ich zeigen werde, sehr schnell einen gegenteiligen Alptraum, in dem er überzeugt ist, dass ich (eine Frau) denselben Traum auslebe. Nach seiner Ansicht glaube ich entweder an seine ›Wahnvorstellung‹ und dann muss er alle ›meine‹ Ansprüche erfüllen, oder ich möchte ihn dominieren, kontrollieren, besitzen und zu meiner ›Wahnvorstellung‹ bekehren, nach der er vollständig hilflos und von mir als der Versorgerin abhängig ist.

Wir befinden uns in einer wechselseitig von rachsüchtiger Herrschaft und Versklavung geprägten Domäne, wie sie kulturell in seiner Redeweise über sexuelle (und andere) Praktiken und in vielen Bereichen der Persönlichkeit dieses Patienten zu sehen ist.

Um von dieser tyrannischen Organisation weg und zu einem realistischeren Austausch zu gelangen, müssen die Ängste und Neigungen durchgearbeitet werden, die die sexuelle Entwicklung in die von mir beschriebene Konstellation treiben. Genauso wie sich mit dem Mund küssen, lieben, würdigen oder verschlingen, aussaugen, einschleimen, beißen und in Stücke reißen lässt, könnten die Genitalien mit einer Vielzahl an Möglichkeiten ausgestattet sein.

Nach meiner Einschätzung ging der Wunsch dieses Patienten, der omnipotente Versorger zu sein, mit der Verleugnung anderer Versorgungsquellen einher; unbewusst war auch sein Wunsch, der Meisterpenis zu sein, mit der Verehrung eines omnipotenten Phallus verknüpft. Dieser Wunsch zeigte sich entweder in Form einer homosexuellen Phantasie oder heterosexuell maskiert, indem er sich an ›phallische‹ Frauen band; die Machtgier ›paart‹ sich in einem wechselseitig phantastischen Verkehr mit der Verehrung der Macht. Diese Zuschreibung droht ihm mit Vergeltung, nämlich mit dem Alptraum aus Herrschaft und Versklavung. Die damit einhergehende manische Erregung hilft ihm aber auch bei der Abwehr seiner Ängste vor dem Bewusstwerden seiner Abhängigkeit. Diese Ängste, Erregungen und Abwehrmaßnahmen verhindern, dass der Patient mit der dahinter verborgenen tiefen Sehnsucht nach einem Objekt in Kontakt kommt, einem Objekt, das ihn aufnimmt und versteht (noch zusätzlich dadurch erschwert, dass er sich gar nicht vorstellen kann, dass es ein solches Objekt gibt) sowie mit seiner eigenen Fähigkeit, sein Objekt und dessen (in der Übertragung meine) Bedürfnisse in sich aufzunehmen und es zu verstehen. In seiner Vorstellung ist Abhängigkeit gleichbedeutend mit einem Zustand, in dem er heulend und beschämt zurückgelassen wird. Ich möchte der Frage nachgehen, wie sich diese Situation auf die Übertragung auswirkt und möglicherweise die Gegenübertragung der Analytikerin beeinflusst.

Nachdem Mr B. an mich überwiesen worden war, dauerte es mehrere Wochen, bis er sich meldete. Zum Erstgespräch erschien er 30 Minuten zu spät (was der Auftakt für viele weitere Terminverschiebungen und sein häufiges Zuspätkommen war). Am besten könne er mir berichten, was mit ihm los sei, wenn er mir die Vorwürfe seiner Frau schildere, meinte er. Sie bekomme sehr viel mehr mit als er. Sie klage, dass er zurückgezogen sei, gleichgültig, egoistisch, pflichtbewusst, aber teilnahmslos. Er fühle sich unglücklich in seiner Ehe und kritisiert durch seine Frau, finde aber, dass sie Recht habe. Etwas fehle ihm: Er habe keine Gefühle. Er bezweifle, dass die Analyse etwas für ihn tun könne, meine aber, er sollte es wenigstens versuchen.

Sein Problem sei, dass er keine Gefühle habe und deswegen kritisiert werde; er stimme dieser Kritik und Verurteilung zu. Ich meinte, er fürchte dasselbe vielleicht auch bei mir und habe deshalb Zweifel, ob die Analyse ihm helfen könne; dann sagte er, er habe eine frühere Analyse nach vier Monaten abgebrochen. Nachdem er angekündigt hatte, dass er aufhören werde, hatte der Analytiker zu ihm gesagt, er mache einen großen Fehler, da er noch nie einen Patienten gesehen habe, der so leblos sei wie er.

Ich deutete, er scheine überzeugt zu sein, dass dieser Analytiker es nicht ertragen konnte, zurückgewiesen zu werden, und dass er voller Kritik und Verachtung sei gegenüber einem Analytiker, der für sein Gefühl seinen Patienten beleidigte, um mit einem eigenen Problem fertigzuwerden, einem Analytiker, den er gleichgültig, egoistisch usw. fand (die Kritik seiner Frau an ihm); ich verknüpfte dies mit seinem Misstrauen mir gegenüber.

Wir werden sehen, dass in vielen Bereichen seines beruflichen, privaten und sexuellen Funktionierens dieses Problem einer zurückgezogenen, indifferenten ›Leblosigkeit‹ eine zentrale Rolle spielte. (Später erzählte er mir, wenn er an Geschlechtsverkehr denke, stelle er sich den Penis wie ein totes Baby in der Vagina vor.) Er fand es schwierig, sexuell erregt zu werden und eine Erektion zu bekommen; und wenn er eine Erektion hatte, konnte er sie nur schwer aufrechterhalten und ejakulierte vorzeitig. Ganz ähnlich war es zu Beginn der Analyse gewesen; er hatte es entweder schwer, genügend ›erregt‹ zu sein, um pünktlich oder überhaupt zu seinen Sitzungen zu kommen, oder er brach vorzeitig ab (als er beispielsweise drei Wochen vor der ersten Ferienpause verschwand). Er war fast nie pünktlich und das Wartezimmer benutzte er erstmals nach etwa drei Jahren Analyse.

In seiner Ehe schien er wenig von seiner Frau zu erwarten und schien sich auch kaum vorstellen zu können, dass eine Frau ihn in persönlichen Dingen zufriedenstellen könnte, auch nicht in sexueller Hinsicht. Schon früh sprach er Sitzung um Sitzung über die lautstarken Klagen seiner Frau, dass er sie vernachlässige. Nach seiner Schilderung schien ihre Beziehung darin zu bestehen, dass er ›leblos‹ war und sie ihn anbrüllte. Ihr Geschrei schien ihm insgeheim eine gewisse sadistische Befriedigung zu bereiten, weil sie ihm das Bild vermittelte, er sei derjenige, der über das verfügte, was sie brauchte; unbewusst verschaffte es ihm Befriedigung, ihr etwas verweigern zu können, sodass sie in seiner Vorstellung zu einem verachtenswerten, brüllenden Säugling wurde.

Anfangs verhielt er sich, als wären er und ich außenstehende Beobachter dieser Ereignisse namens Ehe. In mir sah er eine ›Beraterin‹, die er engagiert hatte und von der er ›professionelle‹ Ratschläge verlangte. Er schien ›leblos‹ zu sein für die Empfindung, dass er eine Analyse brauchte oder für die Wirkung, die sein Fehlen oder Zuspätkommen auf mich hatte. Er sah keinen Grund, sich zu entschuldigen oder zu erklären und sagte nur: »Es sollte Ihnen nichts ausmachen, Sie machen ja nur den Job, für den Sie bezahlt werden.« Darin schwangen sowohl seine Gleichgültigkeit als auch seine (verborgene) Provokation mit. In der Gegenübertragung spürte ich, dass ich am liebsten mit Wut oder zynischer Gleichgültigkeit reagiert hätte. Wenn ich nicht in diesem Sinn auf seine Provokation mit einem ›gefühllosen‹ (phallischen) Konkurrenzkampf (wie seine Frau und sein früherer Analytiker) antwortete, schien ich nach meinem Eindruck dafür gebraucht zu werden, etwas zu ›empfinden‹ und damit allein zu sein, wovor er sich fürchtete: vor dem entwürdigenden Gefühl, verlassen zu sein.

Auf Deutungen dieser Art reagierte er zunächst ungläubig – »Aber wir haben keine Beziehung« –, aber allmählich entwickelte er ein gewisses Interesse. War er zu spät gekommen, wollte er, dass die Sitzung über die vereinbarte Zeit hinaus weitergehen sollte; dieser Wunsch beruhte zum Teil darauf, dass er bestimmen wollte, es schienen sich aber auch Wünsche zu regen, mehr haben zu wollen. Er war überrascht und fühlte sich beschämt und erniedrigt, als er in solchen Momenten seine eigenen Wünsche und seine Abhängigkeit von mir entdeckte, was ihn deutlicher als zuvor realisieren ließ, dass seine Frau, wenn sie schrie und von ihm beachtet werden wollte, auch einen Teil von ihm repräsentierte. In solchen Momenten fühlte sich das Stundenende (für ihn, aber auch für mich) sehr grausam und überraschend an.

Als ich ihm deutete, dass er seinen Wunsch nach einer Fortsetzung der Sitzung in die Überzeugung verwandelte, dass er mich entweder dazu zwingen könnte oder ich in seiner Vorstellung zu einer mächtigen, auf Vergeltung sinnenden Figur (wie der frühere Analytiker) würde, die durch das für ihn kränkende Stundenende wieder die Kontrolle übernahm, überkam ihn plötzlich eine heftige Wut. Er schlug um sich, reckte seine geballten Fäuste in die Luft und schrie, er würde jetzt die Doppeltür zwischen meinem Praxisraum und dem dahinterliegenden Zimmer eintreten. Er war überrascht und betroffen nach seinem plötzlichen Ausbruch; auch ich war verblüfft, weil er so unerwartet kam.

Er war auf diese Kombination aus seinem Begehren und der Realisierung einer Beendigung nicht gefasst, die dadurch ausgelösten Wünsche nahmen ihn in Beschlag. Für mein Gefühl wusste er nicht, ob er mich (kannibalisch) verschlingen oder in mich einbrechen und durch eine brutale Vergewaltigung von mir Besitz ergreifen sollte. In diesem Moment wurde er zum mächtigen Vater, von dem er glaubte, er könne erregt in ›den anderen Raum der Mutter‹ einbrechen, was aber nicht erschreckend wirkte. Vielmehr tauchte in mir das Bild eines hilflosen Säuglings auf, der unglücklich um sich schlug und brüllte.

Mit diesem empfindsamen, unglücklichen und bedürftigen Teil in sich in Kontakt zu kommen, löste heftige Wut aus, die oft mit dem Gefühl der Beschämung und Erniedrigung einherging – »was Gefühle angeht, bin ich ein Zwerg und kein Riese«.

Er erzählte mir, dass sein Vater sich an die militärische Familientradition gehalten und die Theorie vertreten hatte, dass Kinder eine spartanische Erziehung bräuchten, um stark zu werden. Der Vater führte zu Hause das Kommando, und es wurde erzählt, dass dieser Patient als Baby besonders lange brüllend im Kinderwagen im Garten stehen gelassen wurde. Als man ihn dann endlich holte, entdeckte man, dass er über und über von krabbelnden Insekten bedeckt war.

Dieses Schreckensbild seiner Verlassenheit und die Art des Objekts, von dem er verlassen oder mit dem er innerlich zurückgelassen wurde, half uns zu verstehen, warum er das Bedürfnis nach Rache hatte und diese Behandlung weitergeben wollte – die ›heiße Kartoffel‹. Unabhängig davon, ob nun diese ›heißen‹ Gefühle von Bedürftigkeit, Wut und Unglück aus frühen kindlichen Erfahrungen später auf eine sexuelle Ebene übertragen werden oder ob sie vielmehr frühreife grausame phallische Bestrebungen auslösen und verstärken, so können wir doch bei diesem Patienten sehen, dass er in dem Moment, in dem er etwas begehrte, das Gefühl hatte, einer grausamen Tortur ausgesetzt zu sein. Verstanden zu werden erlebt er dann wie eine emotionale Erniedrigung, die ihn zum ›Zwerg‹ macht.

Wir sahen, dass seine Frau, wenn sie sich beschwerte, zum Teil einen fragilen kindlichen Anteil des Patienten repräsentierte, der brüllte, weil er vernachlässigt wurde; er hatte früher gesagt, ihre Beschwerden seien berechtigt. Aber er hatte auch Angst vor ihr, weil sie, wie er gesagt hatte, mehr mitbekam als er. Er schien mit ihr eins zu sein, wenn sie eine grausame Überichfigur repräsentierte, die wie er auch sein kindliches bedürftiges Selbst sadistisch quälte. Wir sahen zu Beginn, dass sie über alle seine Fehler eine ›schwarze Liste‹ zu führen schien und noch mächtiger wurde, weil er so abhängig von ihr war. Ihre Forderung, dass er dableiben und sich ihr Geschrei anhören sollte, diente immer häufiger als ›Begründung‹ für sein Zuspätkommen. Er fürchtete auch, dass ich mich in meiner ›Wahrnehmung‹ daran orientierte, wie ich ihn beschämen und vernichten könnte.

Wir haben das Bild eines zutiefst narzisstischen Mannes vor uns, der sich in einem Netz sadomasochistischer Beziehungen gefangen fühlt, ein Bild, das nicht selten mit dem einen oder anderen sexuellen Problem verknüpft ist. Das Thema dieses Kapitels ist die Frage, wie uns dieser Aspekt der Sexualität in der Übertragung und Gegenübertragung begegnet, was die Frage impliziert, wie sich diese Situation verstehen und eine Entwicklung in Gang bringen lässt.

Ich möchte dieser Frage im Zusammenhang mit einem Traum weiter nachgehen, den der Patient gegen Ende des dritten Analysejahres mitteilte. Inzwischen waren die narzisstischen Abwehrmanöver etwas seltener geworden; seine arrogante Herablassung war durchsetzt von schmerzlichen und verwirrten Gefühlen, die durch die Wahrnehmung seiner Bedürfnisse ausgelöst wurden. Zum Beispiel hatte er wieder einmal vor Weihnachten eine Woche Analyse versäumt, war aber jetzt im Kontakt geblieben, da er angerufen und erklärt hatte, er habe Rückenschmerzen, seit er den Weihnachtsbaum geschleppt habe. Obwohl er den Gedanken weit von sich wies, dass seine verletzten Gefühle etwas mit meinen Weihnachtsferien zu tun haben könnten, war er seinen Gefühlen doch näher gekommen, aber auch seiner Fähigkeit, sich – durch den Weihnachtsbaum – um seine Frau und die Kinder zu kümmern. Er kam weiterhin zu spät, jetzt allerdings, weil er die Termine durcheinanderbrachte und mich dann um Ersatztermine bat. Zärtliche und sehnsüchtigere Gefühle tauchten auf; zum Beispiel hatte er Einfälle zu dem Haus, in dem er als Baby gelebt hatte, zu dem weißen Sandstrand und dem Meer davor; er schilderte, wie er sich danach gesehnt hatte, dass das Wasser wärmer wäre und nicht so kalt, sodass er hätte ins Meer gehen und Spaß haben können. Zur selben Zeit beschrieb er in einem Phantasiebild, wie er tiefgefroren in einem Eisblock eingeschlossen war und sich danach sehnte, gewärmt und aufgetaut zu werden; eine Sehnsucht nach mütterlicher Wärme, in die sich sexuelle Wünsche mischten, in das Meer der Vagina (seine Worte) einzutauchen, um darin zu baden und sich gewärmt und geliebt zu fühlen. Aber als die Ferien näher rückten, hatten sich diese Gefühle wieder verflüchtigt. In der Sitzung, die ich vorstellen möchte, war ihm diese Sehnsucht nach Wärme nicht mehr zugänglich.

Am letzten Montag vor Weihnachten berichtete er, dass ihr Au-pair-Mädchen gehen würde. Er äußerte sich herablassend und verächtlich über sie, wohinter sich die Angst verbarg, »vor Weihnachten« ohne Hilfe zu sein. Dann beschwerte er sich, dass er und seine Frau nicht zu Partys eingeladen würden und meinte, das läge daran, dass andere sie um ihren Titel, ihren Wohlstand und ihre Position beneideten. Er sprach über diese minderwertigen Menschen, die nicht verstünden, was man für ein zivilisiertes Leben bräuchte. Genauso abschätzig und verächtlich wie er die Abreise des Au-pair-Mädchens kommentiert und erwähnt hatte, dass sie nicht zu Partys eingeladen würden, behandelte er auch seine ›Freunde‹ mit Verachtung (er hatte alles und sie waren neidisch). Mir fiel auch auf, dass er die Idee von sich wies, möglicherweise seine Analytikerin über Weihnachten zu vermissen; es war, als sollte ich diejenige sein, die sich ausgeschlossen fühlte und auf seine Attribute neidisch war. Diese Probleme in seinem Privatleben und seinem gesellschaftlichen Leben sowie in seiner Analyse wirkten sich in der Intimität seiner sexuellen Beziehung in seiner Ehe noch intensiver aus.

Er und seine Frau waren zu der Zeit nicht in der Lage, ihre sexuelle Party/den Verkehr zu arrangieren, weil jeweils derjenige, der gerade über den ›Titel‹ verfügte, gebraucht zu werden, herablassend und abschätzig mit dem anderen umging, dem der erforderliche ›Status‹ fehlte.

Die zuvor erwähnten wärmeren Gefühle waren verloren gegangen; Verlustgefühle (das Au-pair-Mädchen, das sie vor Weihnachten verließ, die Weihnachtspartys, zu denen sie nicht eingeladen wurden, und dann auch noch die Analytikerin, die ihn über Weihnachten verließ) wehrte er ab, indem er sich selbst zum beneideten Objekt machte. Es wurde deutlich, dass in seiner Vorstellung das begehrte Objekt von neidischen Menschen feindselig angegriffen oder zurückgewiesen wird. Entsprechende Deutungen brachten eine gewisse Erleichterung.

Am nächsten Tag kam er allerdings zu spät. Er berichtete einen Traum.

In diesem Traum befindet er sich in einem Flugzeug. Er steht auf, bevor das Flugzeug ausgerollt ist, und die Flugbegleiterin sagt ihm, er solle sich hinsetzen und warten. Aber statt im Ausland (abroad) anzukommen, sind sie zurück im Esszimmer seines Elternhauses. Vater, Onkel und Großmutter sind da und mehrere kleine Kinder.

Die Großmutter sagt, sie sei so liberal, dass sie es dem [jungen] Onkel erlaube, seine Träume vor den Kindern zu erzählen. Der Patient wendet sich an seinen Vater und fragt: »Auch wenn es schmutzige Träume sind?« Ein Junge isst einen kandierten Apfel, der Patient steht auf, um einen Teller für ihn zu holen, die Großmutter ebenfalls. Sie fällt unter den Tisch und macht zwei Purzelbäume.

Der Patient kommentierte: »Sie hätte nicht aufstehen sollen – sie wollte sich nur aufspielen.«

Seine Einfälle bezogen sich vor allem auf die Großmutter, die ihm erzählt hatte, dass sein Vater ihr verboten hatte, zu ihm zu gehen, wenn er als Baby weinte. Schließlich bestand die Großmutter darauf, sie ignorierte seinen Vater und entdeckte ihn mit all den Insekten, die auf ihm herumkrabbelten.

> »Wo war meine Mutter? Zu schwach, um sich gegen meinen Vater und seine lächerlichen Theorien aufzulehnen? Warum brüllte sie ihn nicht an (seine Stimme schwoll zu einem Crescendo an)? Warum sagte sie nicht: ›Ich kümmere mich richtig um mein Baby, du Mistkerl.‹«

Meines Erachtens wirft dieser Traum viele Fragen zur Theorie und Technik auf, die für unser Thema relevant sind. Auf einige davon möchte ich eingehen.

Vor der Ferienpause träumte der Patient von einem Trip ins Ausland (abroad) – ein Flugtraum, zweifellos ein sexueller Traum, in dem er ›breit‹ (a broad[2]) ist und einen Trip ins Ausland macht. Er wird durch eine Flugbegleiterin, die sich an die Regeln hält, daran gehindert, zu früh aufzustehen. Damit wird sein Trip blockiert, es wird ihm verboten, sich vorzeitig zu erheben. Dies war tatsächlich das erste Mal, dass er nicht vor mir in die Ferien fuhr. Ausgehend von seinem Traum vermute ich, dass die Einschränkung sich bei ihm eher auf die Flugbegleiterin/die Regeln bezog und weniger darauf, dass er selbst seine Bedürfnisse gespürt hätte.

Wenn er davor ›wegfliegt‹, seine Bedürfnisse wahrzunehmen, und wenn der Trennungsschmerz blockiert ist, regrediert er auf frühere Muster, das heißt er ist zurück in der Kindheit, im ›Esszimmer‹ der Familie, an der Brust, wo er sich von seiner Mutter und dem tyrannischen Vater kontrolliert fühlt. Bezogen auf die Termine der Sitzungen oder meine Ferienzeiten, richteten sich die Angriffe des Patienten gegen das Setting der Analyse; sicher war das Setting für ihn wie eine Wiederholung der früheren traumatischen Situation, also wie ein spartanisches Regime in der militärischen Tradition, und für ihn eine Bestätigung seiner Erfahrung mit einem undurchdringlichen, gleichgültigen oder abweisenden Objekt – »Setzen Sie sich und warten Sie«.

Damit stellt sich die Frage, ob es darum geht, inwieweit der Junge vom ödipalen Vater daran gehindert wird, in die Mutter zu ›fliegen‹, und deshalb in das Esszimmer der Familie regrediert, oder inwieweit er blockiert ist und die ödipale Situation nicht erreichen und überwinden kann, weil es

2 Anm. d. Ü.: »A broad« ist eine abschätzige Bezeichnung für eine Frau, die leicht zu haben ist.

ungelöste Probleme mit der frühen Fütterung gibt, vor denen er zu fliehen/wegzufliegen (flight) versucht.

Betrachten wir, wie er die Ereignisse im Esszimmer der Familie darstellt. Es gibt das Bild einer eher liberalen Großmutter, die ihm (dem jungen Onkel) seine Träume erlaubt, selbst wenn sie schmutzig sind. Der schmutzige Traum könnte sein, dass sein Stock (Penis, klebrige Exkremente [stick, sticky faeces]) die Kandierte-Apfel-Brust kontrolliert. Aber diese liberalere Großmutter wird im Traum als dumme alte Frau dargestellt, eine Zirkusdarstellerin, eine pseudo-hilfreiche Großmutter/Analytikerin, die nur eine narzisstische Vorstellung gibt, eine ›Kunstradfahrerin‹ (trick-cyclist).

In seinen Einfällen zu dem Traum scheint die größte Wut der abwesenden Mutter zu gelten (wir stellen fest, dass die Mutter auch im Traum fehlte). Wo war sie? Warum hat sie nicht zwischen der Tyrannei des Kindes und der Tyrannei des Vaters interveniert? Stattdessen tut sich das tyrannische Kind mit dem tyrannischen Vater zusammen (dem »Sohn eines Mistkerls«), um die ›Groß‹-Mutter, die die guten Aspekte der Mutter repräsentiert, lächerlich zu machen und zu demütigen. Er glaubt, mich durch sein Zuspätkommen oder zu frühes Weggehen in eine Flugbegleiterin zu verwandeln, die dumm genug ist, sich einzubilden, sie hätte die Kontrolle, oder er glaubt, mich ›auf die Palme zu bringen‹, sodass ich mich lächerlich mache, indem ich über mich selbst stolpere, falle und aus dieser erniedrigten Position zu ihm aufblicken muss. In der Gegenübertragung werde ich (wie schon gesagt) eingeladen, mich mit ihm auf einen Rivalitätskampf um die phallische Kontrolle einzulassen, oder durch die Entwertung meiner Zeit und meiner beruflichen Fähigkeiten die masochistische Position zu akzeptieren.

Was wie eine ödipale Rivalität wirkt – ›ignoriere den Vater‹ oder ›widersetze‹ dich dem Vater –, ist klar. Aber möchte er dem Vater in ödipaler Rivalität gegenübertreten, dem Vater, der ihm bei seinen sexuellen Träumen über die Mutter im Weg steht, oder möchte er sich gegen den Vater auflehnen, der die Mutter daran hindert, sich um das Baby zu kümmern? Die Großmutter entdeckte ihn voller Insekten (Bisse/bits/Stücke), einem Bild der Desintegration. Das Bild des ödipalen Vaters scheint sehr durch die tyrannischen, narzisstischen Anteile des Kindes gefärbt oder von ihnen durchdrungen zu sein, sodass das Kind nicht spüren kann, wie sehr es seine Mutter braucht. In seiner Missachtung des bedürftigen Selbst hatte er sich triumphierend mit diesem Vater identifiziert.

Unter diesen Voraussetzungen ist es ihm unmöglich, ins »Ausland zu fliegen« (fly abroad) oder eine genitale sexuelle Position zu erreichen. Jegliches Begehren, das er bei sich selbst oder seinem Objekt spürt, erlebt er als Verfolgung (»von Insekten bedeckt«) durch ein arrogantes, grausames und liebloses Objekt; wer über die Mittel verfügt, um Wünsche zu erfüllen, hat auch die Macht, das Objekt dazu zu bringen, wie ein Insekt zu kriechen. Der Schmerz wird erotisiert und in die sadistische Macht verwandelt, Schmerzen zufügen zu können. Für diesen Patienten scheint dies für alle Beziehungen zu gelten, also für die Beziehungen zwischen den eigenen Selbstanteilen und seinen Objekten – Mutter/Vater, männlich/weiblich, Analytikerin/Patient – und auf allen Ebenen.

In einer Komponente der Übertragung scheine ich als die liberale Großmutter erlebt zu werden, die teils geschätzt und teils als dumme, nutzlose alte Frau verachtet wird. Unbewusst beschuldigt er mich, nur eine narzisstische Zirkusvorstellung geben zu wollen. Aber wenn er mich als jemanden erlebt, die ihm Containment anbietet, als eine Person, die seinen schmutzigen Träumen zuhört oder ihm einen Teller für seinen klebrigen kandierten Apfel zur Verfügung stellt, ihn ›hält‹, bietet er sogleich seinen eigenen Teller/seine eigene Hilfsbereitschaft an. Teilweise ist er hilfreich, indem er den Traum produziert, aber ich denke, dass ein Teil des Halts, den er sich selbst anbietet, darin besteht, die beunruhigende Schmerzempfindung teilweise in Erregung umzuwandeln, indem er sein Objekt erniedrigt und lächerlich macht.

In einer normalen Entwicklung helfen liebevolle Gefühle bei der Bereitstellung eines Containments, das die Integration fördert. Dieser Patient allerdings empfindet die Brustwarze als von der Brust abgespalten; sie wird auf den väterlichen Phallus und seinen eigenen übertragen. Auf der frühesten Ebene wird diese Brustwarze zu einem Ding-an-sich und mit einem Vorläufer des Phallus assoziiert. Statt eines integrierten Verkehrs beim Füttern bleibt ihm nur die Imitation eines narzisstisch tyrannischen Nippels/Penis und die Auslöschung einer fürsorglichen Mutter, die durch einen derartigen Penis, sei es nun sein eigener oder der des Vaters, für null und nichtig erklärt wird.

Der Traum enthält zwar primitive Elemente, verweist aber auch auf einen beträchtlichen Fortschritt bei diesem anfangs so ›leblosen‹ Patienten, wenn er in der Analyse seine innere Welt so anschaulich darstellen kann, insbesondere die viel offenere Wut auf die fehlende Mutter bzw. die fehlenden mütterlichen Aspekte. Der Fortschritt besteht darin, dass er jetzt deutlicher spürt, dass man sich richtig um das Baby kümmern und es nicht der Herrschaft des tyrannischen Vaters/Phallus überlassen sollte.

Neben dieser größeren Offenheit für seine Wut und Verletzlichkeit mir gegenüber gab es auch Hinweise, dass sich die Beziehungen zu seiner Frau und seinen Kindern verbessert hatten, auch Hinweise, dass er seiner Frau (auch sexuell) näherkommen wollte, sowie Hinweise auf eine veränderte Einstellung sowohl zu seiner Arbeit wie auch zu meiner. Während er zuvor seine Tätigkeit kaum je erwähnt und sie als »ein geschlossenes System« bezeichnet hatte, »wie ein Penis, der mit dem Anus verbunden ist; keiner kommt rein«, fing er jetzt an, mit mir über seine Arbeit zu sprechen und sich für aussichtsreiche innovative Projekte einzusetzen (die Vermarktung der Erträge von den Ländereien der Familie). Seine Angst zu scheitern und seine Verlustängste traten mehr in den Vordergrund.

Zum Beispiel war er zu Beginn einer Montagssitzung, zu der er pünktlich gekommen war, beunruhigt, weil seine Forschungsunterlagen aus seinem Auto gestohlen worden sein könnten. Dann sagte er, er könne sich nicht daran erinnern, worüber wir am Freitag gesprochen hatten, außer dass es um Dinge gegangen war, die ausgelöscht sein könnten! Bei einem Patienten dieser Art ist man immer in der Klemme: Einerseits ist man dankbar, weil er die Forschung (Analyse) genügend wertschätzt und beunruhigt ist, wenn sie verloren geht, und sich sogar daran erinnert, dass es am Freitag etwas gab, das ausgelöscht wurde, und andererseits ist man besorgt, weil er wirklich vergessen haben könnte, zu welchem Ergebnis unsere gemeinsame Forschung am Freitag geführt hatte. Er fuhr fort und sagte, mit seiner Frau ginge es jetzt besser; sie stürze sich nicht mehr wie »eine Berserkerin« auf ihn und er verstehe sie besser. Allerdings trafen sie bei einer Party am Wochenende einen Mann, der die Psychoanalyse kritisierte und sagte, die Analytiker würden einem das wirkliche Selbst klauen. Außerdem erwähnte er eine Frau, die von ihrem Analytiker körperlich und psychisch verletzt worden sei.

Es gelingt ihm nicht, das gute Forschungsergebnis zu schützen, vielmehr stellt er sich als jemand dar, der beraubt werden könnte und beschuldigt die Analytikerin, ihn seiner Attribute zu berauben. Ich deutete ihm auch, dass er glaube, ich sei von einem Analytiker körperlich und psychisch verletzt worden. (Er weiß, dass ich mit einem Psychoanalytiker verheiratet bin.) Er reagierte schockiert: »Ich weiß, dass Sie so etwas Ähnliches auch schon früher gesagt haben, aber das ist schmutzig und befleckt die Reinheit meiner Beziehung zu Ihnen; als würde ich mir meine Eltern beim Geschlechtsverkehr vorstellen.« Seine Sicht des elterlichen Verkehrs ist das Bild einer schmutzigen Verletzung, teils, weil dieser Verkehr ihm etwas wegnimmt und seine narzisstische Überlegenheit in den Schmutz zieht, und teils, weil er in die Urszene dieselbe Konstellation projiziert, also davon ausgeht, dass mein analytischer Partner mich körperlich und psychisch genauso verletzt wie er mit seiner Tendenz zu Grausamkeit und Vernachlässigung. Als er das am Freitag erreichte analytische Forschungsergebnis auslöschte, hatte er sich mit einer derartigen grausamen und vernachlässigenden Figur identifiziert. Nach dieser Deutung erinnerte er sich daran, dass er von seinem landwirtschaftlichen Vermarktungsprojekt geträumt hatte und beunruhigt war, ob er für sein hartes, langstieliges Getreide überhaupt einen Markt finden würde. Wir sehen hier nicht nur die narzisstische Spaltung, in der er behauptet, über das kreative ›Getreide‹ zu verfügen, während meine Forschung es nicht wert ist, bewahrt zu werden, sondern auch, dass die schmutzige Verletzung allmählich Wiedergutmachungsphantasien Platz macht; sein Wunsch ist es, seinen Penis als ein nahrhafteres Getreide vorzustellen, das auf einem Markt mit rivalisierenden Konkurrenten gefragt sein könnte, also auf einem eher üblichen Konkurrenzmarkt.

Ich möchte diesem Thema anhand des Materials aus einer Sitzung etwa acht Monate später, wenige Wochen vor der Sommerpause, weiter nachgehen. Er kam eine Viertelstunde zu spät zu seiner Sitzung und erklärte, er sei zwar rechtzeitig aufgewacht, habe aber dann entdeckt, dass weder Nescafé noch Obstsaft im Haus waren. Er sei so wütend auf seine Frau und das Au-pair geworden, dass er auf der Stelle losgegangen sei, um einzukaufen – »Ich hätte gut noch warten können, bis ich im Büro war, aber ich war so wütend – wie ein Baby, dem man die Mahlzeit vorenthält.« Er machte eine Pause und berichtete dann zwei Träume.

(1) Ein Mädchen fuhr auf einem Fahrrad. Sie war attraktiv. Ich wollte ihr folgen. Sie war muskulös – ich bin nicht sicher, aber sie hätte auch ein Junge sein können. Ich folgte ihr, aber dann verschwand sie in dem Gebäude, in dem meine Eltern ihr Appartement haben, in den Aufzug.

(2) Ich sehe einen Mann, eine wirklich bedrohliche, schreckliche Figur. Die Hälfte seines Gesichts fehlt. Etwas fehlte. Zuerst war da ein Loch, dann wurde es ersetzt durch eine metallische Substanz oder durch eine Hartplastik mit blinkenden Lichtern.

Zu dem Mann fiel ihm sofort sein Vater ein.

> »Etwas fehlte ihm und wurde durch seine lachhafte Theorie ersetzt, die er aus Büchern hatte; ich weiß das. Nicht wie meine Mutter – ich weiß, dass sie

von ihrem Charakter her 24 Stunden am Tag für uns und unsere Bedürfnisse da gewesen wäre – so war sie.«

Wenn wir der Sitzung folgen, sehen wir, dass ihm beim Aufwachen bewusst war, dass etwas in seinem Leben und in ihm fehlte (dargestellt anhand des Frühstücks). Er leitete den Bericht seiner Träume ein, indem er eine Viertelstunde zu spät kam und mir sagte, er sei dermaßen wütend über die Versagung und die Frustration gewesen, dass er nicht auf die naheliegende Alternative (Kaffee im Büro) warten konnte, sondern wütend die ›Muskeln‹ spielen lassen musste und seinen Entschluss umsetzte, selbst für sich zu sorgen.

Im ersten Traum fühlte er sich, als er rechtzeitig für seine Analyse aufgewacht war, von der Vorstellung angezogen, dem ›Mädchen‹ zu folgen. Aber dann wird er unsicher und realisiert, dass sie (obwohl sie nicht jung und sowieso nur eine Kunstradfahrerin ist) nicht im Bett neben ihm liegt, sondern in den ›Aufzug‹ (lift) zum elterlichen Appartement gestiegen ist, also zu den sexuellen Eltern, der Mutter, die mit dem Vater und durch ihn beschäftigt ist: Folgt er einem Mann oder einer Frau?

Im zweiten Traum erlebt er, dass etwas Fehlendes als ein Loch im Gesicht dargestellt wird, als durstiger Mund (»ich fühlte mich wie ein Baby, dem seine Mahlzeit vorenthalten wird«), was ihn dazu zwingt, sich klarzumachen, dass ihm die Brust/die Analyse nicht gehört. Er fühlte sich nicht genügend unterstützt, um sich dieser schmerzlichen Wahrnehmung zu stellen, sondern assoziierte sie umgehend mit seinem Vater. Die Phantasie eines attraktiven Mädchens, das in seinen Einfällen mit einer perfekt versorgenden Mutter verknüpft ist, wird durch den Alptraum eines bedrohlichen Roboters (metallisch, blinkende Lampen) ersetzt, dem ein menschliches Antlitz fehlt (hole, not whole).

In seiner Beziehung zu mir, sowohl als seiner Analytikerin als auch einer Übertragungsfigur (Mutter), möchte er an dem Wunsch festhalten, dass auch ich vollkommen verfügbar wäre, nicht nur, wenn er aufwacht, sondern auch während der Ferien, statt wegen des Vaters, meines Mannes oder der lachhaften analytischen Regeln in den »Aufzug zum elterlichen Appartement« zu verschwinden. Angesichts der Ungewissheit, ob ich als eine Mutter mich um ihn kümmern oder ihn verlassen würde, ›weiß‹ er Bescheid und ersetzt seine schmerzliche Wahrnehmung des Lochs in ihm durch eine roboterhafte Gewissheit. Dieser Selbstanteil, der mit dem Vater identifiziert ist, bedroht ihn und bringt ihn dazu, sich an ›lachhafte‹ Theorien zu halten, das heißt, lieber seine Muskeln spielen zu lassen und seine

Kraft zu beweisen als das Objekt/die Analyse zu begehren oder wertzuschätzen. Von Analysebeginn an sahen wir, dass sein Wunsch nach einer Frau oder menschlichem analytischen Verständnis durch sein Konzept einer effizienten ›Professionalität‹ ersetzt worden war – ähnlich wie er sich auch eine potente Sexualität vorstellte.

Er war durch diese Sitzung sehr bewegt, dachte nach und sagte dann: »Das passt auf mein ganzes Leben und darauf, wie ich immer alles aufgeteilt (compartmentalized) und es dann dabei belassen habe.«

Ich habe zu zeigen versucht, wie diese ›Aufteilung‹, dieses Konzept eines körperlosen Phallus, der nicht von Liebe, sondern von Triumphgefühlen durchdrungen war, seine sexuellen Phantasien bestimmt hatte – ein Aspekt männlicher Sexualität in Verbindung mit männlichem Chauvinismus. Dem war vorausgegangen, dass das körperliche »Genährtwerden«, wie von Bion (1990[1962a], S. 60) beschrieben, aus einer ganzheitlichen Objektbeziehung herausgelöst war, was sich in der Übertragung in der Form manifestiert: »Behandle mich, aber lass die Beziehung zwischen uns außen vor.« Er spaltet den Nippel von der Brust, identifiziert ihn mit seinem Phallus und dem seines Vaters. Damit befindet er sich in einer frühen ödipalen Rivalität mit dem Vater über die Frage, wer die Kontrolle über das Stillen an der Brust hat. Unter solchen Bedingungen fehlen ihm die Voraussetzungen, die spätere ödipale Situation zu bewältigen. Ich habe mich auf die Frage konzentriert, warum dieser Patient nicht in der Lage war, eine reife männliche Sexualität zu entwickeln.

Fazit

In diesem Kapitel geht es um frühe Determinanten für die Konzeptualisierung von Männlichkeit, Weiblichkeit und sexuellem Verkehr. Es geht darum, wie ein Patient daran scheitert, eine reife männliche Sexualität zu entwickeln. Anhand klinischen Materials wird gezeigt, wie der Patient einen Machtkampf führt, der sich in der Übertragung und der Gegenübertragung zeigt, eine Dialektik von Dominanz und Versklavung. Aber es gibt auch Hinweise auf eine neue Dialektik, die Suche nach einem Objekt, das seine Nöte und Wünsche ›in sich aufnimmt‹ und auf sie eingeht, ohne sich tyrannisieren zu lassen oder selbst tyrannisch zu werden. Damit entstehen günstigere Voraussetzungen für die Entwicklung hin zu einer Sexualität, die auf Wechselseitigkeit beruht.

Teil IV
Weitere klinische Themen

Einleitung der Herausgeber

Dieser letzte Teil enthält drei Beiträge zu Themen, die uns in jeder Analyse begegnen. Im ersten Beitrag geht es um die Erfahrung, warten gelassen zu werden, im zweiten um die Tatsache, dass die Entwicklung eines Patienten in einer Analyse nie glatt, sondern wechselvoll verläuft, und der dritte Beitrag geht der Frage nach, in welchem Ausmaß unterschiedliche psychische Elemente und Themen im klinischen Material eines Patienten gleichzeitig präsent sind.

Im 12. Kapitel, »Im Ungewissen hängen lassen«, das 2002 verfasst und bis jetzt noch nicht veröffentlicht wurde, beschäftigt sich Brenman Pick mit der Ungewissheit, die zwangsläufig damit verbunden ist, wenn man warten gelassen wird, und sie unterscheidet zwischen einer erträglichen und einer unerträglichen Ungewissheit. Bei Letzterer beschreibt sie eine spezifische Dynamik mit einer verborgenen Objektbeziehung, in der der Patient sich Aspekte des begehrten abwesenden Objekts angeeignet hat und gleichzeitig das Gefühl, unerwünscht zu sein, in das Objekt projiziert. Dieses jetzt im Analytiker untergebrachte Gefühl, unerwünscht zu sein, wird dann mit sadistischer Grausamkeit behandelt, was zur Folge hat, dass ein strenges Überich dem Patienten mit gleichermaßen grausamer Rache droht. Der Analytiker wird dann nicht als ein abwesendes, sondern als ein quälendes anwesendes Objekt erlebt. Brenman Pick verknüpft diese Beobachtung mit Bions Idee, die später von O'Shaughnessy (1964) weiter ausgearbeitet wurde, dass das abwesende gute Objekt als Anwesenheit eines inneren bösen Objekts erlebt wird. Sie zeigt dies anhand von zwei kurzen klinischen Beispielen von Patienten, die das Gefühl haben, grausam im Ungewissen hängen gelassen zu werden, wenn sie warten müssen. Anhand der detaillierteren Darstellung einer Analyse zeigt sie die komplexe Dynamik auf, die diesem Erleben zugrunde liegt. Bei der genaueren Analyse dieser

Dynamik gelangt Irma Brenman Pick zu der für sie zentralen Frage: Wie sind die Objektbeziehungen eines Patienten beschaffen, insbesondere dann, wenn es für ihn schwierig ist, mit der Abhängigkeit von einem anderen Menschen wirklich in Kontakt zu kommen.

Das 13. Kapitel, »Die Dinge zusammenfügen«, das 2004 verfasst und bis jetzt noch nicht veröffentlicht wurde, beginnt mit der Darstellung eines Patienten, der am Ende seiner Analyse davon spricht, dass es Selbstmordattentätern bei ihren Anschlägen gelingt, Knochensplitter in andere Menschen eindringen zu lassen. Damit beschreibt er auf einer körperlichen Ebene den Vorgang der projektiven Identifizierung, und Brenman Pick überlegt, ob es dabei in diesem Stadium der Analyse um eine Regression mit dem Ziel geht, eine vollständige Trennung zu vermeiden, sodass Teile von ihm für immer in seiner Analytikerin untergebracht wären und er diese Projektionen nicht zurücknehmen müsste. Sie erinnert uns daran, dass Fortschritte nie linear verlaufen, sondern mit einem Hin und Her zwischen paranoid-schizoiden und depressiven Funktionsmodi einhergehen. Sie folgt dieser Bewegung im Detail in zwei Sitzungen, in denen die Schwierigkeiten einer Patientin, Verluste zu verarbeiten, im Vordergrund stehen. Bemerkenswert an diesen Darstellungen ist, dass Brenman Pick sich der Tatsache bewusst ist, dass die depressive Position nicht nur beinhaltet, die Realität zu akzeptieren, wie sie ist, sondern auch anzuerkennen, dass beide, Patienten und Analytiker, ihre Grenzen haben. Insbesondere geht sie sehr einfühlsam der Frage nach, inwieweit die Interventionen der Analytikerin – zum Beispiel das Timing ihrer Deutungen – möglicherweise dazu beitragen, dass die Patientin in einen paranoid-schizoiden Funktionsmodus zurückfällt. Ihre berührenden Berichte verknüpft sie mit ihrer Frage nach der Authentizität in der psychoanalytischen Begegnung, die für beide, Patienten wie Analytiker gleichermaßen, von Bedeutung ist.

Das 14. Kapitel, »Die ineinander verschlungenen Schlangen. Das Schwanken zwischen Sehnsucht und Zerstörung«, wurde 2015 verfasst und ist damit die neueste der in diesem Band zusammengefassten Arbeiten Brenman Picks. Sie greift hier noch einmal einige ihrer zentralen Themen auf und geht vor allem auf die schwierige Aufgabe ein, psychisch die Abhängigkeit von einem anderen Menschen anzuerkennen und zu verarbeiten. Einerseits muss man sich der Tatsache stellen, dass das Objekt etwas Wertvolles besitzt, das man begehrt, was Neid weckt. Andererseits wird das Objekt die ersehnte Befriedigung nie ganz und gar zur Verfügung stellen können, was Frustration und Hass auslöst. Brenman Pick zeigt, wie diese beiden Aspekte aufeinander einwirken und sich wechselseitig verstärken.

> »Der neidische Angriff, der in ihrem Fall noch durch tatsächlich erlittene Entbehrungen angeheizt worden war, führt zwangsläufig zu einer Verarmung und Benachteiligung des Subjekts. Der destruktive Angriff kann nicht nur dem Objekt, sondern auch einem liebevollen oder libidinösen Selbstanteil gelten [...] [Man könnte] sagen, dass der Selbstanteil, der sich etwas wünscht, verachtet und angegriffen wird, schon allein deshalb, weil er Wünsche hat. Wenn sowohl das Objekt als auch das libidinöse Selbst angegriffen werden, kann das Subjekt allerdings gar keine gute Erfahrung mehr machen, sodass es in diesem beeinträchtigten Zustand erst recht Grund hat, neidisch zu sein« (S. 278).

Diese reichhaltige klinische Arbeit macht deutlich, dass der Neid auf das Objekt in vielfältiger Weise mit der Erfahrung und den Folgen von Entbehrungen und Verlusten verflochten ist. Und Brenman Pick führt aus, dass die negative therapeutische Reaktion mit Verlusterfahrungen, Schuld- und Neidgefühlen verknüpft ist, und sie zeigt noch einmal, wie wichtig es ist, den Patienten »mit zwei Händen« zu halten – mit der einen seine Destruktivität, mit der anderen seine Verletzlichkeit.

12. Kapitel
Im Ungewissen hängen lassen (2002)

In diesem Kapitel möchte ich untersuchen, warum Unsicherheit und Ungewissheit so schwer auszuhalten sind und wie sie sich in der Übertragung manifestieren. Ungewissheit kann das Ich zu überwältigen drohen und frühe Verfolgungsängste wachrufen, sodass selbst eine relativ geringfügige Ungewissheit als eine Sache auf ›Leben und Tod‹ erlebt wird. Mich hat beeindruckt, in welch wirklich primitiven Bildern diese Ungewissheit manchmal dargestellt wird, wenn ein Patient beispielsweise lustvoll die Phrase benutzt: »Ich habe ihn/sie hängen lassen«. Wir haben es hier meiner Ansicht nach mit einem grausamen Prozess zu tun; die Grausamkeit liegt in der Unerbittlichkeit, und der Schmerz besteht darin, dieser Unerbittlichkeit ausgeliefert zu sein.

Manchmal sind diese Prozesse spezifisch und offensichtlich, manchmal sind sie sowohl subtil als auch allgegenwärtig. Weil sie so schwer auszuhalten ist, wird manchmal eine Situation so ›arrangiert‹, dass andere die Ungewissheit zu ertragen haben. Ich hoffe zeigen zu können, wie manche Patienten in ihrem Alltag oder in der Übertragungsbeziehung Situationen herbeiführen, in denen andere starken Zweifeln und großer Unsicherheit ausgesetzt werden. Die Patienten, die ich vorstellen möchte, projizieren manchmal einen inneren Zustand der Ungewissheit, um ihn zu kommunizieren, aber manchmal gehört diese Projektion zu einem grausameren Prozess voller Hass- und Rachegefühle. Den anderen warten zu lassen, ihn im Ungewissen ›hängen‹ zu lassen, kommt häufig vor; ob es als mehr oder weniger erträglich oder als unerträglich empfunden wird, hängt davon ab, in welchem Ausmaß und in welcher Form dieses Verhalten praktiziert wird. Ich möchte mich auf einen Prozess konzentrieren, bei dem das Objekt durch eine manische introjektive Identifizierung ausgenutzt wird, während gleichzeitig sowohl unerwünschte Selbstanteile als auch das Gefühl, selbst unerwünscht zu sein, in den anderen projiziert und dort dann oft mit rachsüchtiger und sadistischer Grausamkeit verfolgt werden. Das bedeutet, dass die Projektion dieser Ungewissheit mit einer geheimen, sexualisierten und sadistischen Lust an dem Leiden verknüpft sein kann, das einem anderen zugemutet wird. Wenn dieses Verhalten zur Gewohnheit wird, verbirgt es sich manchmal hinter einem scheinbar nachdenklichen und oft ›charmanten‹ Auftreten.

Die mit der Ungewissheit einhergehenden unangenehmen Gefühle werden durch ständige projektive Identifizierungen und omnipotente manische Triumphgefühle abgewehrt. Manchmal versteht ein Patient diese Art der Bewältigung als ein ›Heilmittel‹ und ist dann manisch überzeugt, sie sei allem weit überlegen, was die Psychoanalytikerin zu bieten hat. Herbert Rosenfeld (1964) hat die Anziehungskraft der narzisstischen Organisation beschrieben, und John Steiner (1987, 1993) hat ähnliche seelische Zustände aufgezeigt. Aber obwohl diese Arrangements ein ›Heilmittel‹ versprechen, verstärken sie noch die Ungewissheit, ob es überhaupt ein gutes Objekt gibt. Da die durch die Ungewissheit geweckten Ängste dann mit niemandem geteilt werden können, wächst das Gefühl einer tiefen Einsamkeit noch mehr.

Ungewissheit ist unweigerlich mit dem schmerzlichen Gefühl verknüpft, warten zu müssen, und die Frustration bezieht sich auf Forderungen, bei denen es Zweifel gibt, welche Konsequenzen sie haben könnten. Erlebt wird dann nicht, dass etwas fehlt, sondern dass etwas Quälendes präsent ist – das abwesende Objekt wird als ein böses anwesendes Objekt erlebt, wie es Wilfred Bion (1962a) so anschaulich geschildert und Edna O'Shaughnessy (1964) später noch weiter ausgearbeitet hat. Da aber diese Patienten so schnell zu denjenigen werden, die ihrerseits andere quälen, bleibt es für sie ungewiss, wer eigentlich quält – sind sie es selbst (die andere warten lassen) oder ist es ein ›böses‹ inneres oder äußeres Objekt (das sie warten lässt). Wenn sie in dieser Verfassung sind, scheinen sie nicht in der Lage zu sein, dieser Frage auf den Grund zu gehen. Sie können sich darauf nicht einlassen.

Ich werde zwei kurze klinische Beispiele geben und ein drittes dann ausführlicher darstellen.

Mr A.

Ziemlich lange stellte Mr A. während seiner Analyse Situationen her, in denen es ihm vor allem darum ging, ob *ich* als seine Analytikerin für andere annehmbar war, und weniger darum, ob *er* annehmbar war. Als Mr A. aus einem Urlaub zurückkam, erzählte er mir sehr angeregt, er habe ›wunderbare‹ Ferien gehabt, und auch die Hochzeit seiner Schwester während dieses Urlaubs sei ›wunderbar‹ gewesen. Dann fuhr er fort:

> »Gestern ging ich mit Lola Lebensmittel einkaufen; sie lud mich ein, später zu ihr zum Essen zu kommen; ich sagte, ich sei nicht sicher. Dann besuchte ich Steve für eine Stunde. Wir hatten ein wunderbares Gespräch, in dessen Verlauf er mir sagte, er habe mich während der Ferien zu erreichen versucht. Es habe ihn geärgert, dass ich nicht zurückgerufen habe. Ich fühlte mich schlecht deswegen. Ich habe auch Lola ›hängen‹ lassen. Als ich dann zurückkam, hatte sie bereits gegessen.«

Ich griff das Problem auf, jemanden ›hängen zu lassen‹. ›Wunderbar‹ sei dann nicht nur, was vielleicht tatsächlich an den Ferien (oder der Hochzeit oder dem Gespräch mit Steve) wunderbar war, sondern vielleicht sei auch wunderbar, wie er damit umgegangen sei, selbst ausgeschlossen zu sein, denn die Macht, dann seinerseits andere ›hängen lassen‹ zu können, bereite ihm insgeheim Vergnügen. Das gab er zu, machte dann aber auf die übliche Weise weiter mit seinem Intellektualisieren, Generalisieren, Theoretisieren und seinem Sermon. Es wirkte, als sollte ich, ähnlich wie Lola, diejenige sein, die ›hängen gelassen‹ wird, während er sich insgeheim an dem von mir beschriebenen Verhalten erregte, das sich während der gesamten Sitzung fortsetzte (man beachte, dass er Lola eine Stunde warten ließ). Das heißt, er akzeptierte immer wieder und bereitwillig meine Deutung (er hatte doch schon gesagt, dass er sich schlecht fühlte, als er die anderen ›hängen ließ‹), nur um dann intellektualisierend mit seiner Parodie einer ›Selbstanalyse‹ weiterzumachen und mich auszuschließen. Er schien weder das Gefühl zulassen zu können, selbst ausgeschlossen gewesen zu sein (durch meine Ferien, durch die Hochzeit seiner Schwester, die in seinen Ferien im Mittelpunkt stand), noch konnte er sich die Rolle des Täters eingestehen, also derjenige zu sein, der andere ›hängen ließ‹. Wir sehen ein Paar – er und Steve, oder er und die Theorie, ein Paar, das einem anderen das Gefühl gibt, übergangen zu werden. In der Sitzung muss ich die Ungewissheit aushalten, ob er je auf meinen Anruf/meine Deutung antworten wird. Ich meine, dass unter der Maske der Normalität oder dem Eindruck, dass sich die Sitzung eigentlich ganz gut entwickelte, etwas anderes verborgen sein könnte, und zwar nicht nur, dass er andere ›hängen ließ‹, sondern darüber hinaus eine verdeckte, allgegenwärtige Grausamkeit.

Ich beschreibe hier nicht jemanden, der klinisch verrückt ist. Zum Teil kommt er mit etwas ›Wunderbarem‹ in Kontakt, zum Beispiel mit akademischer ›Brillanz‹ oder seiner Freude an der Hochzeit seiner Schwester. Gleichzeitig wird er auf manische Art und Weise selbst zum Objekt des Begehrens. Als er nicht sicher war, ob er die Einladung zum Essen annehmen sollte, erregte ihn die Vorstellung, derjenige zu sein, der gewollt wird; es sind die anderen, die davon abhängig sind, dass er einwilligt, und die er dann sadistisch der Ungewissheit aussetzt, ob sie gewollt werden oder nicht (so wie ich im Zweifel gelassen wurde, ob ich als seine Analytikerin annehmbar wäre).

Miss A.

Im 7. Kapitel habe ich ein Traumfragment aus der Behandlung einer Patientin, Miss A., dargestellt, in dem ein Baby oder sehr kleines Kind über einer Kampfzone von einem Helikopter herabhing. Es ging um grausame Folterer, und die Patientin war entsetzt angesichts des Horrors in diesem Traum. Meines Erachtens hatte dieser Traum zum Ausdruck gebracht, wie sie sich fühlte, als ich sie auf eine Antwort auf ihren Wunsch nach einer Terminverlegung warten ließ, und ich habe die Bedeutung ihres Erlebens im Zusammenhang mit ihren frühen Erfahrungen untersucht.

In diesen Beispielen wird klar, dass man sich in einer ›Zone‹ bewegt, in der manchmal ein scheinbar banaler Trigger genügt, um daraus rasch eine Kampfzone werden zu lassen (man könnte von ›trigger-happy‹/schießwütig sprechen). Die Patientin rutscht aus einer Ungewissheit in einen eher malignen Zustand, das heißt in einen Zustand, in dem sie sich verfolgt fühlt, ohne gleich in eine voll ausgeprägte Paranoia zu geraten; tatsächlich würde eine voll ausgeprägte Paranoia zu ›Gewissheit‹ verhelfen und wäre dann ein ›Heilmittel‹ für die Ungewissheit. Die noch bestehende Ungewissheit lässt die Möglichkeit offen, dass der ›Helikopter‹ auch ein rettendes Objekt sein könnte.

Mich hat beeindruckt, wie oft in Träumen das Bild auftaucht, hängen gelassen zu werden. Da das Gefühl der Ungewissheit sehr schmerzhaft ist, wird es vielleicht manchmal noch übertrieben dargestellt, und manchmal schwelgt jemand vielleicht sogar masochistisch darin, was dann eine ganz exquisite und schmerzhafte Form der Folter ist. Im Extremfall scheint der Tod durch Erhängen ein Bild dafür zu sein, jemanden ewig hängen zu lassen. (Im *Shorter Oxford Dictionary* wird unter dem Stichwort ›dangling‹ aufgeführt: »Und die Menschen wurden oft dafür gehängt und haben den Sport doch nie aufgegeben«. In der eigentlichen Definition ist von einem grausamen, sportlichen Element die Rede.)

Miss A. war mit einem Objekt identifiziert, dem es Lust bereitete, den anderen hängen zu lassen; sie hatte immer wieder vermittelt, wie quälend es war, dass ihre Eltern sie verlassen hatten. Aber sie fühlte sich darüber erhaben, als sie nun selbst andere hängen ließ. (Das *Oxford Dictionary* nennt als Beispiel »Erben aus adeligen Familien, die sich an Schauspielerinnen hängen«.) Sich auf diese Weise etwas zu eigen zu machen, finden diese Patienten gerechtfertigt, und gleichzeitig sind sie überzeugt, dass das Objekt narzisstisch ist und sich ähnlich verhält. Für sie bleibt es dann ungewiss, ob es überhaupt ein nährendes Objekt gibt oder ob jemand es geschafft hat, die anderen erfolgreich zu täuschen und ihnen einzureden, nun seien sie ›ES‹ geworden – erfolgreiche Schauspielerinnen, an die sich andere Menschen dranhängen. Dieser ›Sport‹, die ›Schauspielerin‹ zu sein oder die aktive Täterin oder das masochistische Opfer, kann dann vielleicht alles andere überschatten und wichtiger werden als der Wunsch, verstanden zu werden, zu wachsen und sich weiterzuentwickeln. Daraus folgt, dass zwangsläufig Zweifel auftauchen, welche Konsequenzen der Versuch haben könnte, sich doch einzulassen; Verantwortung zu übernehmen, löst weitere Ängste aus und kann als überwältigend erlebt werden.

Ms C.

Die Behandlung von Ms C. ist das dritte Beispiel, das ich vorstellen möchte. Die Patientin setzte sehr geschickt ihren Charme, ihre Intelligenz und ihre bemerkenswerte körperliche Schönheit für eine Welt ein, in der sie viel Anerkennung fand. Jedoch war die Projektion von Ungewissheit das zentrale Merkmal, das ihrer Unfähigkeit zugrunde lag, zu einer Entscheidung zu kommen und sich einzulassen (oder andere auf eine Entscheidung warten zu lassen). Auf einige der Ängste, die meines Erachtens derartige Projektionen unterstützen, möchte ich genauer eingehen.

Ms C. war eine begabte junge Frau aus einem skandinavischen Land, gerade 30 Jahre alt geworden. Ursprünglich rief sie an, um einen Termin für Ende Juli zu vereinbaren, kurz vor den Sommerferien; wir vereinbarten, dass sie mich nach meiner Rückkehr wieder anrufen würde. Ich hörte dann erst Ende Oktober wieder von ihr. Genauso wie ich sie (während meines Sommerurlaubs) hatte warten lassen, ließ sie mich – als Auftakt – auf sich warten. Sie sagte, sie brauche ganz dringend Hilfe bei einem ganz bestimmten Problem. Sie erklärte, es quäle sie, dass sie zwischen zwei Männern gefangen sei. Sie hatte etwa fünf Jahre lang im Ausland mit Sven zusammengelebt, einem jungen Mann, der gesellschaftlich und kulturell sehr gut zu ihren Eltern und zu ihr passte. Vor etwa zwei Jahren hatte sie eine Affäre mit Lars begonnen und war ihm schließlich in ihr gemeinsames Heimatland gefolgt und dann nach London, wo sie jetzt mit ihm zusammenlebte. Seit ihrem Umzug nach London hatte sie sich keine Arbeit gesucht, weil sie fand, sie sollte zu Sven zurückkehren. Lars wusste darum und sagte, sollte sie ihn verlassen, wäre das das Schlimmste, was ihm jemals passieren könnte. Sie behauptete, dass sie ihn verlassen wollte, konnte es aber nicht, weil es so schlimm war, wie er sich dann fühlen würde. Deshalb hatte sie das Gefühl, in einer Falle zu stecken.

Ich erfuhr einiges aus ihrer Geschichte. Sie beschrieb ihre Eltern als noble, aufrechte Menschen. Ihr Vater war im diplomatischen Dienst tätig, es gab viele Versetzungen ins Ausland, die mit einschneidenden Veränderungen verbunden waren, was die Kultur, das Zuhause, Schulen usw. betraf. Sie hatte einen Bruder, der etwa drei Jahre älter war. Er war derjenige, der als Kind Probleme bereitete, er hatte Asthma, war ängstlich, ›schmächtig‹. Sie dagegen war mutig und unerschrocken und kam mit all den Ortswechseln, anderen Sprachen, Schulen usw. gut zurecht. Sie weinte, als ich ansprach, dass sie diese starke Person hatte sein müssen und jetzt Angst habe, ich könnte sie für ihre ›schmächtige‹, ängstliche Seite verachten.

Sie beschrieb also zunächst einen aktuell wirkenden Konflikt (der zunächst nicht auf eine Störung hinwies); sie hatte implizit vermittelt, dass sie vielleicht eine Beratung brauche und stellte sich als eine sehr gelassene und selbstsichere Frau vor. Aber sie weinte sehr viel, und es stellte sich bald heraus, dass sie ernsthaft depressiv war und nur deshalb nicht arbeitete, weil sie sich dazu derzeit gar nicht in der Lage fühlte; diese Unfähigkeit verbarg sich hinter der Show, mit der sie sich als eine begehrenswerte Frau inszenierte. Wir fanden ziemlich schnell Zugang zu ihrer eigenen Angst, verlassen zu werden, und sie war sehr erstaunt, dass dieser Teil von ihr erkannt und verstanden werden könnte. (Das heißt, obwohl sie ihr Leben lang die Abwehr praktiziert hatte, anderen das Gefühl zu geben, außen vor zu sein, konnte sie sich erstaunlicherweise darauf einlassen, sich verstanden zu fühlen – hatte sie sich einfach ›eingeklinkt‹ oder empfand sie es wirklich?)

Wie zu erwarten, dauerte es nicht lange, bis ich ähnlich wie Lars mit Ungewissheiten konfrontiert war. ›Zufällig‹ bekam sie das Angebot, im nächsten Frühjahr bei Filmaufnahmen im Ausland mitzuwirken; würde sie den Vorschlag annehmen oder nicht? Dann lud Lars sie ein, ihn für eine Woche auf einer Geschäftsreise Anfang Dezember nach Washington zu begleiten; würde sie mitfahren oder nicht? Kurz vor der Weihnachtspause wurde ihr ›zufällig‹ ein sehr prestigeträchtiger Job in Brüssel angeboten, den sie Anfang Januar antreten sollte; würde sie gehen oder nicht?

Trotz dieser offenen Fragen wurde in der Analyse gearbeitet. Mir schien es wichtig, in all diesen Fällen ihre Konflikte anzusprechen; insbesondere achtete sie darauf, ob ich mit diesen anderen Möglichkeiten konkurrieren oder aber behaupten würde, ich selbst/die Analyse seien wichtiger als alles andere, was sonst noch im Angebot war. Es war klar, dass sie mich prüfte (es sogar darauf anlegte) und herausfinden wollte, ob ich innerlich darauf angewiesen war, diese Person zu sein, mit der alle anderen gern zu tun haben wollten, ob sich also herausstellen würde, dass ich überzeugt war, außer mir und meiner Analyse sei nichts und niemand auf der Welt es wert, berücksichtigt zu werden.

Ich meinte, sie habe vielleicht Angst, dass ich, wenn sie nicht mich im Ungewissen ließe, ihr selbst damit drohen würde. Sie räumte ein, dass sie es nicht ertragen könne, verlassen zu werden; zumindest wurde ihr klar, dass sie stattdessen das Bedürfnis hatte, andere unter dieser Androhung leiden zu lassen. Sie schien mir zu vermitteln, dass ich (wie Lars) sehr wichtig für sie sei, aber auch wenn sie mich das spüren ließ, bestand sie darauf, dass sie jederzeit nach Brüssel oder zu Filmaufnahmen ins Ausland verschwinden oder zu Sven zurückkehren könnte.

Sie berichtete Träume, die zum einen ein klares Bild von Eltern vermittelten, die entweder von dieser brillanten (und schönen) Tochter bezaubert waren oder sie zum ›Gähnen‹ fanden, sodass die Illusion zusammenbrach, sie sei die begehrte Person, die von anderen gebraucht wurde. In einem Traum zum Beispiel *ging sie zu einem Vorsprechen bei dem Regisseur Oliver Stone; er kam extra, um sie spielen zu sehen. Es sollte ihr großer Tag werden. Ihre Eltern hatten eine spezielle Dusche für alle die Leute gebaut, die zu diesem Event kommen sollten. Ihr Vater hatte sich fein gemacht, purpurfarbene Hosen und ein passendes Jackett (er sah großartig aus, wie ein König). Oliver Stone kam an. Er trank eine Menge Whisky, legte aber gar keinen Wert darauf, sie spielen zu sehen. Ihr Vater merkte, was da gerade passierte, und hatte sich schon umgezogen, er trug jetzt einen Pyjama. Sie war schrecklich bedrückt – weil Oliver Stone sie nicht beachtete, wie sie durchblicken ließ.*

Ich meinte, dass ihr ›großer Tag‹ mir wie eine Hochzeit in der ›besseren‹ Gesellschaft vorkomme. Sie gestand, dass sie viel Zeit mit Tagträumen von einer perfekten Hochzeit mit Sven verbrachte. In diesem Szenario, oder auch, wenn sie wegfuhr, um einen Film zu drehen, war sie das Objekt, das großes Interesse und Aufregung weckte. In dieser Position drehte sich alles um sie. Sie deutete an, dass sie so bedrückt war, weil Oliver Stone sie nicht beachtet hatte. Dahinter lag meines Erachtens ihre Angst vor einer verheerenden Leere, der Angst, nur zum ›Gähnen‹ (yawning) zu sein (der Vater im Pyjama), sollte sie sich enttäuscht, vernachlässigt, unerwünscht usw. fühlen. Niemand würde etwas von ihrem verzweifelten Gefühl der Leere und ihrer Einsamkeit (einem gähnenden Abgrund/a yawning void) mitbekommen, wenn für ihr Gefühl niemand da war, der erfasste, wie es ihr ging. Ich meinte, dass sie nicht wegen Oliver Stone so bedrückt war, sondern weil sie sich von ihren Eltern fallen gelassen fühlte. Und sie fürchte, meinte ich, dass ich sie fallen ließe, wenn sie mich nicht mit ihrer Ungewissheit fesseln würde; sie wisse nicht einmal, dass sie jemanden brauche, der ihr helfe und erfasse, wie es ihr geht. Sie werde selbst so schnell von ihrem ›Vorspiel‹ gepackt, von der Idee, von allen bewundert zu werden, dass es wie ein ziemlich anmaßendes Spiel meinerseits wirken könnte, wenn ich meinte, sie fühle sich von mir übergangen.

Als das erste Quartal der Analyse zu Ende ging, schien sie ein ziemlich großes Interesse an der Analyse und eine starke Bindung an mich (vergleichbar der Bindung an Lars) entwickelt zu haben, aber es lag ständig auch die Drohung in der Luft, dass sie jederzeit nach Brüssel (oder zurück zu Sven) gehen könnte. Gab es auch nur den leisesten Hinweis, dass ich diese Drohung nicht ernst nahm, erhöhte sie den Druck. Einiges deutete darauf hin, dass sie ihren Vater für seine Überschwänglichkeit und seine Abenteuerlust bewunderte (und überzeugt war, dass ihre Mutter dieses Gefühl teilte); ihre Mutter hatte sich entschlossen, nicht zu ›klammern‹. Es schien ihr wichtig, wie ihr Vater eine Person zu sein, die jederzeit entschwinden könnte und von niemandem abhängig war; sie verachtete jeden, der abhängig, bedürftig, klammernd war (wie ihr Bruder laut ihrer Beschreibung). Sie saß mir gegenüber (sie hatte Angst davor, sich auf die Couch zu legen) und prüfte genau, ob ich sie bewunderte oder verachtete oder an ihr klammerte. Trotzdem war dabei auch immer ihre Bedürftigkeit in der Beziehung zu mir und zu Lars zu erkennen.

Als sie nach dieser ersten Unterbrechung zurückkam, sah sie sehr gut aus. Sie sagte, sie sei einige Tage bei ihrer Familie gewesen. Dort hatte sie sich entschieden (wie es schien, mit ziemlicher Gewissheit), das Angebot aus Brüssel anzunehmen. Danach war sie zusammen mit Lars bei seiner Familie gewesen. Sie hatte mit ihm über ihren Plan, nach Brüssel zu gehen, sprechen und in einer Weise darüber verhandeln können, wie es ihr zuvor nicht möglich war (sie deutete an, dass dies unserer Arbeit in der Analyse vor Weihnachten zu verdanken sei). Als sie dort war, hatte sie einen, wie sie sagte, ganz schauerlichen Traum,

Sie war mit Lars und Filmregisseuren in einem Raum – sie machten einen Film, in dem es Balken auf einem Dach gab, und da war ein Fötus [der eher wie ein 18 Monate altes Kind aussah], der an Händen und Füßen gefesselt war und von den Balken hing. Das wurde gefilmt. Sie sagte, sie sei nicht bereit, sich diesen Film anzusehen, und verkündete, dass sie auch für Lars spreche, dessen Englisch nicht so gut zu sein schien. Sie stellte ihn als eine aufrechte und ehrenhafte Person vor. Sie war stolz darauf, dass sie sie selbst sein und diese Dinge sagen konnte, und sich auch für Lars einsetzte.

Im Anschluss daran berichtete sie sofort einen zweiten Traum.

Es war ihr Geburtstag, und ihre Mutter wollte mit ihr essen gehen, aber auf dem Weg dorthin sagte die Mutter im Auto, sie wolle kurz bei ihrem Bruder anhalten und sehen, ob das Baby auch wirklich schlafe. Sie wartete solange im Auto; die Mutter war stundenlang weg, aber sie war nicht bei dem Baby, sondern lag mit dem älteren Kind [zu dem der Patientin ihr Neffe einfiel, der tatsächlich 18 Monate alt war] auf dem Bett, um sicherzugehen, dass es wirklich einschlief. Irgendwann kam ihr Bruder raus und erklärte ihr die Situation; sie fragte besorgt, ob sie dem Restaurant Bescheid gegeben hätten, dass sie nicht kommen würden. Ihr Bruder sagte: »Keine Sorge, das haben wir gemacht.«

Sie wirkte sehr cool und gefasst, als sie diese Träume berichtete. Den ersten Traum hatte sie zwar schauerlich genannt, schien aber nicht weiter beunruhigt zu sein, auch nicht durch den Traum, in dem ihre Mutter sie stundenlang warten ließ. Sie schien nur besorgt zu sein, ob man dem Restaurant Bescheid gesagt habe, dass sie nicht kommen würden. Sie distanzierte sich, und in ihrer Identifikation mit dieser bewunderten ›coolen‹ Person war ihr der Zugang zu ihren Gefühlen verloren gegangen.

Nach meinem Eindruck hingen die beiden Träume zusammen. Ich ging zunächst auf den zweiten Traum ein und meinte, sie scheine behaupten zu wollen, dass es (schon seit ihrer Geburt/ihrem Geburtstag) weder ein Problem für sie sei, wenn man sie stundenlang warten ließe und ausschließe (ihre Mutter), noch sei es ein Problem, während meines Urlaubs ›über Stunden‹ von mir alleingelassen zu werden. Sie sei gefasst und mache sich nur Sorgen, weil sich der Besitzer des Restaurants verlassen fühlen könnte. Aber im ersten Traum (in Form eines Films, also distanziert von sich und ähnlich distanziert, wie sie mir jetzt die Träume erzählte) vermittle sie, dass es eine grausame Tortur sei, verlassen zu werden. In der schauerlichen Darstellung gehe es um einen Fötus/Säugling, der gequält und grausam hängen gelassen wurde. Das Schauerliche werde vorgeführt und solle gleichzeitig nicht betrachtet werden, nicht einmal gespürt werden. Sie behaupte sogar, es sei ehrenvoll, nicht hinzusehen. Es sei zu schrecklich. Diese Situation wolle sie sich nicht vor Augen führen, stattdessen mache sie sich Sorgen wegen des Restaurantbesitzers (im zweiten Traum), den man anscheinend nicht hängen lassen könne, ähnlich wie sie früher angedeutet habe, wie schlimm es für Lars sei, sollte sie ihn verlassen.

Es gab Anzeichen für eine Geschwisterrivalität. Im Traum lag ihre Mutter bei ihrem Bruder/dem Kind ihres Bruders, während die Patientin warten musste. Es schien für eine Mutter zu schrecklich zu sein, wach zu bleiben (ähnlich wie der Vater in dem früheren Traum) und mitzubekommen, wie ausgeschlossen sie sich fühlte. Die Mutter schien entweder an dem Kind zu kleben (bei ihm zu liegen) oder nicht mitzubekommen, wie sich das Kind (sie) fühlte. Es schien keine Mutter zu geben, die erfasste, wie sich das Baby (der Bruder) fühlte, und innerlich auch noch Raum für andere Kinder (die Patientin) hatte. Doch ging es nach meinem Eindruck hinter der offen erkennbaren Geschwisterrivalität auch noch um eine Rivalität mit der Mutter. In ihrer Sorge um den ›armen‹ Restaurantbesitzer, den man warten ließ, übernahm sie die Elternrolle. Sie behauptete, dass ihr System, die scheinbar ›Fürsorgliche‹ zu sein und das Gefühl, warten gelassen (hängen gelassen) zu werden, in einen verachteten Anderen zu projizieren, besser sei als meines. Darüber hinaus beteuerte sie voller Stolz, dass sie (und Lars) sich weigerten, sich diese Dinge anzusehen; sie fanden es besser, nicht hinzusehen/nicht zu wissen, was vor sich ging.

Ich war natürlich beeindruckt von dieser (schauerlichen, primitiven) Metaphorik, die der meiner anderen Patientin, Miss A., so ähnlich war, als sie von dem Baby träumte, das über einer Kampfzone in der Luft hing. Diese Patientinnen vermitteln meiner Ansicht nach, wie intensiv ihre Verfolgungsängste sind, wenn man sie warten lässt; in ihrer Darstellung ist es, als ließe man sie auf außerordentlich grausame Weise hängen, selbst wenn diese Gefühle verleugnet und in andere projiziert werden. Sie machen verzweifelte Versuche, um eine Atmosphäre zu schaffen, in der andere, zum Teil durch verführerische Schmeicheleien (zum Beispiel durch die zahlreichen Anmerkungen, wie sehr ich ihr geholfen hätte) bezaubert sind, aber auch durch ihre Fähigkeit zu wirklicher Wärme, Lebhaftigkeit und Einsicht. Aber genau das soll passieren; man soll bezaubert sein, ein bisschen wie in dem Song *The spider and the fly*. Ist die Fliege der Spinne erst einmal ins Netz gegangen, macht diese sich daran, sie zu foltern. Und dieses Muster wirkt wie eine zwanghafte Lebensweise. (Interessanterweise wird im *Oxford English Dictionary* Schmeichelei mit dem Stachel eines Skorpions verglichen.)

Um noch einmal zu wiederholen: Das Gefühl, warten gelassen zu werden, ist abgespalten und in andere projiziert, sodass sich die Patientin davon distanzieren kann. Sie entwickelt ein System, in dem ein anderer an diesen schauerlichen Platz versetzt wird. Von der Entwicklung her betrachtet ist es eine Frage auf Leben und Tod, dass der Säugling Bedürfnisse hat, um die sich jemand kümmern muss. Der Säugling ist eindeutig darauf angewiesen, dass die Mutter aufnimmt, wie er sich fühlt. Doch diese Patientin schien nicht zu wissen, dass sie so jemanden bräuchte; sie übernimmt selbst die mütterliche Funktion – sie ist besorgt um den Besitzer des Restaurants und um Lars, falls sie ihn verlassen sollte, sogar während sie diese unerwünschten Gefühle in andere projiziert. Sie deutet an, dass es ihr nichts ausmache, wenn ich/Mutter sie während meiner Ferien warten lasse; stattdessen schafft sie zahllose Situationen, in denen ich mit Ungewissheit konfrontiert werde – ich könnte jeden Moment verlassen oder durch einen anderen ersetzt werden. Ich dachte, und sagte, dass sie mich sehr genau beobachte und herausfinden wolle, wie ich mit dieser Ungewissheit zurechtkam – war ich geknickt, oder insgeheim voller Hass, oder distanzierte ich mich, indem ich über solche Gefühle erhaben war?

Sie war stolz auf ihre Weigerung, sich diesen Film anzusehen, stolz auf ihre ›Sorge‹ um den Restaurantbesitzer und stolz auf ihre Macht, das Leiden, das sie anderen zufügte, zurückzuweisen und nicht sehen zu müssen; das heißt, sie war stolz darauf, nicht diejenige sein zu müssen, die dieser Qual ausgesetzt wurde, und stolz darauf, ihre eigene Grausamkeit nicht wahrhaben zu müssen. Es war vor allem diese manische Abwehr von Verfolgungsängsten und verfolgenden Schuldgefühlen, die ihr für ihr Gefühl das Überleben sicherte. Es blieb unklar, ob der Helikopter oder die Tragbalken der Rettung dienten oder der Folter.

Diese Patientin schwankte (wie nach meiner Erfahrung viele andere auch) zwischen der Überzeugung einerseits, dass sie das Objekt zum Überleben brauchte und gerettet werden wollte, und der omnipotenten Überzeugung andererseits, dass ihre manische Abwehr ihre Rettung sei. Gleichzeitig war das Objekt in ihrem Erleben, wie in einem Tandem, selbst in einer manischen narzisstischen Abwehr befangen – ›*Ich* bin diejenige, die du willst‹.

Wie ich gezeigt habe, gab es viele Mittel und Wege, um mich Ungewissheit spüren zu lassen. Zwei Wochen nach den Weihnachtsferien fuhr sie für ein Wochenende zurück nach Skandinavien; dort besuchte sie eine Psychoanalytikerin (eine Freundin der Familie), die ihr damals mich empfohlen hatte. Am Sonntagabend rief sie mich an und teilte mir mit, sie wolle noch einen Tag länger bleiben und ihre Mutter besuchen, deshalb müsse die Montagssitzung ausfallen. Als sie zurückkam, legte sie sich zu meiner Überraschung auf die Couch. Es stellte sich heraus, dass sie sich nach dem Gespräch mit dieser Analytikerin dazu entschlossen hatte. An mir war es nun, mir zu überlegen, ob sie eine zweite Meinung brauchte, um sich zu vergewissern, oder ob ich mich (durch die andere Analytikerin) ausgeschlossen fühlen und an meinen analytischen Fähigkeiten zweifeln sollte.

Sie berichtete einen Traum, in dem *sie ihrer Mutter erzählte, dass ein Auto direkt auf sie zufuhr und sie am Bein erwischen würde – das Auto stoppte im allerletzten Moment, es musste einen Schutzengel [ein Wunder] gegeben haben, der eingriff, sonst wäre es schrecklich geworden: Das Auto zielte direkt auf ihr Bein und hätte es amputiert.*

Ich ging zuerst auf die Beinah-Katastrophe in ihrem Traum ein und auf die schreckliche Gefahr, sie könnte zu der armen, verkrüppelten und bedürftigen Person werden (der Patientin auf der Couch). Durch ein Wunder wurde sie gerettet; nach meinem Eindruck war die Patientin überzeugt, dass das Wunder in den von ihr getroffenen Arrangements bestand, als sie zum Beispiel die Mutter/die andere Analytikerin mir vorzog und mich im Ungewissen ließ, ob ich wichtig für sie war und ihr etwas bedeutete.

Sie widersprach und sagte, es gehe ihr so viel besser; selbst ihr Vater, der sich eher abschätzig über ihre Analyse geäußert hatte, habe angerufen und gemeint: »Deine Madame hilft dir wirklich, wir sollten ihr deinen Bruder schicken«. Dann meinte sie, die Beziehung zu ihren Eltern habe sich verbessert, auch die Beziehung zu Lars sei viel besser geworden. Damit deutete sie an, dass ich der ›Schutzengel‹ war (also ein Engel, der sie rettet, und nicht eine Analytikerin, die sie versteht und ihr hilft, sich weiterzuentwickeln.

Kaum hatte sie das gesagt, fügte sie hinzu, Sven (ihr früherer Partner) habe Kontakt zu ihr aufgenommen und gefragt, ob sie nicht eine ›Geheimadresse‹ habe, an die er Briefe für sie schicken könnte, ohne dass Lars davon erführe. Sie habe überlegt, ihm meine Adresse zu geben. Sie schien entschlossen, mich in diese Rivalität zwischen Lars und Sven hineinzuziehen, so wie sie es auch in dem Wettbewerb zwischen mir/ihrer Mutter/der anderen Analytikerin usw. getan hatte. Und nun schien sie mir zu sagen, ich solle mich nicht übergangen fühlen – ich sei wirklich ihr Schutzengel.

Darauf bezog ich mich und sprach dann ihre Angst an, selbst die Bedürftige zu sein; sie sei überzeugt, dass man sie nur beachte, wenn sie mächtig sei (wenn sie zum Beispiel mich und die andere Analytikerin, oder Lars und Sven, gegeneinander ausspiele). Dann fühle sie sich mächtig und davor bewahrt, entdecken zu müssen, dass sie etwas verloren habe. Wenn sie dagegen spüre, dass sie jemanden brauche, wäre ein Verlust verheerend für sie. In ihrem Triumph scheine sie nicht zu merken, dass sie eine Mutter verloren habe (d. h. nicht einen Schutzengel, sondern eine Mutter/Analytikerin, die ihr wirklich helfen könnte).

Sie antwortete, das erinnere sie an etwas, was passiert war, als sie mit acht Jahren in X. im Ausland gelebt habe. Sie und ihre Mutter waren bei Freunden zu Besuch, während sie mit einem anderen Kind draußen spielte. Sie rannten einen Hügel hoch und dann wieder herunter. Sie konnte nicht mehr anhalten und raste direkt auf eine Mauer zu. Es wäre eine Katastrophe geworden, wie in dem Traum. Sie müsse einen Schutzengel gehabt haben, weil sie im letzten Moment stoppen konnte. (Sie erzählte diese Geschichte so, dass sie zugleich dramatisch und überzeugend wirkte.) Dann fügte sie etwas beiläufig hinzu, sie habe später auf dem Rückweg ihrer Mutter im Auto davon erzählt. Die Mutter war noch schockierter, als es die Patientin gewesen war.

Ich griff ihren verstörenden Bericht über dieses Ereignis auf und sprach von ihrer Überzeugung, dass ein Schutzengel sie gerettet habe. Plötzlich wirkte sie sehr gelassen und meinte, sie habe ihr eigener Schutzengel sein und allein mit ihrer Angst fertigwerden müssen. Es wirkte, als spiele sie sich selbst gegen ihre Mutter aus; sie deutete sogar an, dass ihre Mutter mit ihrer Angst nicht hätte umgehen können, und meinte triumphierend, sie sei das Kind gewesen, das mit allem fertigwurde.

Dann räumte sie ein, dass diese Geschichte immer und immer wieder erzählt wurde; ihre Mutter sei dann immer von Schuldgefühlen gequält, weil sie diese Beinah-Katastrophe nicht verhindert und auch nicht gemerkt hatte, unter welchem Schock sie (das Kind) stand. Sie hatte allerdings ihrer Mutter zunächst auch nichts davon gesagt.

Ich deutete, dass sie sich selbst gegen die Mutter ausspiele und daran festhalte, dass sie es gewesen sei, die selbst mit der Situation fertigwurde. Wenn sie mir vermittle, dass sie, zum Beispiel, die Analyse aufgeben könnte, um einen Film zu drehen usw., beobachte sie sehr genau, wie ich damit zurechtkäme, an den Rand gedrängt zu werden. Wenn sie ganz darin aufgehe, mich in dieser Weise zu quälen, merke sie nicht mehr, wie sie das Gefühl verliere, eine Mutter/Analytikerin zu haben, die sie beschütze und ihr helfe und sich um das behinderte Kind in ihr kümmere. Aber dann habe sie Angst, zu weit zu gehen, nicht mehr anhalten zu können und sich plötzlich vor einer (rachsüchtigen, narzisstischen) Mauer wiederzufinden.

Sie war durch diese Sitzung sehr berührt und sagte, sie sehe das jetzt auch und habe Angst, sie könnte Lars vertreiben. Ich meinte, sie fühle sich verstanden und sei dankbar. Sie schwieg eine Weile, nachdenklich, wie mir schien, und fragte dann ganz am Ende der Sitzung, als sie schon im Gehen war, nach einer Analytikerin für Freunde aus X., die gerade in London zu Besuch waren (also genau aus der Stadt kamen, in der sie fast gegen eine Mauer gerannt war und in der Sven jetzt lebte). Es blieb keine Zeit mehr, etwas dazu zu sagen, aber ich dachte, dass sie mir wieder einmal schmeichelte (was die Analyse doch für eine gute Sache ist) und mich gleichzeitig in ›neue Ungewissheit‹ versetzte. War sie vielleicht die ›Freundin‹, die in X., der Stadt, in der Sven lebte, eine Analytikerin suchte? Hieß das, sie plante insgeheim, nach X./zu Sven zurückzukehren und mich zu verlassen? Als sie in diesem Moment, am Ende der Sitzung, damit konfrontiert war, selbst verlassen zu werden, füllte sie mit ihrer Frage die Lücke, die sie sonst hätte spüren müssen. Sie konnte der Versuchung nicht widerstehen, das Steuer zu übernehmen und mir wieder einmal Ungewissheit zuzumuten. Dass ich die Sitzung beendete, fühlte sich für sie wie eine grausame Mauer an, insbesondere, nachdem sie sich in der Stunde so geöffnet hatte – was für eine Art Mauer bin ich? Sie hatte schreckliche Angst davor, sich als abhängig und bedürftig zu erleben; zu dieser Katastrophe durfte es auf keinen Fall kommen.

Die Analyse ging weiter; sie suchte nach einer Wohnung, die sie zusammen mit Lars kaufen wollte, und dann (meinte sie) meldete sich eine kleine Stimme in ihr, die sagte: »Rechne nicht mit mir!« Auch wenn es so aussah, als ginge sie eine ›Ehe‹ mit meinen Deutungen ein, sollte ich mich nicht darauf verlassen! Aber sie war genauso überzeugt, dass sie nicht auf mich zählen sollte; nur so könnte sie sich retten und die Katastrophe einer wirklichen Abhängigkeit stoppen – und das tat sie plötzlich. Sie nahm den prestigeträchtigen Job in Brüssel an und verließ sowohl Lars als auch mich.

Fazit

Bei Ms C. sollte ich nie sicher sein, ob sie bleiben oder gehen würde. Ich habe gezeigt, dass sie voller Angst davon ausging, dass ihre Objekte genauso waren wie sie, oder so werden würden. So entstand ein Teufelskreis, in dem sie sich gezwungen fühlte, das Steuer zu übernehmen, um einer solchen Grausamkeit nicht ausgesetzt zu werden. ›Gewissheit‹ konnte diese Patientin haben, wenn sie mit Lars brach; sie hätte nicht dasselbe Maß an Gewissheit haben können, wenn sie sich auf ihn eingelassen hätte, da das auch von ihm abhing. Ich habe vor allem betont, dass sie alles, was mit Abhängigkeit zu tun hat, nicht ertragen konnte und Angst davor hatte, sich einzulassen. Bestenfalls gibt es den Wunsch, etwas mit einem zuverlässigen Objekt zu teilen. Sobald sich Zweifel melden, ob sie gewollt ist, überlässt sie es auf der Stelle dem anderen, sich dafür verantwortlich und verschmäht zu fühlen, ein Vorwurf, der durch ihren Sadismus noch angeheizt wird. Im Ergebnis muss ich verlassen werden und soll für immer im Ungewissen bleiben, im Zweifel, ob ich oder eine andere Analytikerin es vielleicht besser gekonnt hätte.

Im Lauf des Lebens sind wir immer wieder mit großer Ungewissheit konfrontiert. In entscheidenden Momenten sind wir aufgerufen, uns in Situationen festzulegen, die möglicherweise weitreichende Folgen für unsere Lebensqualität oder sogar das Leben selbst haben. Jede derartige Entscheidung geht zwangsläufig mit Zweifeln einher, welche Konsequenzen sie wohl haben wird; wäre dem nicht so, bräuchten wir solche Entscheidungen nicht zu treffen. Aber seelische Zustände, die mit Ungewissheit verbunden sind, können, wie schon gesagt, sehr starke Affekte auslösen, die mit dem – oft unerwünschten – Gefühl der Abhängigkeit einhergehen und Zweifel wecken, ob wir über die inneren Ressourcen verfügen, dieses Gefühl ertragen zu können. Wenn dem nicht so ist, werden Strategien entwickelt, um es abzuwehren.

Wenn die Brust als ›wunderbar‹ erlebt wird, fühlt sich ihr Verlust an, als sei ein böses Objekt anwesend. Dann entsteht auch die Angst, ob es ›gewiss‹ ist, dass sie zurückkommt. Die von mir beschriebenen Patienten haben ganz bestimmte Strategien entwickelt, um diesen Ängsten zu entkommen. Sie finden es erregend, über das ›Talent‹ zu verfügen, das wunderbare Objekt des Begehrens zu werden. Sie bewundern sich selbst dafür, anderen so brillant schmeicheln zu können, dass diese sich wunderbar und begehrt fühlen. All dies verstärkt jedoch die ursprüngliche Ungewissheit, gegen die diese Strategien eingesetzt wurden; wenn das Objekt um ihre Grausamkeit wüsste, müssten sie fürchten, dass das Objekt tatsächlich nicht zurückkommen möchte. Darüber hinaus entsteht dann eine verstörende Ungewissheit, was oder wer es eigentlich ist, der sie unterstützt – die Brust (bestenfalls ein mehrdeutiges Objekt) oder ihre eigenen Maßnahmen. Diese Patienten sind dann unsicher, was sie von der Brust halten sollen; ist sie wirklich wunderbar oder ist sie nur eine erfolgreichere Version ihrer selbst – also jemand, der sich diese Position angeeignet hat, um andere damit zu quälen? Ist es also sicher, von einem anderen abhängig zu sein? Oder sind sie zu dem Glauben verführt worden, es gäbe dort etwas wirklich Gutes? Diese Ungewissheit durchdringt alles.

Ich habe gezeigt, wie schwer es für diese Patienten ist, Ungewissheit auszuhalten, und habe beschrieben, wie dann mittels einer sadistisch gefärbten projektiven Identifizierung die Analytikerin und die Analyse selbst immer wieder der Ungewissheit ausgesetzt werden. Diese Lebensweise ist für diese Patienten zu einem Zwang geworden und ist genau das, was ihrer Meinung nach nicht untersucht werden sollte. Die Wut darüber, dass es überhaupt Zweifel gibt, verstärkt die narzisstische Grausamkeit noch und führt projektiv zu der Überzeugung, dass die Objekte narzisstisch sind. Deshalb war es für Ms C. zum Beispiel so schwierig, den Tagtraum von einer perfekten Hochzeit/Verbindung aufzugeben und sich stattdessen auf reale Begrenzungen einzustellen – die im letzten Traum als eine tödliche (narzisstische) Mauer auftauchten.

Ich bin etwas ausführlicher auf eine bestimmte Form der projektiven Identifizierung eingegangen, bei der die Patientin sich zu eigen macht, das begehrte Objekt zu sein oder zu einem solchen zu werden, während die andere (die Analytikerin) grausam im Ungewissen gelassen wird. Angriffe auf die Verbindung/die ›Ehe‹ dienen dazu, die analytische Funktion der Analytikerin zu untergraben und Zweifel zu schüren. Bei manchen Patientinnen siegt der Mut, das Risiko der Liebe einzugehen und das gute Gefühl zu haben, verstanden zu werden, über ihren Wunsch, nicht wissen zu wollen. Bei Mr A. und Miss A., die ich zuerst vorgestellt habe, traf das zu. In anderen Fällen, die, wie auch Ms C., für ihre Lebensweise viel Bewunderung und soziale Anerkennung erfahren, kann die Angst, sich tiefer auf eine intime Beziehung einzulassen, ziemlich überwältigend sein. Sie riskieren es nicht, zu scheitern, wollen sich dieser Ungewissheit nie stellen; stattdessen müssen sie ständig auf der Hut sein, um ihre Abwehrstruktur aufrechtzuerhalten, vermeiden also genau die Erfahrung, sich einzulassen und etwas durchzuarbeiten.

13. Kapitel
Die Dinge zusammenfügen (2004)

In diesem Kapitel möchte ich anhand eines klinischen Beispiels das ständige Hin und Her zwischen paranoid-schizoiden und depressiven Ängsten vorstellen, das in einer Analyse vor sich geht. Ich werde zeigen, wie die Patientin sich ständig zwischen diesen Ängsten hin- und herbewegt und wie sie dabei in der Übertragung die Analytikerin hört und erlebt.

Die detaillierte Beschreibung dieser beiden Positionen bildet die Basis des kleinianischen Denkens. Kurz gesagt ist nach Melanie Klein die paranoid-schizoide Position durch die Spaltung zwischen Idealisierungs- und Verfolgungszuständen gekennzeichnet; das Objekt und das Selbst werden dann beide entweder als ideal oder als verfolgend erlebt. Wegen der projektiven und introjektiven Prozesse wird auch das sehr früh aus dieser Interaktion hervorgehende Überich ebenfalls als abwechselnd selbst-idealisierend oder als hochgradig verfolgend erlebt. Im letzteren Fall werden extreme kindliche Forderungen in das Objekt projiziert; diese werden dann re-introjiziert, sodass im Erleben des Kindes von diesem (jetzt inneren) Objekt unsinnige tyrannische Forderungen ausgehen.

Wenn die projektive Identifizierung exzessiv betrieben wird, dann wird das Zusammenfügen nichtintegrierter Selbst- und Objektanteile, die weder getrennt noch modifiziert sind, zum vorherrschenden Modus Vivendi. Das führt zu einer inneren Verwirrung, in der Selbst und Objekt gewissermaßen miteinander verklebt sind, statt auf eine Weise zusammengefügt zu werden, die eine Integration ermöglicht.

Zum Beispiel ist ein Patient in seiner allerletzten Freitagssitzung am Ende einer langen Analyse wegen einer neuen Serie von Selbstmordanschlägen in London beunruhigt; er ist voller Wut auf die Täter. Er hat die Aussage eines Arztes gelesen, dass bei diesen Bombenanschlägen die Knochen der Selbstmordattentäter in Fragmente zersplittern, die dann in die Körper ihrer

Opfer eindringen und sich dort festsetzen. Mich beeindruckte diese grauenhafte Schilderung als ein sehr konkretes körperliches Beispiel, das auch für eine seelische Verfassung – eine projektive Identifizierung – gelten könnte, bei der zerstörerische Selbstanteile im Objekt untergebracht werden.

Allerdings kann dieser Patient darüber sprechen; er kann auch nach einer entsprechenden Deutung sehen, dass er mir nicht nur etwas von seiner Angst und seiner Wut mitteilen, sondern auch erreichen möchte, dass Teile des Gesagten in mir haften bleiben. Man könnte sagen, dass er einen Teil dieser grauenvollen Erfahrung mit mir teilen möchte, so wie er sich auch wünscht, mir in Erinnerung zu bleiben; aber er möchte darüber hinaus, dass seine Worte (und seine innere Verfassung) für immer in mir haften bleiben (wie die Knochensplitter), sodass wir nicht vollständig getrennt sein werden.

Wenn die Umstände, unter denen ein Säugling heranwächst, gut genug sind, und er anfängt, Gutes und Böses sowohl im Selbst als auch im Objekt zusammenzufügen – vorausgesetzt, die Liebe ist stärker als der Hass –, kann er allmählich das Getrenntsein und die damit einhergehende Trauer, die Grenzen des Selbst und des Objekts sowie die Sorge und die Schuldgefühle, weil er andere beschädigt hat, erkennen; er muss dann nicht in der Verfolgungsangst vor den Rachewünschen stecken bleiben, die ihm von einem paranoid-schizoiden Überich auferlegt wird.

Wenn der Patient in der Analyse Teile seines Selbst und seiner inneren Objekte in den Analytiker projiziert, müssen wir uns nicht nur fragen, was übertragen wird, sondern auch, wer der Analytiker im jeweiligen Moment für den Patienten sein könnte, also fragen, welcher Teil des Patienten oder seiner inneren Objekte im Analytiker untergebracht wird. Wenn wir mithilfe einer Deutung versuchen, die Dinge zusammenzufügen, müssen wir also mitbedenken, wer es im Erleben des Patienten ist, der ihm gerade jetzt diese Deutung gibt. Der Analytiker könnte also versuchen, in der depressiven Position zu bleiben, das heißt er könnte um den Patienten besorgt sein und versuchen, dessen unterschiedliche Aspekte zu verstehen, während der Patient ihn vielleicht dazu zu bringen versucht, Teile seines Selbst oder seiner inneren Objekte in Szene zu setzen; dies wiederum beeinflusst, wie der Analytiker reagiert und wie er erlebt wird. Demnach könnte man sich in dem oben angeführten Beispiel mit dem Patienten zusammentun, sich aneinander wärmen und den Schrecken dieser Selbstmordattentate miteinander teilen, oder man könnte aus Angst vor einer derartigen Intimität kalt überlegen und abweisend reagieren.

In der nun folgenden detaillierten klinischen Darstellung möchte ich zeigen, wie eine Patientin meine Deutungen und mich, als ich diese Deutungen gab, in bestimmten Momenten in einer Sitzung erlebte.

Fallbeispiel

Eine Patientin wurde mir kurz vor meiner Sommerpause überwiesen. Sie war Ende Zwanzig, stammte aus Südamerika und war dort bereits mehrere Jahre in Psychotherapie gewesen. Sie war vor einigen Monaten, zusammen mit ihrem jungen Ehemann, zum Studium nach England gekommen. Sie hatte schwere Panikzustände, war depressiv, hatte Schlafstörungen und konnte nicht allein bleiben. Ihre Mutter war gekommen und hatte sich einige Wochen um sie gekümmert.

Die Patientin verfügte offensichtlich über eine hohe Intelligenz und rasche Auffassungsgabe; sie konnte ohne Mühe unterschiedliche Sichtweisen aufgreifen. Von Anfang an nahm sie mich intensiv in Beschlag. In einer Mischung aus Verzweiflung und Verführung gab sie mir zu verstehen, wie besonders und begabt sie war und wie sehr sie litt. Anscheinend sah sie kein Problem darin, von mir zu verlangen, ihr zuliebe auf meine Ferienpläne zu verzichten und mich um sie zu kümmern. Ihre Annahme, um nicht zu sagen bewusste Forderung, dass ich sie nicht im Stich lassen dürfte, implizierte, dass sie ganz konkret und omnipotent überzeugt war, ich würde natürlich meine Pläne ändern und hierbleiben, wenn ich ihre Notlage denn verstünde. Sie war fassungslos und wütend, dass ich sie in diesem Zustand ›verlassen‹ konnte, sodass sie von Anfang an ein ›Opfer‹ meiner Grausamkeit war. Sich in dieser Weise als Opfer zu stilisieren, charakterisierte das erste Jahr der Analyse. Sie hatte demnach zwei Bilder von mir: Ich war entweder eine ideale Figur, die angesichts ihrer verzweifelten Notlage natürlich ihre Ferienpläne aufgeben und auf ihre Not eingehen würde; oder ich war ein sehr grausames Monster, das blind war für ihr Leiden und ihr nicht gerecht wurde.

Schon als ich mit ihr über diese Probleme sprach, fragte ich mich, wie sie mich eigentlich wahrnahm. Hörte ich mich für sie an wie eine beleidigte, vorwurfsvolle Person – wie kannst du das von mir erwarten? In diesem Fall bin *ich* das Opfer. Oder bin ich eine tyrannische Person – du hast dich nach mir zu richten und nicht ich mich nach dir? Oder eine moralisch überlegene – wie kannst du nur so sein? Verlangte auch ich von ihr, dass sie ideal sein sollte, oder fand ich sie monströs? Und sollte ich vielleicht grausam sein, damit sie tatsächlich ein Opfer sein konnte und nicht über ihr eigenes Verhalten nachdenken musste?

Die Patientin ist die Tochter intelligenter und erfolgreicher Eltern; aber obwohl sie ihr anscheinend liebevoll gesonnen waren, sie in ihrer Ausbildung unterstützt hatten und jetzt für ihre Analyse bezahlten, war die Patientin überzeugt, dass sie kaum in der Lage waren, die emotionalen Bedürfnisse und Gefühle ihrer Tochter zu erfassen. Nach der Schilderung meiner Patientin wurde sie sehr früh, als sie wahrscheinlich erst wenige Wochen alt war, in eine Kindertagesstätte gebracht, damit ihre Mutter ihr Studium abschließen könnte. Im ersten Jahr ihrer Analyse ging es vor allem um ihre Wut und Verbitterung wegen der Entbehrungen, denen sie damals ausgesetzt war, Gefühle, die immer noch sehr lebendig in ihr waren. Für ihr Empfinden hatte ihre Mutter kein Interesse an ihr als Person. Sie hatte ihre Mutter als depressiv und vorwurfsvoll erlebt, ihren Vater als großzügig, aber auch tyrannisch und gewalttätig. Die Merkmale einer vorwurfsvollen Opferhaltung (wie die Mutter) und eines kontrollierenden Tyrannentums (wie der Vater) zeigten sich auch bald in ihrer Beziehung zu mir, in der das Opfersein und die tyrannische Kontrolle eine große Rolle spielten und vermuten ließen, dass sie projektiv mit beiden Eltern identifiziert war; sie ist beides, Tyrannin und Opfer. Meine Deutungen waren in ihren Ohren häufig nicht etwas, worüber sie vielleicht nachdenken könnte, sondern eine (vielleicht tyrannische) Verlautbarung darüber, wie sie sein sollte oder auch nicht sein sollte.

In der Phantasie dieser Patientin verknüpfte sich, wie schon gesagt, ihre kindliche Tyrannei mit der Tyrannei des Vaters. Sie fühlte sich zwar als Opfer seiner Vernachlässigung, war aber auch projektiv mit einer tyrannischen Figur identifiziert, die aus ihrer eigenen Tyrannei und dem, was sie für die übergriffige Tyrannei ihres Vaters hielt, zusammengesetzt war. Da sie dieses Merkmal ihm zuschreiben konnte, sah sie keinen Anlass, die Verantwortung für diese Seite in ihr zu übernehmen; das heißt es war ihr nicht klar, wie sehr sie selbst den verletzlichen ›kindlichen‹ Anteil in sich vernachlässigte. Diese Art und Weise, die Dinge zusammenzufügen, verlieh ihr in der Phantasie noch mehr Macht, denn nun konnte sie das Objekt dazu zwingen, ihr nachzugeben – das Objekt (die Eltern oder die Analytikerin) waren nun ihrer Gnade ausgeliefert, und sie war das diktatorische Baby. Das schützte sie vor der Verletzlichkeit, die in ihrer Vorstellung mit Getrenntsein und Abhängigkeit verbunden war. Wir sehen, wie hier Selbst und Objekt in einer Weise zusammengefügt werden, die seelisches Wachstum und Entwicklung behindert.

Als Kontrast zu diesen verhassten vernachlässigenden und gewalttätigen inneren Figuren gab es auch eine ziemlich idealisierte Figur (manchmal in der Person ihres Mannes). Ihr Selbstbild schwankte daher zwischen einer idealisierten Version ihrer selbst als einer (fast megaloman) brillanten und begehrenswerten Person und einer hoffnungslos gescheiterten Person, mit der niemand etwas zu tun haben wollte. Sie empfand diese inneren Zustände sehr intensiv und schwankte zwischen den Extremen, allmächtig zu sein – sie konnte mit allem fertigwerden – und völlig hilflos zu sein – sie konnte mit nichts fertigwerden. Es ging also um eine maniforme Selbstüberschätzung oder eine hoffnungslose Verzweiflung; ich wurde eingeladen, mich genauso zu fühlen. Es gab Zeiten, in denen es ihr besser ging, zum Teil vielleicht tatsächlich, aber zum Teil wurden mir diese Fortschritte auch in einer Weise präsentiert, als sollte ich mich selbst für eine großartige Analytikerin halten. Alternativ brachte sie ihre Vorwürfe in mir unter – wie die Knochensplitter des Bombenattentäters –, sodass ich mich ziemlich hoffnungslos fühlte.

Aber es gab in ihrer inneren Welt auch noch eine andere Figur: ihre Großmutter, die verständnisvoller war, wie sie fand. In der Übertragung nahm sie mich abwechselnd als diese ›verständnisvolle‹ Großmutter wahr (sie stellte oft bewusst eine Beziehung zwischen mir und ihrer Großmutter her, wenn sie zum Beispiel sagte, unsere Stimmen seien sehr ähnlich) und dann wieder als die Analytikerin/Elternfigur, die sie im Stich ließ (siehe die erste Sommerpause) und vernachlässigte. Diese Vernachlässigung war in ihren Augen narzisstisch; wenn es mir passte, blieb ich weg (Wochenenden, Ferien), verlangte aber wie eine narzisstische Tyrannin von ihr, dass sie sich nach meinen Bedingungen richten sollte (Termine, etc.). Probleme präsentierte sie üblicherweise als Krisen, in denen sie die auftauchenden Themen sehr farbig und übertrieben schilderte, unabhängig davon, ob es dabei um Erfolge ging oder, häufiger, um narzisstische Kränkungen und Misserfolge.

Zusammengefasst könnte man sagen, sie präsentierte sich vor allem als das paranoid-schizoide Baby – ihre Welt schien schwarz oder weiß zu sein, ideal oder katastrophal und zunehmend narzisstisch. Wie schon angedeutet, beeindruckte mich, wie sehr sich die Patientin als eine Leidende begriff – als Ausländerin, als Studentin, um die man sich nicht genügend kümmerte, als Kind, das von seinen Eltern nicht auf die richtige Weise geliebt worden war, als Mieterin, die von ihrem Vermieter nicht gut versorgt wurde. Aber neben dieser Selbstdarstellung als Opfer/Tyrannin gab es in ihr auch noch einen realistischeren Selbstanteil, der vielleicht mit der Großmutter verknüpft war und die Bedürfnisse anderer verstehen konnte, was bedeutete, dass es in ihr auch Ansätze für ein Funktionieren auf dem Niveau der depressiven Position gab.

Die Analyse

Die Patientin ließ sich rasch auf die Analyse ein und wurde allmählich ruhiger. Ansatzweise entwickelte sie die Fähigkeit, über Teile von sich selbst nachzudenken. Sie nahm ihr Studium wieder auf, fühlte sich in London wohler und erwarb einen MSc.

In der Analyse gab es deutliche Fortschritte. Wenn sie über ihre vorwurfsvolle Mutter oder ihren tyrannischen Vater sprach, erkannte sie nach und nach, dass sie dabei auch über eigene vorwurfsvolle und tyrannische Anteile sprach. Aber dann kam es in der Analyse zu einer Krise. Sie bat mich um eine Verlegung ihrer Termine, was ich auch einrichtete. Aber als der Zeitpunkt für diese Verlegung näher rückte, brauchte sie diese nicht mehr und wollte zu ihren alten Zeiten zurückkehren, was mir nicht möglich war. Das Resultat war, dass ich in ihrem Erleben zu einer rigiden unflexiblen Figur wurde, die keinerlei Rücksicht auf ihre Situation nahm, sondern von ihr verlangte, sich meinen Bedingungen zu unterwerfen. Sie war jetzt ganz und gar zu meinem Opfer geworden. Während sie mich zuvor meist als eine ziemlich ›verständnisvolle‹ Figur erlebt hatte und die Verfolger von anderswoher zu kommen schienen, war jetzt nichts an mir mehr gut. Vielmehr war ich jetzt in ihrem Erleben eine, die sie ganz direkt und konkret misshandelte. Sie behauptete, sie habe der Terminverlegung nie zugestimmt, ihre alten Zeiten seien ihr gestohlen worden und ihre Lage in London, also auch in der Analyse, ohne die sie nicht leben könne, sei jetzt unhaltbar. Sie fügte hinzu, ihre finanzielle Lage habe sich dermaßen verschlechtert, dass sie jetzt unbedingt einen Job finden müsse. Bei der Jobsuche sei sie als Ausländerin ohnehin schon sehr benachteiligt, und mit diesen neuen Terminen ginge es nun gar nicht mehr. Sie war überzeugt, dass eine ideale andere Patientin, die ich ihr ›vorzog‹, jetzt ›ihre‹ Zeiten bekommen hatte und ihr nur diese ›Scheiß‹-Termine blieben.

Sie hatte jedes Gefühl dafür verloren, dass ich nicht nur sie, sondern auch andere im Sinn haben könnte; wir waren zurück in der Welt des Entweder-oder. Sie brüllte, schluchzte, bettelte und rief mich sogar spätabends an, um zu fragen, ob sie einen bestimmten Job annehmen sollte oder nicht. Aus Verzweiflung (angesichts ihrer finanziellen ›Krise‹) nahm sie einen Job an, der mit ihren neuen Analysezeiten kollidierte. Alles, was ich sagte, hörte sie entweder als Bestätigung dafür, dass ich sie loswerden wollte, oder als Überredungsversuch, dass sie eine Lösung für diese unmögliche Situation finden sollte, weil ich ein eigennütziges Interesse daran hatte, sie als Patientin zu behalten. So oder so war sie das Opfer einer äußerst narzisstischen Analytikerin. Davon war sie überzeugt und auch davon, dass ich die Dinge anders darstellen und keine Rücksicht darauf nehmen würde, dass ihr Leben ruiniert war.

Es gab nur eine Sichtweise. Trotzdem fand sie dann doch einen Job, der mit ihren Analyseterminen zu vereinbaren war. Es schien sich eine neue Perspektive zu eröffnen, in der es nicht mehr nur um ein Entweder-oder ging und Raum für mehr als eine Sichtweise entstand.

Zu Beginn des dritten Analysejahres wurde sie für einen PhD akzeptiert und in ihrem Job befördert, bei dem sie ein ›Job Sharing‹ ausgehandelt hatte. Diese Fähigkeit, ein ›Teilen‹ auszuhandeln (sowohl bei der Aufteilung ihres Jobs als auch bei der Aufteilung ihres Engagements für ihren Job, ihren PhD und ihre Analyse), war etwas Neues. Sie hatte eine Möglichkeit gefunden, sowohl einen Platz für sich zu finden als auch auf andere Rücksicht zu nehmen. Aber nach der langen Sommerpause und mit diesen neuen Anforderungen tauchten auch ihre alten Ängste wieder auf, sie könnte diese Situation vielleicht nicht bewältigen, vielleicht nicht mehr schlafen können, es werde zu viel von ihr verlangt, usw. Aber sie schien davon nicht mehr so überwältigt zu sein wie früher; es gab mehr Raum, darüber nachzudenken.

Es gab ziemlich viel Bewegung zwischen diesen Fortschritten (in Richtung der depressiven Position, könnte man sagen) und einer Regression auf die paranoid-schizoide Position.

Ich möchte jetzt detailliertes Material aus dem vierten Analysejahr vorstellen.

Klinisches Material

Die Patientin eröffnete die Sitzung mit der Bemerkung: »Die gute Nachricht ist, dass ich Fortschritte mache; die schlechte ist die Realität.« In einem Redeschwall sagte sie unter großer Angst: »Unsere Pässe sind zurückgekommen; wir haben beide nur ein Visum für elf Monate bekommen – das bedeutet, dass H. [ihr Mann] nicht arbeiten darf, ich schon. Er war außer sich und ich war wütend auf ihn.« Sie erklärte, sie habe den Antrag stellen müssen, bevor die alten Visa ausliefen; zu dem Zeitpunkt sei sie aber noch nicht formal für den PhD registriert gewesen und habe das entsprechende Formular dann nachgereicht. Antrag und Formular seien aber nicht zusammengefügt worden. Sie habe versucht, mit den zuständigen Leuten zu sprechen, die seien aber überhaupt nicht hilfsbereit gewesen und hätten nur behauptet, sie seien nicht zuständig und hätten nichts damit zu tun.

Ihre Bemerkung, dass Teile nicht zusammengefügt wurden, machte mich betroffen. Ich verstand außerdem, dass sie, wenn sie mit Angst und Ungewissheit konfrontiert war, glaubte, es mit einer Analytikerin zu tun zu haben, die weder erreichbar noch hilfsbereit war, sondern ihr von oben herab Vorwürfe machte, sie jedenfalls nicht unterstützte. Sie war von paranoiden Ängsten gepackt.

Ich griff zunächst auf, wie sehr diese Wendung der Dinge sie bedrücke und sagte, sie beschreibe zwar, wie H. in Panik geraten sei, sie sei aber selbst auch in Panik und befürchte, dass sie, ähnlich wie bei ›denen‹, jetzt auch von mir nicht angehört und verstanden werde. Stattdessen befürchte sie Vorwürfe.

Sie antwortete, sie sei jetzt wieder etwas optimistischer; die zuständige erfahrene Person sei nicht da gewesen, könnte ihr aber vielleicht helfen, wenn sie zurückkomme.

Ich deutete, dass sie zuerst mit Panik reagiert habe (so wie sie H. beschrieben hatte) und wütend gewesen sei, weil sie nicht genau das bekommen hatte, was sie wollte, sodass sie nicht mehr arbeiten und nachdenken konnte; es gab nur noch die Vorwürfe, die sie selbst machte oder die ihr gemacht wurden. Aber sie fühlte sich optimistischer, als sie mich als die ›zuständige erfahrene‹ Person erlebte, die ›zurückkam‹, sie anhörte und zu verstehen versuchte. Das verhalf ihr wieder zu einem reiferen Selbstanteil, was wiederum die Hoffnung weckte, dass die Dinge auf die Reihe gebracht werden könnten.

Sie antwortete, sie habe Angst gehabt, nicht mehr schlafen zu können, als sie so in Panik geriet; sie hatte kurz überlegt, nicht mehr zur Arbeit zu gehen und ihre Studiengebühren nicht zu bezahlen, im Grunde also ›die‹ für die Sünden der Ausländerbehörde zu bestrafen. Aber dann dachte sie noch einmal darüber nach: »Was wäre damit erreicht?«

Ich deutete, sie habe zunächst befürchtet, von dem Wunsch überwältigt zu werden, ›die‹ anzugreifen, anzuschuldigen und zu bestrafen, aber jetzt fühle sie sich eher wieder in der Lage, darüber nachzudenken – zum Beispiel darüber, wie sie etwas Besseres erreichen könnte. Wenn sie wieder mit einer hilfreichen Analytikerin im Kontakt sei, könne sie einräumen, wie beunruhigt sie war, als dieser Kontakt verloren gegangen war, und merke, dass sie sich am liebsten gerächt hätte. Aber jetzt habe sie wieder Zugang zu einem konstruktiveren Selbstanteil gefunden und könne sich fragen: »Was wäre damit erreicht?«

Man könnte sagen, dass sie es von einer ›Sprache der Vorwürfe‹ zu einer »Sprache des Vollbringens« (Bion, 2006[1970]) geschafft hatte, oder anders gesagt, von einem eher paranoiden Zustand an einen Ort, an dem sie besser mit einigen Unzulänglichkeiten sowohl im System als auch in ihr selbst zurechtkommen konnte.

Sie war inzwischen ruhiger und nachdenklicher und sagte in ganz anderem Ton, manchmal hätten die Engländer Scheuklappen wie Pferde – sie seien »nicht zuständig«. Aber sie seien Ausländern gegenüber auch tolerant. Früher habe sie gedacht, man behandle sie wie Dreck; das denke sie jetzt nicht mehr.

Ich meinte, am Anfang der Sitzung sei sie in Panik gewesen, als hätte sie es mit einer hochnäsigen Analytikerin mit Scheuklappen aus der Ausländerbehörde zu tun, die sich nicht dafür zuständig fühlte, sie anzuhören, sondern sie angreifen und zu Dreck erklären und dann ausweisen wollte. Später habe sie dann ein anderes Bild von mir gewonnen, das einer toleranteren Analytikerin, die bereit sei, die andere/die Ausländerin in sich aufzunehmen.

Ich fügte hinzu, sie habe gesagt, das Problem mit den Visa sei entstanden, weil verschiedene Teile ihres Antrags nicht zusammengefügt wurden. Ihre erste Reaktion sei gewesen, alles für Müll zu halten und sich selbst wie Dreck behandelt zu fühlen, zu beschuldigen und sich beschuldigt zu fühlen. In diesem inneren Zustand fürchtete sie, die Aufenthaltsgenehmigung werde ihr verweigert und sie werde ausgewiesen (aus dem Land, das für die Analyse stand). Dann gelangte sie aber wieder an eine ›erfahrenere‹ Person, die zum Teil für mich stand und zum Teil für einen reiferen und toleranteren Teil in ihr selbst. Dadurch konnte sie wieder denken. Sie brachte die beiden Bilder zusammen, die sie von den Engländern und auch von ihrer Analytikerin hatte: eine mit Scheuklappen, die nur sieht, was sie sehen will, und eine, die mehr Toleranz aufbringt und bereit ist, eine Fremde, eine Ausländerin, in sich aufzunehmen.

Ich hatte von den zwei unterschiedlichen Bildern gesprochen, die sie von ihrer Analytikerin hatte, fügte dann aber noch hinzu, dass es vielleicht auch in ihr sowohl eine mit Scheuklappen geben könnte als auch eine, die auf andere eingehen kann; vielleicht könnte sie auch mal überlegen, was sie denn zu diesem Ergebnis beigetragen hatte, als sie ihre Unterlagen nicht zusammengefügt hatte, im Grunde also ›denen‹ nicht geholfen hatte, ihr zu helfen.

Sie schwieg und dachte nach, wie mir schien. Während des Schweigens fragte ich mich, ob sich der Hinweis auf die von ihr gewünschte bzw. amtlich gewährte Dauer der Aufenthaltsgenehmigung vielleicht auch auf die Terminverlegungen in der Analyse bezog, als sie so heftig auf die von mir angebotenen Termine reagiert hatte, die nicht ihren Wunschterminen entsprachen. Ich beschloss, sie an dieses Problem zwischen uns zu erinnern. Damals schien es um ein ›Missverständnis‹ gegangen zu sein, so wie jetzt bei der Erteilung des Visums. Sorgte sie vielleicht für dieses ›Missverständnis‹ zwischen uns oder lud sie jedenfalls dazu ein, als sie die Dinge nicht zusammenfügte? Damals, erinnerte ich sie, kam es zu einer Krise, sie war voller Panik und Wut und nicht bereit, zu einer Lösung beizutragen. Ich versuchte, ihr jetziges Verhalten bei der Behörde mit dem ungelösten Problem zwischen uns zu verknüpfen. Und ich fügte hinzu, es sei etwas Neues, dass jetzt eine optimistischere Seite von ihr aufgetaucht sei, die an einer Lösung mitarbeiten wolle.

Nun berichtete die Patientin einen Traum aus der letzten Nacht, in dem *ihre Kusine in Harvard war, und sie [die Patientin] eigentlich auch dort hätte sein sollen.*

Dazu fiel ihr ein, dass sie versucht hatte, H. aufzumuntern. Sie habe zu ihm gesagt, eines Tages könnten sie ja ihre Autobiografien schreiben und diese Ereignisse (die Visa-Anträge) schildern; er habe vorgeschlagen, sie könnten diesem Kapitel die Überschrift geben »Wie es kam, dass wir in Amerika landeten!« (also, weil sie aus England ausgewiesen wurden).

Sie mochte ihre Kusine C., die aber gar nicht in Harvard war; sie hatte nach der Trennung von ihrem Freund ein paar Jahre allein gelebt. Aber dann hatte sie ihren jetzigen Mann getroffen, und inzwischen haben die beiden ein tolles Kind. Zwar wurde C. tatsächlich nicht an der Universität ihrer Wahl zugelassen, kriegte dafür aber etwas anderes gut hin. Etwas Ähnliches fiel der Patientin zu einer Freundin ein. (Es war zwischen uns klar, dass ›Harvard‹ auch die Bedeutung hatte, dass sie für ihr Gefühl sowohl das ›Beste‹ haben wollte als auch die ›Beste‹ sein sollte.)

Ich meinte, als sie mir von ihrer Kusine und ihrer Freundin erzählte, habe sie nicht nur darüber gesprochen, was sie bewunderte und selbst haben wollte, sondern habe mir auch vermittelt, wie stolz sie auf das war, was sie schon erreicht hatte – ihren Job, den PhD und die veränderte Beziehung zu H., dem Mann, den sie für sich gefunden hatte; ihre Liebe zu ihm sei gewachsen, ihr gefalle zum Beispiel sein Humor (»Wie es kam, dass wir in Amerika landeten!«). Aber sie vermittle mir auch, sagte ich, dass entweder ich sie aufmuntern sollte, indem ich ›sie als die große Erfolgsgeschichte‹ antizipiere, oder sie mich aufmuntern muss, indem sie sich in ein tolles Kind verwandelt, dem alles toll gelingt, weil ich es nicht aushalte, ein schwieriges Kind/eine schwierige Patientin zu haben, das/die nichts hinbekommt.

Am Ende der Sitzung sprach sie über ihre ›romantischen‹ Ideen, wie sie die Vorstellungen mittlerweile nannte, ein perfekter Mensch mit einem ›perfekten‹ Partner zu sein. Traurig sagte sie: »Mir wird klar, wie destruktiv das war; wenn ich nicht so größenwahnsinnig gewesen wäre, hätte alles besser laufen können.«

In dieser Sitzung können wir sehen, wie sie sich zunächst selbst als Opfer mächtiger anderer wahrnimmt, von denen sie im Stich gelassen wird, ähnlich wie ein Säugling zunächst mit Wut und Panik reagiert, wenn die Brust nicht da oder nicht gut zu erreichen ist; jemand anderes, der für die Brust steht, ist schuld. Dann wiederum erwartet sie in diesem inneren Zustand, dass man ihr die Schuld gibt. Wenn ich ihr aber keine Vorwürfe mache, sondern ihr Dilemma in Worte fasse, nimmt sie mich anders wahr und findet zu einer guten, sie verstehenden ›Brust‹ (Analytikerin/Mutter) in sich selbst zurück. Das ermöglicht eine hoffnungsvollere psychische Verfassung. Sofort spricht sie von der Hoffnung, dass sich die Dinge regeln lassen werden, weil in ihrem Erleben eine erfahrenere, hilfreiche Person zurückgekommen ist. Das ist eine positive Entwicklung, bei der sich ihr Blick erweitert, sodass sie auch ihren eigenen Beitrag am Zustandekommen dieser Situation bedenken kann.

Bis zu diesem Zeitpunkt haben wir die beiden seelischen Zustände gesehen – der eine offen paranoid, der andere eher depressiv. Am Ende der Sitzung kann sie die analytische Arbeit indirekt anerkennen, indem sie betont, wie anders sie sich jetzt fühle. Es ist schmerzhaft für sie, den Einfluss ihres destruktiven (megalomanen) Selbstanteils anzuerkennen und zu bereuen. Aber wir sehen in diesem Material auch, wie schnell diese Anerkennung wieder in etwas ›Megalomanes‹ abdriften kann, wenn sie sich verpflichtet, das ›Wunderkind‹ einer megalomanen narzisstischen Figur zu sein, die vielleicht von ihr erwartet, besser zu sein, nämlich die ›Harvard‹-Patientin einer ›Harvard‹-Analytikerin. Sie hat vielleicht eine frühere Konfiguration wieder aufgenommen, in der sie mit einer Mutter/Analytikerin zusammen ist, der sie gefallen muss. Betrachtet man diese Wendung der Dinge in einem größeren Zusammenhang, sollte man sich daran erinnern, dass sie sich jetzt auch des Unterschieds zwischen einer durch Scheuklappen eingeengten seelischen Verfassung und einer eher toleranten Verfassung bewusst ist. Sie schien nun mit einem gewissen Optimismus auf die Rückkehr einer hilfreichen Figur warten zu können. Während sie sich anfangs von dem ›Horror‹ überrollt fühlte, nicht das zu bekommen, was sie wollte und als sie es wollte, und sich in der Phantasie rächen wollte (ich werde nicht arbeiten/bezahlen), hat sie dann doch im Verlauf der Sitzung und mit analytischer Hilfe einen Zustand erreicht, in dem sie wieder konstruktiver nachdenken kann.

Die Rückkehr zu einer früheren Konfiguration ist eine interessante Entwicklung, die eine wichtige Frage aufwirft. Hatte ich sie, als ich sie an das frühere Missverständnis zwischen uns erinnerte, vorzeitig zu einer Flucht in die Gesundheit aufgefordert, sie ›überhöht‹ und nach Harvard geschickt? Oder war der Grund vielleicht, dass meine Patientin nicht nur vermeiden wollte, eine tiefsitzende Feindseligkeit zwischen uns wahrnehmen zu müssen, sondern auch für eine angenehme Atmosphäre zwischen uns sorgen wollte? Und hatte ich, als ich ausdrücklich die neue positive Entwicklung erwähnte, vielleicht eine negative therapeutische Reaktion provoziert? Kam die Bemerkung zu früh? Oder war es im Gegenteil so, dass wir beide die Veränderungen und Fortschritte geleugnet hätten, wenn wir die Verbindung zu ihrer früheren Verfassung nicht hergestellt hätten? So oder so schien sie am Ende der Sitzung mehr im Modus der depressiven Position funktionieren zu können und kreativ das Beste aus dem zu machen, was möglich war.

In der nächsten Sitzung berichtete sie, sie habe sich die Visa noch einmal angesehen und entdeckt, dass sie faktisch für dreizehn Monate gültig waren (die Begrenzung auf elf Monate hatte in einem Begleitbrief gestanden). Sie hatte jetzt mehr Hoffnung, dass sich alles klären ließe.

Dann erzählte sie einen Traum, in dem *sich Kampfeinheiten versammelten, um an Bord eines Schiffes zu gehen, das nach einem berühmten General in ihrem Heimatland benannt war, einer wirklich heldenhaften Figur der Vergangenheit. Die Soldaten waren überwiegend Schwarze.* In den britischen und amerikanischen Armeen, sagte sie, werden die Schwarzen in den Kampf geschickt, weil sie arm sind.

Ihr fiel dazu eine neue Politik ein, die auf ›behinderte Asylsuchende aus Minderheitengruppen abzielte‹, die jetzt gebraucht wurden, um die Gleichstellungsziele im öffentlichen Sektor zu erreichen. Das wäre eine zynische Verwendung durch ein korruptes System. Sie beschäftigte sich weiter mit dem Thema Korruption und erwähnte die Tatsache, dass dieser General (nach dem das Schiff benannt war) in die Plünderung von Maya-Schätzen verwickelt war und später von einem Teil der Bevölkerung als ›machtgeil‹ beschimpft wurde; er habe nur gesehen, was in seinem persönlichen Interesse war (mit Scheuklappen). Einer Verwandten von ihm, die ganz anders war als er, hatte man heißes Wasser oder Säure ins Gesicht geschüttet, nur weil man sie mit ihm assoziierte.

Ich möchte hier nicht auf die Komplexität ihres Traums und ihre Einfälle eingehen, sondern nur die Verbindung zu den zuvor angesprochenen Themen aufzeigen. Meines Erachtens fürchtete sie vor allem, dass ich mit meinem ›Scheuklappen‹-Blick alles Gute für mich beanspruchen und alles ›Böse‹/Schwarze ihr zuschreiben würde. Aber daneben gab es auch noch etwas anderes: Wenn sie bei mir Anzeichen für eine gewisse Verwundbarkeit sah – zum Beispiel, als sie meine Zweifel spürte, ob ich vielleicht vorschnell bereit gewesen war, die Termine für ihre Sitzungen zu verlegen –, merkte sie bei sich die Tendenz, gemein oder gehässig zu reagieren und mir heißes Wasser oder Säure ins Gesicht zu schütten. In einer solchen Situation gab es für mich kein ›Asyl‹, ganz im Gegenteil nahm sie mich dann ins Visier und ›machte das Beste daraus‹. Dann war sie diejenige mit dem Scheuklappen-Blick; dann zählten nur ihre Bedürfnisse und Wünsche und beanspruchten alle Aufmerksamkeit für sich, was sie tyrannisch für ihr Recht hielt. (Sie, vereint mit einem tyrannischen Vater.)

»Das ist sehr unfreundlich«, sagte sie mehrdeutig. War es unfreundlich von mir, das zu sagen, oder räumte sie auf eine ›unfreundliche‹ Art und Weise ein, dass sie ein Stück weit die Verantwortung übernahm?

Ich deutete, wenn sie in mir eine sehe, die sie jetzt so behandelte, wie sie mich behandelt hatte, dann würde ich zu einer korrupten Analytikerin, die ›unfreundlich‹ alles Gute für sich beansprucht und tyrannisch das behinderte Kind/sie ›ins Visier nimmt‹; dann werde sie mein Opfer, eine arme ›Schwarze‹, die ich ausnutze und missbrauche. Wenn sie mich dagegen als eine wahrnimmt, die sie anders behandelt als sie mich behandelt hatte, dann bestehe die Gefahr, dass sie sich wegen ihrer eigenen neidischen

Unfreundlichkeit gegenüber einer Figur, die sie besser behandelt, schuldig fühlt (also wegen einer neidischen Attacke auf ein gutes Objekt).

Nach der Panik in der letzten Sitzung schien sie zwar in dieser Sitzung ihren Charme/ihre Scherze als Abwehr einzusetzen, war aber doch nahe daran, sowohl zu erkennen, wie grausam sie ihre Panik dazu nutzte, Fortschritte zu verhindern, als auch ihre Angst vor dem ›mörderischen‹ Charakter ihrer Angriffe wahrzunehmen.

Um noch einmal den Beginn der vorausgegangenen Sitzung aufzugreifen – »die gute Nachricht ist, dass ich Fortschritte mache; die schlechte ist die Realität« –, könnte man, wenn man die beiden Aspekte zusammenfügt, meinen, dass die schlechte Nachricht über Fortschritte darin besteht, dass man sich mit der (inneren) Realität der eigenen Grausamkeit auseinandersetzen muss. In ihren Panikattacken ist sie immer das Opfer, zum Teil, weil es immer noch besser ist, das Opfer zu sein, als sich selbst als Täterin zu sehen. Dann hätte sie nämlich Angst vor ihren schmerzhaften Schuldgefühlen, weil sie glaubt, einer geliebten Figur etwas angetan zu haben – früher der guten Großmutter, jetzt der Analytikerin – und vor dem schmerzhaften Neid auf das Gute in ihnen.

In den nächsten Monaten schien sie sich mit dem Hass auseinanderzusetzen, den das Gefühl, abhängig und nicht allmächtig zu sein, in ihr auslöste, sowie mit den Schuldgefühlen und dem Schmerz wegen ihrer neidischen Undankbarkeit. Darüber hinaus schien mir einiges dafür zu sprechen, dass sie Freude daran hatte, ›die Dinge zusammenzufügen‹, sowohl in ihrer Analyse mit mir, als auch in der Beziehung zu ihrem Mann und in ihrem Studium.

Ähnlich wie bei der damaligen Eruption nach der Verlegung ihrer Termine war ich vollkommen überrascht, als ich nach einer etwas längeren Urlaubspause zurückkam und entdecken musste, dass bei ihr die Hölle los war. Die Symptome ihrer Panik- und Schlafstörung waren überwältigend; enthemmt und erregt sagte sie allen und jedem, dass sie suizidal sei. Ihre Mutter war wieder nach London gekommen, um sich um sie zu kümmern, und sie wurde erneut psychiatrisch und medikamentös betreut.

Man könnte dabei an eine negative therapeutische Reaktion als Abwehr von Schuld- und Neidgefühlen denken, aber ich fragte mich auch besorgt, ob ihre Reaktion vielleicht damit zusammenhing, dass ich einen bestimmten Aspekt in ihrer Analyse nicht genügend beachtet hatte. Wenn wir zum Beispiel noch einmal auf den Soldatentraum zurückkommen: Im Nachhinein betrachtet hatte ich nicht genügend beachtet, dass sich »die Kampfeinheiten versammelten«, sodass ich mich jetzt fragte, ob dieses Versäumnis vielleicht für den inzwischen ausgebrochenen Krieg mitverantwortlich war. Auf diesen Krieg war ich deshalb nicht gefasst. Ich hatte auch nicht klar genug gesehen, wie sehr sie ›korrupte‹/perverse innere Figuren bewunderte, an die sie sich angesichts von Ängsten wandte, die durch Trennungen, Schuld- oder Neidgefühle ausgelöst wurden.

Hier folgt jetzt ein kurzer Ausschnitt aus einer Sitzung nach dieser Urlaubsunterbrechung. Die Patientin kam fünf Minuten zu spät und machte als Erstes eine Bemerkung über mein schönes Haus. Sie habe die Garage im Untergeschoss gesehen, sagte sie, die sei größer als ihre gesamte Wohnung. Sie fügte hinzu, das mache sie schon ein bisschen bitter, aber es freue sie auch für mich. Dann sagte sie, sie sei zu spät gekommen, weil sie unbedingt erst noch einen Kaffee trinken wollte. »Warum? Muss ich mich auffüllen?«

Ich deutete, sie sehe sich sowohl draußen um als auch in ihrem Inneren und dabei entdecke sie Gutes, aber auch Bitteres; aber gleichzeitig wolle sie auch nicht hinsehen (ihr Zuspätkommen). Mit einem Kaffee könne sie sich selbst auffüllen, ohne warten zu müssen oder zu riskieren, ihre Gefühle von Abhängigkeit und Neid zu entdecken. Es platzte aus ihr heraus: »Ich hasse es, mich abhängig zu fühlen.« Dann berichtete sie einen Traum aus der letzten Nacht.

Ich wohne im Zentrum und gehe zu einem Jobcenter. Sie schicken mich noch am selben Tag [sie ist offensichtlich überrascht, wie schnell das geht] zu NME; es ging so schnell, weil das auch im Zentrum war und nicht in einem Wohngebiet.

Sie erklärt, NME seien die Initialen eines Rock-Musik-Magazins, und in London gebe es sogar im Zentrum Wohngebiete – Freunde von ihr würden in Soho wohnen. Soho ist, wie wir beide wissen, auch ein Rotlichtviertel im Zentrum von London.

Ich griff auf, dass sie den ›zentralen‹ Bereich aufsuche, weil sie es hasse, auf ihre Abhängigkeit hingewiesen zu werden, es sei ein Bereich, in dem sie sich umgehend Befriedigung verschaffen könne – es sei ein Soho/Selbstbefriedungsort. Sie suche den auf, obwohl sie, wie bei dem Kaffee, wisse, dass sie sich danach schlecht fühle. Sie nenne ihn ihren Freund (Freunde von ihr wohnen in Soho), obwohl sie wisse, er sei ihr NME (en-e-my/Feind); das sei ihr Versuch, sich selbst zu ›rocken‹ (das Rock-Magazin) oder sich selbst zu beruhigen. Sie sagte sehr schnell, sie wolle sich nicht abhängig fühlen, lieber würde sie sich umbringen. Ich meinte, sie würde lieber sterben als sich abhängig zu fühlen. Deshalb sorge sie dafür, dass andere von ihr abhängig seien, nämlich davon, ob sie weiterleben oder sterben würde. Das gebe ihr die Macht, andere zu quälen. Und vielleicht fürchte sie, dass ich, wenn ich die Macht hätte, sie aus Rache mit Neid- und Schuldgefühlen quälen würde (mit meinem großen Untergeschoss angeben). Ihre Stimme klang weicher, als sie antwortete: »Es *ist* hart, abhängig zu sein.«

Ich meinte, es wäre zwar hart, wenn ich sie quälen würde, aber vielleicht noch härter, wenn ich es nicht täte, denn dann müsste sie sehen, dass ich wirklich größer sei als sie – mein Haus ist größer. Das löse komplizierte Gefühle aus – Neid, aber auch Schuldgefühle, wenn sie jemanden quält, der ihr etwas Gutes zu bieten hat. Also ist es auch sehr hart, wenn ich ihr etwas Gutes anzubieten habe.

Fazit

Am Anfang des Kapitels habe ich darauf hingewiesen, dass die Patientin auf eine bestimmte Art und Weise Dinge in ihrer Vorstellung zusammenfügte. Ihre eigene Grausamkeit, die sie aber nicht als Teil von sich anerkannte, verband sich mit der Grausamkeit ihres Vaters, an den sie sich infolgedessen nicht wenden konnte, wenn sie Hilfe brauchte. Ihre Art und Weise, die Dinge in ihrem Denken und Fühlen zusammenzufügen, bedeutete, dass sie das Getrenntsein von Selbst und Objekt nicht anerkannte, und war stark durch Spaltungs- und projektive Identifizierungsprozesse geprägt. Daneben sah sie in mir aber auch ein eher idealisiertes Objekt, wenn sie von mir erwartete, dass ich meine Ferienpläne aufgeben und mich stattdessen ihren Bedürfnissen anpassen würde. In diese Figur gehen meines Erachtens sowohl eine gewisse reale Erfahrung mit einem fürsorglichen Objekt als auch ihre kindliche Tendenz ein, Frustrationen abzuspalten statt sich mit ihnen auseinanderzusetzen. Auf diese Weise wird der Stand der Dinge idealisiert. Dieser Art und Weise, die Dinge zusammenzufügen, liegt deshalb vor allem der Modus der paranoid-schizoiden Position zugrunde. Dieses ›Zusammenfügen‹ muss von einer reiferen Form unterschieden werden, die darauf beruht, dass eine Weiterentwicklung stattgefunden hat, sie also das Getrenntsein erkannt und die Fähigkeit erworben hat, sich zu ihren ambivalenten Gefühlen zu bekennen. Wie an diesem Material zu sehen ist, verläuft diese Entwicklung nicht linear, sondern oszillierend zwischen paranoid-schizoiden und depressiven Modalitäten.

Klinisch gesehen lässt sich schwer einschätzen, welche Deutungen die Entwicklung fördern und welche vielleicht zum Beispiel zu früh gegeben werden und dann eher eine frühreife Entwicklung begünstigen oder eine wirkliche Entwicklung auf andere Art behindern. Damit stellt sich die Frage nach dem richtigen Timing einer Deutung. Doch lässt sich meines Erachtens beobachten, wie die Patientin sich sowohl mit Schuldgefühlen und Neid auseinandersetzt als auch diesen Gefühlen ausweichen kann, indem sie sich zum Beispiel einen Kaffee holt oder nach ›Soho‹ geht. Denn wenn sie in sich hineinblickt, fühlt sie sich zwar gut, in gewisser Weise aber auch verbittert (die depressive Position), was dazu führt, dass sie lieber nicht hinsehen möchte. Sie kann sich dann in eine perverse masturbatorische Welt (der Traum über Soho) zurückziehen und behaupten, sie brauche dieses Wissen um ein gutes Objekt nicht, von dem sie in der Realität abhängig ist. Bestätigt wird diese Überlegung in einem späteren Traum, der in diesem Kapitel nicht aufgeführt ist und in dem sie sich im Bikini an einem heißen Ort vergnügt. In dieser seelischen Verfassung ist die ›Macht‹, andere quälen zu können, für sie erregend, hat aber zur Folge, dass sie sich vor quälenden Neid- und Schuldgefühlen fürchtet. Anders ausgedrückt, sobald sie mich als eine gute Figur erlebt, zieht sie sich sofort an einen Ort zurück, an dem sie mich als eine Angeberin sieht, die sie mit ihren Wünschen konfrontiert und mit Neidgefühlen quälen will. Dann kommt es zu der erregenden Vorstellung, mich damit quälen zu können, ob sie weiterleben oder lieber sterben will.

Und doch kann sie bei anderen Gelegenheiten auch spontan sagen: »Ich liebe diese Arbeit wirklich« (gemeint ist sowohl ihre Arbeit an der Uni als auch die Arbeit in der Analyse).

Es ist also ein mühsamer Prozess, die Dinge zusammenzufügen – sich sowohl mit der eigenen ›Unfreundlichkeit‹ und mörderischen Impulsen (die sich in der Phantasie gegen ein inneres Objekt richten) gegenüber dem Selbst und den Objekten arrangieren zu müssen als auch mit Neid, Eifersucht und Schuldgefühlen. In späteren Sitzungen konnte die Patientin ernsthafter und direkter und auch mit einem gewissen Kummer einräumen, wie erregend es für sie war, ihren Mann spüren zu lassen, er könne sie nicht befriedigen. Wie sie selbst sagte, bereitete es ihr eine perverse Lust, ihn, von dem sie ebenfalls abhängig war, in ihren Augen zu einem Behinderten zu machen. Wenn sie ihren behinderten Partner bedeutungslos macht, ist sie projektiv mit einem mächtigen Objekt identifiziert und hat die Kontrolle über ihn.

Aber diese Patientin konnte auch darüber sprechen, wie viel Freude es ihr bereitete, die Dinge zusammenzufügen und mehr über sich zu erfahren; das analytische Verstehen freute sie, und sie konnte die damit verbundene Arbeit anerkennen. Um so weit zu gelangen, musste sie sich mit vielem auseinandersetzen, auch mit ihrem Hass und ihrer Wut auf die inneren Eltern, die zum Beispiel an den Wochenenden oder in Analysepausen zusammen waren, wenn ich lieber etwas mit meinem Mann machte als bei ihr zu bleiben. Und es gibt den Neid und Hass auf die Fähigkeit der Analytikerin, Dinge zusammenzufügen – ein kreativer Verkehr im Inneren der Analytikerin. Die Freude der Patientin am Verstehen – am Zusammenfügen der Dinge – ist natürlich mit der Lust an einem kreativen Verkehr verknüpft, auch wenn sie sich dann dem Wissen um die sexuelle Beziehung der Eltern stellen muss.

In dieser Darstellung habe ich zu zeigen versucht, wie unterschiedlich die Patientin ihre Analytikerin in unterschiedlichen Momenten wahrnimmt, beispielsweise als ideal, vernachlässigend, als tyrannisch fordernd und narzisstisch korrupt wie den plündernden General oder als eine, der heißes Wasser/Säure ins Gesicht geschüttet wird, oder als eine alternde sterbende Großmutter usw. Sie überträgt auf die Analytikerin Selbstanteile und Teile ihrer inneren Objekte.

Darüber hinaus erreicht die Patientin mit ihrem Verhalten auch, dass ich diese Rollen übernehme. All das wirkt sich auf die Analytikerin aus. Um diese Probleme in der Übertragung durchdenken zu können, muss die Analytikerin sie notwendigerweise in der Gegenübertragung erleben. Dieses Thema diskutiere ich ausführlicher im 4. Kapitel.

Meines Erachtens ist es nicht nur die Patientin, die wieder und wieder die Durcharbeitung paranoid-schizoider Reaktionen hin zu einer eher ›depressiven‹ Position leisten muss. Wenn wir den Projektionen unserer Patienten ein ›Zuhause‹ bieten wollen, müssen wir uns mit den entsprechenden Aspekten in uns selbst einigermaßen zu Hause fühlen. Wir müssen es aushalten, zu Abfall erklärt zu werden oder uns so zu fühlen; wir müssen uns fragen, ob unsere Sicht der Patienten einseitig ist (d. h. ob wir sie vielleicht beschuldigen oder es nicht aushalten, beschuldigt zu werden), ob wir uns selbst, die Patienten oder die Psychoanalyse idealisieren oder entwerten, und ob Angst oder Liebe unser Motiv ist – Angst oder Liebe gegenüber unseren Patienten und der Analyse.

Wird man von einem verfolgenden Überich beherrscht (statt von einem Überich, in dem Liebe und Besorgnis dominieren), wenn man vielleicht zu früh interveniert oder nicht mitbekommt, dass destruktive Kräfte stärker werden? Dabei geht es nicht nur um die Frage, was passiert, wenn die Patientin unerwünschte Selbstanteile oder Teile ihrer Objekte in uns projiziert, sondern auch um die Frage, ob diese Zuschreibungen vielleicht ein zutreffendes und realistisches Bild der Analytikerin sind, die vielleicht nicht ideal ist, sich aber, ähnlich wie die Patientin, mit den Schwierigkeiten auseinanderzusetzen hat, die das Leben mit sich bringt und auch dem Tod ins Auge sehen muss. All das hängt davon ab, wie weit es auch der Analytikerin gelungen ist, nicht nur das Material der Patientin gut zusammenzufügen, sondern auch die Aspekte in ihr selbst, die durch dieses Material angesprochen oder vielleicht sogar destabilisiert wurden.

Es geht mir hier vor allem um die Frage, wie wir in diesen Situationen zurechtkommen. Beanspruchen wir, projektiv mit einem idealisierten Objekt identifiziert, wie der ›General‹ meiner Patientin alle archäologischen (frühen) Schätze für uns selbst, und werden dann zu dem Guten, indem wir uns mit einer früh in der Analyse idealisierten ›Brust‹ identifizieren, so als wären wir Versionen der idealen Brust und könnten allen ›Müll‹ in unsere Patienten projizieren? Oder identifizieren wir uns vielleicht gleichermaßen mit Patienten, die ihre Eltern und/oder die Analyse entwerten und uns davon überzeugen, dass wir der idealisierte ›Elternteil‹ zu sein hätten, der sozusagen ein Gegengewicht zu den ›bösen‹ Eltern bildet?

Was auch immer wir zusammengefügt haben, so dürfen wir doch nicht vergessen, dass auch wir zum Teil Scheuklappen tragen und uns einem Teil des Materials und einigen Aspekten in uns selbst gegenüber blind stellen. Wenn wir denken, wir wüssten etwas, haben wir es unweigerlich auch mit dem zu tun, was wir nicht wissen. Wenn wir meinen, wir hätten etwas erfolgreich zusammengefügt, was haben wir dann weggelassen? Wie gut sind wir in der Lage, uns sowohl an dem zu freuen, was wir durch unser Verstehen bewirkt haben, als auch den Schmerz über die unausweichlichen Grenzen unseres Verstehens auszuhalten? Wir wissen, dass die Analyse uns nicht ein- für allemal von unseren inneren Schwierigkeiten kuriert; in Zeiten von Stress können sie sich wieder melden. Nichtsdestotrotz kann uns die Analyse helfen, uns vielleicht leichter wieder von solchen seelischen Zuständen zu erholen – was für sich genommen schon viel wert ist (Eric Brenman, persönliche Mitteilung).

Man kann deshalb nicht immer sicher einschätzen, ob das ›Zusammenfügen‹ echt ist oder doch nur wieder ein erneutes Abspalten unerwünschter Gefühle, von Selbstanteilen oder Anteilen des Objekts. Mit anderen

Worten, die Integration ist nie vollständig. Stattdessen gibt es immer ein Hin- und Herpendeln, wenn das Individuum mit den Schmerzen konfrontiert ist, die Wachstum und Entwicklung, in der Analyse wie auch im Leben, mit sich bringen. Wenn es uns gelungen ist, Dinge zusammenzufügen, gibt es immer auch das schmerzliche Wissen darum, dass es noch weitere Aspekte geben kann, mit denen man sich nicht konfrontiert hat, die abgespalten oder auf andere Weise nicht integriert wurden. Das Wissen um diese Grenzen gehört bereits zur Arbeit der depressiven Position und gilt für Analytiker und Patienten gleichermaßen.

14. Kapitel
Die ineinander verschlungenen Schlangen: Das Schwanken zwischen Sehnsucht und Zerstörung[1] (2015)

Dieses Kapitel war ursprünglich ein Vortrag bei einer Konferenz mit dem ungewöhnlichen Titel »Desiring Admiring Envying: (Object Relations) Between Longing and Destruction«. Ich zerbrach mir den Kopf angesichts der Komplexität dieses Themas; ich mühte mich ab und zog zunächst das *Oxford English Dictionary* zu Rate, um die Begriffe für mich zu klären.

Was sagt das OED über Verlangen/Begehren (desire)? Verlangen wird als die Emotion definiert, die auf das Erlangen oder den Besitz eines bestimmten Objekts gerichtet ist, von dem Lust oder Befriedigung erwartet werden: Sehnsucht, Begierde; ein Wunsch …

Interessanterweise ist die Definition des Begriffes Verlangen mehrdeutig. Es ist nicht klar, ob die Sehnsucht dem gilt, was das Objekt in einer Beziehung anbietet und was eine Grundlage für Weiterentwicklung und seelisches Wachstum sein könnte – man könnte dabei an einen liebevollen Verkehr denken –, oder ob das Verlangen dem Besitz des Objekts gilt, wie es die Definition im OED nahelegt. Das Spektrum reicht von der Sehnsucht, etwas vom Objekt zu bekommen, was eine Beziehung zum Objekt voraussetzen würde, bis hin zu dem Wunsch, das Objekt zu besitzen. Freud sprach vom »Haben und Sein beim Kind« (1941f[1938], S. 151) und meinte, »das Haben ist die spätere [Identifizierung]«. Er führt die Brust als Beispiel an: »Die Brust ist ein Stück von mir, ich bin die Brust.« Später werde daraus jedoch: »Ich habe sie, d. h. ich bin sie nicht« (ebd.). Diesen seelischen Zustand gibt es nicht nur bei Kindern. Wie oft hört man nicht einen Erwachsenen zu einem Baby sagen: »Was bist du süß, ich könnte dich glatt auffressen.«

1 Eine andere Version dieses Kapitels erschien in: P. Garvey & K. Long (Hrsg.). (2018). *The Klein Tradition: Lines of Development*. London: Routledge.

Unter dem Aspekt der Entwicklung sprach Freud schon früh von »His Majesty the Baby« (Freud, 1914, S. 157) und dessen Wunsch, alles zu haben und alles zu sein. Wir nehmen an, dass das hungrige Baby verständlicherweise die Brust am liebsten besitzen würde, damit es seinen Hunger/sein Bedürfnis nicht spüren muss. Wenn die Brust nicht verfügbar und das Baby noch nicht in der Lage ist, sich nach ihr zu sehnen, möchte es sie stattdessen besitzen, um nicht die schmerzhafte Erfahrung machen zu müssen, sich etwas zu wünschen, was gerade nicht erreichbar ist.

Vielleicht nuckelt das Baby dann am Daumen und möchte am liebsten glauben, sein Daumen sei so gut wie die Brust; vielleicht halluziniert es in diesem Moment sogar die Brust. Aber es bekommt ein Problem, wenn es merkt, dass sein Daumen und seine Halluzinationen seinen Hunger nicht stillen. Dann stellt sich die Frage, wie das Baby damit zurechtkommt, etwas zu entbehren, was es sich wünscht und für sein Überleben sogar braucht. Und wie kommt es damit zurecht, dass sein Daumen und seine Phantasie versagt haben? Denn letztendlich ist es die Brust, die ›alles hat‹. Wie kommt das Baby mit dieser Erfahrung zurecht – dass die Brust ihm etwas geben kann, was es sich nicht selbst geben kann?

Bewundert der Säugling die Fähigkeit der Brust, ihn zu verstehen und ihm das zu geben, was er braucht? Ist er dankbar, dass sie da ist, trotz der Qual, auf sie warten zu müssen? Und wenn ja, setzt die Fähigkeit, sich trotz der ›Entbehrung‹ füttern zu lassen, nicht ein rudimentäres Bewusstsein für die wundersame Fähigkeit der Mutter voraus, seine Bedürfnisse zu verstehen und für sie zu sorgen? Vielleicht entspricht dies auf einer ganz primitiven Ebene einer liebevollen Reaktion, einer Antwort auf den Lebenstrieb – eine Art: »Gottseidank gibt es dich« –, was eine echte Bewunderung der Brust und ihrer Milch zum Ausdruck bringt.

Oder kommt dem Säugling der Ärger über die erlittene Versagung in die Quere? In diesem Fall brüllt und schreit er vielleicht und greift das an, was nicht da ist, was zur Folge hat, dass er sich dann wiederum von der abwesenden Brust angegriffen fühlt. Wenn die Mutter schließlich zurückkommt, dreht der Säugling vielleicht den Kopf zur Seite und will oder kann sich nicht füttern lassen. Ich denke hier an die Arbeit von Edna O'Shaughnessy (1964), in der sie sich mit Wilfred Bions (1962a) Idee beschäftigt, dass das abwesende Objekt als anwesendes böses Objekt und weniger als das ersehnte Objekt erlebt wird, als ein Objekt also, von dem man sich abwenden und das man angreifen muss.

Und ist diese Abwendung immer nur als eine ärgerliche Reaktion zu verstehen? Oder könnte es auch eine Reaktion in Form einer Verfolgungsangst sein – die Angst, dass die angegriffene Brust Vergeltung üben könnte? Oder könnte es auch ein Selbstschutz sein – sich nicht mit jemandem einzulassen, der einen im Stich lassen könnte? Versagung kann nicht nur Wut auslösen, sondern auch tödlich neidischen Groll, weil die Mutter/die Brust etwas hat und anbieten kann, über das man nicht selbst verfügt.

Also noch einmal zum *Oxford English Dictionary*. Hier ist von zwei verschiedenen Formen des Neids die Rede: Neid auf die Überlegenheit und die Vorzüge eines anderen bzw. (um es etwas neutraler auszudrücken) der Wunsch, dem anderen gleichgestellt zu sein. In diesem Fall würde ich von einem eher bewussten Neid sprechen, bei dem die Bewunderung für den anderen mehr oder weniger intakt und lebendig bleibt und, wie das *OED* meint, der Neid auf die Vorzüge des anderen eher ›neutral‹ eingeräumt wird, was sogar ein positiver Anreiz für eigene Anstrengungen sein kann.

Aber es gibt noch eine weitere Definition: Neid bedeutet, die Überlegenheit und die Vorzüge eines anderen Menschen sehr unzufrieden zu betrachten; mehr noch, ihm zu grollen – sich ihm gegenüber neidisch, missgünstig oder böswillig zu fühlen.

Und es sind diese böswilligen Gefühle (deren Ursprung oft unbewusst ist), die eine destruktive Richtung einschlagen und dabei vielleicht sogar das Wissen um die Bewunderung für den anderen verschwinden lassen, weil das Gute bereits zerstört worden ist. In diesem Fall ist der Neid eher unbewusst. Melanie Klein hat in ihrem berühmten Buch *Neid und Dankbarkeit* (1957) sehr schön dargelegt, auf welche Weise das Gute verdorben wird.

Sie beschrieb, auf welche Art und Weise die eher missgünstigen, bösartigen Gefühle und die Unzufriedenheit darüber, nicht im Besitz des Guten zu sein, zur Zerstörung, ja sogar zur Auslöschung des Guten führen können, sodass es nicht einmal mehr wahrgenommen wird. Hanna Segal schreibt in ihrer Arbeit »Über den klinischen Nutzen des Todestriebkonzepts«:

> »Ich behaupte, daß sich der Todestrieb von Anfang an sowohl gegen das wahrgenommene Objekt wie gegen das wahrnehmende Selbst richtet, was dann zu solchen Phänomenen wie der von Bion beschriebenen pathologischen projektiven Identifizierung führt. Die Abwehr gegen den Todestrieb schafft einen Teufelskreis, der zu einer schweren Pathologie führt« (Segal, 2002[1993], S. 117).

In diesem Kapitel geht es um diese Teufelskreise oder »ineinander verschlungenen Schlangen«, eine Bezeichnung, die in einem der von mir vorgestellten Fallbeispiele auftaucht. Ich vertrete die Auffassung, dass Neid sowohl mit Entbehrung und Verlust verwoben ist (nicht nur im Sinn einer Ursache, sondern auch als Konsequenz), als auch mit Eifersucht und Schuldgefühlen, was endlose Teufelskreise entstehen lässt oder aufrechterhält. Die folgenden klinischen Beispiele verdeutlichen mein Thema.

Zunächst eine deprivierte suizidale Jugendliche, die berichtete, sie fixiere nur noch einen schwarzen Fleck an der Wand und sehe nur, was schwarz und fehlerhaft, defekt oder mangelhaft sei. Auf diese Weise schützte sie sich vor Verlust- und Neidgefühlen. Der neidische Angriff, der in ihrem Fall noch durch tatsächlich erlittene Entbehrungen angeheizt worden war, führt zwangsläufig zu einer Verarmung und Benachteiligung des Subjekts. Der destruktive Angriff kann nicht nur dem Objekt, sondern auch einem liebevollen oder libidinösen Selbstanteil gelten. In einem solchen Szenario könnte man sagen, dass der Selbstanteil, der sich etwas wünscht, verachtet und angegriffen wird, schon allein deshalb, weil er Wünsche hat. Wenn sowohl das Objekt als auch das libidinöse Selbst angegriffen werden, kann das Subjekt allerdings gar keine gute Erfahrung mehr machen, sodass es in diesem beeinträchtigten Zustand erst recht Grund hat, neidisch zu sein. Segal sah, wie gesagt, darin die Grundlage des Todestriebs; der Angriff gilt sowohl der Brust als auch dem eigenen Mund, der die Brust herbeiwünscht. Man weiß dann nicht, was zuerst da ist – die mörderischen oder die suizidalen Gefühle.

Klein unterschied den Neid von der Eifersucht, indem sie die zerstörerische Qualität des Neides betonte. Im *Dictionary* wird Eifersucht folgendermaßen definiert: Man ist beunruhigt durch die Überzeugung, den Verdacht oder die Befürchtung, dass das Gute, das man sich wünscht, einem anderen gegeben wurde oder vielleicht gegeben wird. In biblischen Begriffen ausgedrückt: »Denn ich bin ein eifersüchtiger Gott«, ein Gott, der nicht duldet, dass ihm ein anderer vorgezogen wird.

Zur Eifersucht gehört also ein omnipotentes (gottgleiches) Selbst, das auf dem Besitz des Objekts besteht und keine Untreue duldet. Allerdings wird in der Eifersucht der Wert des Objekts zumindest anerkannt. Obwohl Klein (1957) von einem sehr frühen Ödipuskomplex ausging, meinte sie, der Neid entstehe vor der Eifersucht. Ich selbst habe in einer früheren Arbeit (2008, 15. Kapitel in diesem Band)[2] beschrieben, wie Neid und Eifersucht miteinander verwoben sind und habe dabei auch Shakespeares *Othello* zitiert.

In unserer klinischen Arbeit sehen wir sehr häufig die Auswirkungen dieser Verwobenheit von Neid und Eifersucht.

Zum Beispiel die schon erwähnte Jugendliche, die sich häufig Schnittverletzungen zufügte; sie war unter desolaten Bedingungen aufgewachsen, mit einer Mutter, von der sie abgelehnt wurde und einem alkoholabhängigen Vater. Sie war sehr begabt und sehnte sich danach, an einer guten Schule zugelassen zu werden; sie verfügte über alle notwendigen Voraussetzungen. Eine sehr fähige Therapeutin unterstützte sie. Aber sie hörte nicht auf, sich zu schneiden. Nach einer Ferienunterbrechung, für deren Dauer ihr ein Platz in einer therapeutischen Einrichtung angeboten worden war, in der sie sowohl von einer Psychiaterin als auch einer Familientherapeutin betreut wurde und die Familientherapeutin ihr Zugang zu einer Bücherei und einem Arbeitsplatz dort verschafft hatte, nahm sie eine ›symbolische‹ Überdosis.

Danach behauptete sie, sie »könne sich nicht konzentrieren«. Sie blickte nur noch auf den schwarzen Fleck an der Wand und war davon so absorbiert, dass sie sich nicht mehr auf ihre Arbeit konzentrieren konnte.

Vieles spricht dafür, dass sie sich die Schnittverletzungen zufügte, um nicht spüren zu müssen, wie schmerzhaft sie sich vernachlässigt fühlte. Und vielleicht waren auch ihre Rachewünsche gegen die Objekte, durch die sie sich vernachlässigt fühlte, ›überdosiert‹. Sie inszenierte auch eine Konkurrenzsituation zwischen ihren Therapeutinnen – es war die ›andere‹ Therapeutin, die ihr den guten Platz (in der Bücherei) verschafft hatte. Den schwarzen Fleck zu finden, den Makel oder Defekt an der Wand (die nicht reinweiß/gut ist), verschaffte ihr die Rechtfertigung, Rache zu üben. Sich auf den schwarzen Fleck an der Wand zu fokussieren, schützte sie vor der Trauer über den erlittenen Verlust oder vor der Gefahr, sich nach der Anwesenheit ihrer Therapeutin zu sehnen; es schützte sie auch vor dem Schmerz, den es mit sich bringt, lebendig zu sein, überdeckte aber auch jedes Gefühl von Dankbarkeit für das, was ihr angeboten worden war.

Dass die Therapeutin wegen ihrer Ferien nicht anwesend war, erlebte die Patientin deshalb wie eine bösartige und gegen sie gerichtete Hand-

2 Anm. d. Ü.: In die deutsche Ausgabe wurden als Appendix zwei Kapitel aufgenommen, die im englischen Original nicht enthalten sind.

lung. Damit beginnt der Teufelskreis; das ›bösartige Handeln‹ der Therapeutin rechtfertigte im Erleben der Patientin, dass sie ihre gemeinsame Arbeit angriff. Außerdem war sie nicht in der Lage, sich auf ihre Arbeit zu konzentrieren, weil sie befürchtete, andere würden sie genauso behandeln, wie sie von ihr behandelt worden waren, falls ihr dies doch gelänge: Die Prüfer würden demnach nur noch den ›schwarzen Fleck‹ in ihrer Arbeit sehen. Egal wie konstruktiv sie sich bemühen würde, die anderen würden nur ihre Mängel sehen und das hervorheben, was nicht da war. Sie wäre der schwarze Fleck, den man loswerden müsste. Aber natürlich sorgten ihre verzweifelten Angriffe auf sich selbst und ihre Arbeit dafür, dass sie tatsächlich scheiterte. Man könnte sagen, dass sie sich mit ihrem Scheitern auch selbst bestrafen wollte, um nicht dafür verantwortlich zu sein, dass ihre Therapeutin an ihr scheiterte. Der schwarze Fleck zog sie in ein schreckliches schwarzes Loch, in das alles, was an ihrem Objekt oder ihr selbst gut gewesen war, verschwunden war und jetzt verschwinden musste.

Nach Klein (1957) vermengen sich Gier, Neid und Verfolgungsängste (in Verbindung mit verfolgenden Schuldgefühlen) zu einem Teufelskreis. Sie wies auch darauf hin, dass Entbehrung den Neid verstärkt. Ich meine, dass diese Faktoren nicht nur ineinandergreifen, sondern auch mit einer bestimmten Form der Sexualität verflochten sind. Meines Erachtens bildete die Fokussierung auf den schwarzen Fleck bei diesem jungen Mädchen auch die Basis für eine sadomasochistische Beziehung, die für sie sowohl in der Opfer- als auch in der Täterrolle erregend war. Diese Erregung half ihr wiederum bei der Abwehr schmerzhafter, vielleicht sogar tragischer Gefühle der Dankbarkeit, Abhängigkeit und des Verlusts.

Fallbeispiel: Mrs B.

Die Patientin, die ich vorstellen möchte, sprach von einer silbernen Brosche mit ineinander verschlungenen Schlangen, die ihre Analytikerin zufällig einmal getragen hatte. Meines Erachtens ist dies ein Bild für das unbewusste Wissen der Patientin um ihren seelischen Zustand und seine Verflechtungen, und ich möchte beschreiben, wie sich diese Verflechtung zeigte.

Als Mrs B. zur Behandlung kam, war sie geschieden; ihre Tochter war im Jugendalter. Sie suchte Hilfe gegen ihre Depression und ihre massiven hypochondrischen Ängste. Sie war auf einer Kolchose in der damaligen Sowjetunion aufgewachsen und wurde schon mit wenigen Wochen in eine Krippe gegeben. Auch ihre Mutter hatte viele Entbehrungen erlebt und war in großer Armut aufgewachsen.

In einer Sitzung, die ich genauer vorstellen möchte, wird nicht nur das Zusammenspiel von Neid und Eifersucht sehr deutlich, sondern auch das ineinander Verflochtene ihres in die Mutter projizierten neidischen Selbst. Diese wiederum könnte ihrerseits auf ihre Tochter neidisch gewesen sein, weil diese ein besseres Leben hatte als sie selbst. Und natürlich können schon die Projektionen des Kindes in die Mutter mit deren eigenen Schwierigkeiten verwoben sein. Derzeit ist Mrs B. von der Idee schockiert, dass vielleicht auch sie auf ihre eigene Tochter neidisch sein könnte.

Wir sehen, wie die Vergangenheit (sie sagt oft: »Ich fühle mich wie ein Kind«) und die Gegenwart ineinander verwoben sind. Ihre Neidgefühle könnten sowohl den frühen Neid auf die Brust widerspiegeln, wie ihn Melanie Klein beschrieben hat, als auch den aktuellen Neid auf ihre Analytikerin, die sie nicht nur um ihre analytische Begabung beneidet, sondern auch darum, dass sie, wie die Patientin glaubt, es im Leben vermutlich viel besser hatte als sie selbst und es auch jetzt besser hat.

Die Sitzung

Mrs B.: »Es geht mir richtig schlecht heute. Ich bin verletzt und wütend, weil Sie am Freitag nicht hier sein werden [Versagung – die Analytikerin hat die Freitagssitzung abgesagt]. Vielleicht feiern Sie ja Ihren Geburtstag. Ich weiß, dass das alles vollkommen kindisch ist, aber ich weiß nicht, wo Sie sein werden und mit wem Sie zusammen sein werden [Eifersucht]. Am Anfang der Analyse wäre ich mit so einem Gefühl einfach mal wieder krank geworden, heute fühlen sich nur meine Muskeln an, als wären sie aus Stein. [Bemerkenswert ist, dass sie Veränderungen, wahrscheinlich wegen der Analyse, anerkennt. Man kann auch die Verflechtung zwischen Psyche und Soma merken. Und auch, wie schnell es nicht mehr um die Anerkennung einer Veränderung geht, sondern um Vorwürfe. Als wäre die Dankbarkeit, die man sich hätte vorstellen können, ›versteinert‹.]

Zu Hause bin ich total wütend, aber wenn ich hier bin, kann ich nicht mehr wütend sein. Ich möchte Ihnen nahe sein [Wunsch], und gleichzeitig würde ich am liebsten überhaupt nicht mehr kommen

> [ich will Sie los sein/Zerstörung]. Ich wünsche mir eine gute Verbindung mit Ihnen. Das macht mich glücklich, aber gleichzeitig schäme ich mich für meine Wünsche, dafür, dass ich wissen will, was Sie am Wochenende machen werden. Ich fühle mich richtig krank, wie damals am Anfang. [Bewusst bezieht sie sich auf den Anfang der Analyse, aber ist es vielleicht auch ein Hinweis auf den Beginn des Lebens – ihren Geburts-Tag? Außerdem gibt es Anzeichen für eine negative therapeutische Reaktion – sobald es ihr besser geht, kehrt sie zum Anfang zurück – zu dem Zustand, in dem sie vor der Behandlung war.] Ich schäme mich, weil ich so neidisch und aggressiv bin, wenn ich an Sie im Kreis Ihrer Familie denke und ich bin nicht dabei; ich weiß, es klingt verrückt, aber so ist es eben. Sie werden mich verachten; Sie machen sich bestimmt über mich lustig.«

Sie fühlt sich nicht nur ausgeschlossen, nicht nur eifersüchtig auf die Zeit, die ihre Analytikerin mit ihrer Familie verbringt, sondern schämt sich auch für diese Gefühle. Auch wenn sie von Neid gesprochen hat, scheint es doch eher um eine ziemlich gesunde Eifersucht zu gehen, weil sie sich aus der Beziehung der Analytikerin zu ihrer Familie ausgeschlossen fühlt. Aber sie hat Angst, dass ihre Analytikerin sie verachten und sich wegen dieser ›Baby-Gefühle‹ über sie lustig machen könnte. Geht es um eine realistische Angst, von ihrer Analytikerin verachtet zu werden? Oder gibt es einen Teil in ihr, der sie dafür verachtet, wie ein Baby zu sein, das sich eine Mutter wünscht?

All dies ist außerdem mit dem Gesellschaftssystem verwoben, in dem sie aufgewachsen ist und in dem es nicht zählte, dass ein Säugling seine Mutter braucht – ein System, in dem Babys in eine Krippe gegeben wurden. Und ich kann mir vorstellen, dass die Patientin die analytische Beziehung so erlebt, als fände die Analytikerin es in Ordnung, ihre Patientin/ein Baby für ein langes Wochenende wegzuschicken. Aber sie selbst ist vielleicht zum Teil auch mit dem System identifiziert/verwoben und verachtet deshalb ihre eigenen Wünsche und Bedürfnisse, bemuttert zu werden.

Analytikerin: »Es scheint keinen Platz für Wut und Neid zu geben.«

Mrs B.: »Und für Hass. Ich hasse diese Abhängigkeit. Ich fühle mich eingesperrt, ohnmächtig. Sie sind frei. Heute Morgen wollte ich eigentlich nicht kommen, aber dann hätte ich ja trotzdem für die Sitzung bezahlen müssen. Es fühlt sich an wie eine Strafe … diese Gefühle, nicht eingeladen zu sein, nicht zu Ihrer Welt zu gehören, sind unerträglich; sie versetzen mich in die Anfangszeit der Analyse.«

Wir stellen fest, dass sie glaubt, es sei der Geburtstag ihrer Analytikerin, vielleicht der Tag, an dem das Leben für sie beide, Analytikerin und Patientin, begann. Die Analytikerin spricht über die tiefe Kränkung der Patientin, weil sie nicht auch dabei sein kann.

Mrs B.: »Genau das! Ich hasse es, mir vorzustellen, mit wem Sie zusammen sind. Ich habe Ihnen schon gesagt, wie sehr ich diese Brosche mit den ineinander verschlungenen Schlangen hasse – wahrscheinlich hat Ihr Mann Ihnen die geschenkt. Gottseidank tragen Sie die heute nicht. Der Neid, die Wut, nicht eingeladen zu sein. Es kommt noch so weit, dass man die Beziehung tötet.«

Die Analytikerin meint, dass der Patientin diese Gefühle jetzt gefährlich vorkommen und sie wissen möchte, ob sie, die Analytikerin, diese Gefühle überlebt oder jetzt genauso wütend wird wie die Mutter.

Mrs B.: »Meine Mutter war hart; aber sie hat das unter einem Schleier verborgen – so als wäre bei uns alles ok. So musste es sein. Zu Hause gab es immer Neid, Rivalität und Neid. Mein Vater bekam jeden Morgen Reissuppe, bevor wir in die Krippe gingen. Ich habe ihn gehasst, ich wollte, dass er wegbleibt. Für uns hatte meine Mutter nur ein bisschen Brot. In all diesen Jahren habe ich nie laut gesagt, dass ich auch Reissuppe wollte. Meine Mutter hat es immer fertiggebracht, uns neidisch zu machen, und uns dann dafür geschlagen. Ja – sie selbst hat den Neid provoziert und uns dann dafür verurteilt. [Vielleicht vermischte sich der projizierte Neid der Mutter mit dem Neid der Patientin.]«
Analytikerin: »So wie ich jetzt Ihren Neid provoziere, weil ich die Freitagssitzung abgesagt habe.«

Dann spricht die Patientin über die Rivalität mit ihrer Schwester und die Aggression ihr gegenüber; sie ist ganz schockiert, als sie merkt, dass sie ihre Schwester mit ihrer Tochter verwechselt. »Meine Schwester war zehn, als ich sie mit ihren Schulproblemen alleingelassen habe – ich habe sie regelrecht im Stich gelassen.« Sie gibt sich die Schuld dafür, dass sie ihre Schwester im Stich gelassen hat, was sich aber mit dem Vorwurf an ihre

Analytikerin vermischt, von der sie am Wochenende verlassen wird – sie projiziert ihre Schuldgefühle in die Analytikerin. Dann sagt Mrs B., sie habe ja eigentlich damit gedroht, in der nächsten Woche zwei Sitzungen abzusagen, jetzt wolle sie aber lieber doch kommen. Aber sie hat Angst, dass sich ihre Analytikerin vielleicht gefreut hätte, wenn sie nicht gekommen wäre.

Es gibt also einen Moment, in dem sie sich schuldig und vielleicht sogar traurig fühlt, weil sie ihre Schwester im Stich gelassen hat; einen Moment, in dem ihr klar wird, dass sie in ihrer Rivalität auch den Teil in sich selbst im Stich lässt, um den man sich kümmern müsste. Vielleicht ist das der Grund, warum sie doch die Sitzungen in Anspruch nehmen kann, die sie eigentlich hatte absagen wollen. Aber all das wird rasch mit dem Vorwurf verknüpft, dass ihre Analytikerin sie verlässt; wie schon gesagt, projiziert sie ihre Schuldgefühle in die Analytikerin. Und in dieser Situation fürchtet sie dann, dass die Analytikerin sie loswerden möchte: »Sie wollen nicht, dass ich wiederkomme, eigentlich wollen Sie über mich triumphieren«. Eher depressive Schuldgefühle und Verfolgungsängste greifen also ineinander.

Fallbeispiel: Ms N.

Ich möchte jetzt noch etwas detaillierteres Material aus der Behandlung von Ms N. vorstellen, einer Patientin Mitte dreißig. Sie ist eine intelligente feinfühlige Frau, die in Südamerika aufgewachsen ist und jetzt in London lebt. Sie ist in der Verwaltung einer angesehenen Universität tätig. Sie kam zur Analyse, weil sie nicht in der Lage war, eine Beziehung aufrechtzuerhalten. Sie hatte sich oft auf Männer eingelassen, von denen sie dann schlecht behandelt wurde. Sie wünschte sich sehr, zu heiraten und Kinder zu bekommen, man könnte sogar sagen, sie sehnte sich danach. Aber immer, wenn sie der Erfüllung dieser Wünsche nahekam, brach sie die Beziehung ab.

Sie hatte eine schwierige Beziehung zu ihrer Mutter, die bei ihrer Geburt sehr jung war, und war überzeugt, dass ihre Mutter sie vernachlässigt und den Bruder vorgezogen hatte. Ihrem Vater fühlte sie sich näher. Für ihr Gefühl gab es in ihr etwas richtig Böses, das sie sich als Schlange vorstellte. Außerdem hat sie derzeit eine schwierige Beziehung zu ihrer Analytikerin und beklagt sich bitter, dass auch ihre Analytikerin ihr nicht helfe.

Nach einigen Jahren Analyse hat Ms N. jetzt eine Beziehung zu einem liebevollen Partner und hat gerade, etwas beklommen, ihre Mietwohnung gekündigt, um mit ihm zusammenzuziehen. Wonach sie sich immer gesehnt hat, ist nun in Reichweite. Ihre Eltern, über deren mangelnde Hilfsbereitschaft sie sich immer beklagt hatte, sind gerade aus Schottland, wo sie jetzt leben, angereist, um dem jungen Paar beim Umzug zu helfen.

Eine Sitzung

Zu Beginn der Sitzung beschreibt Ms N. ungewöhnlich direkt ihre Not: »Während dieser Tage habe ich gemerkt, dass ich Sie sehr brauche. Aber es fällt mir schwer, Ihnen das zu sagen«. Dann spricht sie darüber, dass an ihrem Arbeitsplatz einiges ungewiss ist; einige Stellen sollen neu besetzt werden. Sie sagt, ihre Hände hätten vor Angst gezittert, als sie einen erfahrenen Kollegen um Hilfe bat. Noch schwerer sei es, darüber zu sprechen, dass sie ihre Mutter zum Bahnhof gebracht habe (ihre Mutter fährt zurück nach Schottland, ihr Vater ist bereits vorausgefahren, die Eltern leben dort zusammen mit ihrem Bruder und dessen Familie). Sie sei das ganze Wochenende über depressiv gewesen.

> »Ich bin bestimmt krank. Es ist dasselbe wie damals mit B. [gemeint ist eine frühere Beziehung. Bei ihrem damaligen Partner B. war eine seltene Krankheit ausgebrochen, nachdem er sie betrogen und sie ihn verlassen hatte]. Nur bin jetzt ich diejenige, die krank ist. Simon [ihr Partner] soll sich frei fühlen. Aber das bedeutet, dass ich alles noch einmal durchmachen muss, bis ich wieder ein neues Zuhause gefunden habe.«

In diesen Anfangsbemerkungen sind viele Faktoren miteinander verflochten. Ungewöhnlich ist, dass sie zu Beginn einräumt, sie habe ihre Analytikerin gebraucht, und sogar andeutet, sie habe sich nach ihr gesehnt: »Während dieser Tage [dem Wochenende ohne Analyse] habe ich gemerkt, dass ich Sie sehr brauche.« Und sie sagt, wie schwer es ihr falle, um Hilfe zu bitten – ihre Hände zitterten vor Angst, als sie das tat. Aber noch schwieriger sei ein Verlust: »Ich habe meine Mutter zum Bahnhof gebracht«. Aber aus dem Verlust wird umgehend eine Depression, und sie ist überzeugt, in ihr breche eine Krankheit aus: Die ›Schlange‹ haust in ihrem Körper. Es fällt vielleicht auf, dass sie bei der Abreise ihrer Mutter weder ein Verlustgefühl zum Ausdruck bringt noch offen dankbar ist für die Hilfe ihrer Mutter. Stattdessen konzentriert sie sich auf einen schwarzen Fleck, nämlich die ›Überzeugung‹, sie selbst habe einen schwarzen Fleck und sei krank. Jetzt hat sie dieselbe Krankheit wie ihr früherer Partner und muss ihren jetzigen Partner vor sich schützen. Könnte es sein, dass etwas toxisch und neidisch Ausgespucktes ihr die Zunge gefrieren ließ, als sie sagte: »Ich brauche Sie«? Etwas, das in ihrer Vorstellung jetzt als etwas Malignes in ihren Körper zurückgelangt ist (wie bei der weiter oben beschriebenen Patientin) – Psyche und Soma sind miteinander verflochten.

Damit drohen ihre körperlichen und emotionalen Fortschritte, ihre neuen Arrangements, zusammenzubrechen – eine neue körperliche Krankheit betritt die Szene. Man könnte überlegen, ob es um eine drohende negative therapeutische Reaktion geht. Es ist unter Psychoanalytikern viel darüber diskutiert worden, ob eine negative therapeutische Reaktion durch Schuldgefühle oder Neid ausgelöst wird. Ich erinnere mich an eine Tagung der Europäischen Psychoanalytischen Föderation vor vielen Jahren in London (1973), bei der Joseph Sandler die Auffassung vertrat, die negative therapeutische Reaktion sei eine Folge von Schuldgefühlen, während Elizabeth Spillius der Meinung war, sie beruhe auf Neid. Meines Erachtens könnte das Beispiel von Ms N. uns vor Augen führen, dass diese beiden Faktoren miteinander verflochten und darüber hinaus auch noch mit Verlustängsten vermengt sind. Wenn sie sich klarmacht, dass sie ihren Partner/ihre Analytikerin liebt und braucht, fühlt sie sich auf vielen Ebenen bedroht. Ihre Zukunft ist ungewiss (Stellen werden neu besetzt): Wo könnte ihr Platz sein? Es gibt Verluste: Sie muss sich von ihrer alten Wohnung verabschieden und von der Position, die sie früher an ihrer Arbeit eingenommen hatte, aber auch von ihrer psychischen Position, als sie sich als Opfer schlechter Behandlung betrachtete, sich aber mithilfe ihres Grolls zusammenhalten konnte – eine andere Version eines schwarzen Flecks. Und wenn sie darauf beharrt, befürchtet sie, dass sie (ihre Krankheit) Simon und ihrer Analytikerin schaden könnte.

Zu all dem kommt noch hinzu, dass sie Abschied nehmen muss von ihrer Mutter, die nach Schottland zurückfährt und, selbst jetzt, nicht ausschließlich ihr gehört. Das muss Verlustängste und Eifersucht wecken (ihre Mutter ist wieder mit ihrem Vater und ihrem Bruder vereint). Und natürlich wird sie sich, wenn sich ihr Zustand weiter bessert, eines Tages von ihrer Analytikerin verabschieden müssen, hoffentlich ohne in eine maligne Verleugnung und alten Groll zurückzufallen.

Jetzt ist Ms N. mit ihren stärker werdenden Liebesgefühlen und ihren Wünschen an ihre Mutter/ihre Analytikerin konfrontiert sowie mit der damit einhergehenden Bedrohung, ihre Verluste betrauern zu müssen. In ihre Liebesgefühle und ihre Wünsche mischt sich nicht nur eine destruktive Abwehr, sondern auch Hoffnung – sie kann ein eigenes Leben führen, sie kann mit ihrem Freund zusammenziehen, usw. Und dann sind da noch die vergiftenden Schuldgefühle. Die Patientin wird von Schuldgefühlen verfolgt, weil sie ihren früheren Partner verließ, der eine seltene Krankheit bekam (die sich als tödlich erwies). Meines Erachtens glaubt sie auch, sie habe in gewisser Weise ihre Mutter verlassen, als sie behauptete, ihre Mutter sei eine bösartige Person gewesen. Und im Hintergrund gibt es noch diesen bösartigen, giftigen, neidischen Schlangen-Teil in ihr – der alles zu verderben droht.

Natürlich können wir nicht alles gleichzeitig deuten. Wir müssen uns entscheiden, welche Angst wohl am dringlichsten ist. Im 7. Kapitel habe ich die Auffassung vertreten, dass wir Patienten mit zwei Händen halten müssen: Mit der einen Hand fassen wir die Destruktivität des Patienten, mit der anderen halten wir seine Verletzlichkeit. Mir scheint hier der Hinweis wichtig, dass wir jedes Mal, wenn wir eine Deutung geben, im Blick behalten müssen, dass es stets noch weitere Faktoren gibt. Bion (1967) sagte einmal, wenn wir etwas wissen, wissen wir immer auch, dass es anderes gibt, das wir nicht kennen, und immer, wenn wir eine Wahl treffen, geben wir etwas anderes dafür auf.

In dieser Sitzung ist der maligne Anteil der Patientin zu sehen, der am liebsten alles, was bis jetzt erreicht wurde, bedrohen möchte (jetzt anscheinend mit einer körperlichen Erkrankung). Aber es gibt auch noch einen anderen Teil in ihr, den die miteinander verflochtenen verfolgenden und depressiven Schuldgefühle und die drohenden Verluste in Angst und Schrecken versetzen. Und dann gibt es diesen kleineren und nicht so stabilen Teil in ihr, der ein Liebesobjekt besetzt. Irgendwie weiß sie um ihren neidischen destruktiven Anteil (den sie selbst verursacht hat und der als eine Schlange in ihrem Inneren bildlich dargestellt wird). Gleichzeitig verleugnet sie diesen Anteil – als eine Krankheit, die ›über sie kam‹. Und angesichts dieser Krankheit gibt es eine Verflechtung von Psyche und Körper, die letztlich tödlich für sie sein könnte. Würde sie lieber sterben als dankbar sein für die Hilfe, die sie von ihrer Mutter/Analytikerin bekommen hat, oder wünscht sie sich verzweifelt Hilfe von ihrer Analytikerin – zweifelt sie sogar daran, ob sie überhaupt ohne diese zurechtkommen könnte?

Im weiteren Verlauf der Sitzung beklagt sich Ms N., dass sie am Wochenende ständig müde und deprimiert gewesen sei; sie wolle Simon nicht verlieren. Sie erinnert sich an eine Freundin, die so froh war, als sie mit ihrem Partner zusammenzog; das heißt, sie lässt einen Moment lang erkennen, dass auch sie sich über diesen großen Schritt freuen und ihn feiern würde, kann daran aber nicht festhalten. Stattdessen sagt sie: »Vieles in mir tut weh. Ich möchte Simon nicht verlieren, ich will nicht krank werden und sterben, aber es kommt mir vor, als könnte all das passieren«. Dann sagt sie, ihre Mutter habe sich so darüber gefreut, dass sie jetzt mit Simon zusammen ist, und fügt hinzu: »Ich glaube, ich möchte ihr diese Freude verderben. Ich hasse es, dass sie meint, sie hätte dazu beigetragen, dass es so gekommen ist«. Es klingt, als wäre sie nicht nur bereit, ihr eigenes Glück zu zerstören, nur um ihre Mutter anzugreifen, sondern auch bereit, jedes Wissen um das, was ihre Mutter und ihre Analytikerin ihr gegeben haben, auszulöschen. Und jetzt attackiert sie in der Sitzung sogar die Möglichkeit, dass sich ihre Analytikerin über ihre Fortschritte freuen könnte. Sie geht sogar so weit, sie zu beschuldigen, ihr überhaupt nichts zu geben. Ist dies ein neidischer Angriff oder findet sie es wegen ihrer Schuld- und Schamgefühle unerträglich, weitere Fortschritte zu machen?

Dann berichtet sie einen Traum.

Ich fragte jemanden, ob ich ins Personalbüro gehen könnte. Die Person, die ich gefragt habe, sagte, es sei nur noch ein Platz übrig, es seien nicht mehr zwei Plätze. Das beeindruckte mich; nicht zwei Plätze, nur noch einer. Im Haus wird nur noch eine Person übrig bleiben: Simon.

Sie wird ziemlich hysterisch und jammert, sie sei todkrank. Es kann nur eine Person geben – die andere muss beseitigt werden, wird sterben. Sie kann sich nicht vorstellen, dass es zwei Menschen waren, sie und ihre Analytikerin, die gemeinsam diesen Fortschritt erarbeitet haben; vielmehr stellt sie sich vor, dass ihre Analytikerin den ganzen Ruhm für sich beanspruchen und sie sterbend zurücklassen würde. Aber man könnte auch daran denken, dass sie lieber vor Neid sterben bzw. lieber sterben würde, als die Hilfe anzuerkennen, die ihre Mutter/Analytikerin ihr gegeben hat. Dann fällt ihr noch etwas anderes ein, was sie merkwürdig findet – sie habe einen Artikel über eine Patientin gelesen, die als Kind den Penis ihres Vaters gesehen habe. Diese Person sei deshalb später nicht in der Lage gewesen, eine sexuelle Beziehung einzugehen oder zum Orgasmus zu kommen. Daran dachte ich, sagte sie, weil sie sich an eine Situation erinnert habe, als ihr Vater nackt aus dem Bad gekommen sei; sie habe gesehen, dass ›es‹ sehr groß war.

> »Wie kann ich nach Hause gehen [in die neue Wohnung]? Es ist zu schön, um wahr zu sein. Ich sollte mich nicht darüber freuen. Es ist alles zu viel für mich. Ich werde Krebs bekommen und daran sterben. Das neue Zuhause ist sehr schön. Ich finde, ich sollte nicht dort sein, es ist zu schön für mich … ich könnte kotzen.«

Man könnte meinen, die Patientin balanciere zwischen einer negativen therapeutischen Reaktion und einem gelungenen Ergebnis. Wir sehen, wie sie zwischen der Sehnsucht, sich an ihrem neuen Leben freuen zu können, und dem Wunsch, die erzielten Veränderungen wieder zu zerstören, hin und her schwankt. Neid ist dann nicht nur eine Ursache für Entbehrungen, sondern auch deren Folge. Und wir sehen hier eine Verflechtung vieler Faktoren; ihre Angst vor Abhängigkeit und vor ihren liebevollen Gefühlen, ihre Verlustangst und auch ihre Angst vor ihrem Neid auf die Fähigkeit ihrer Mutter und ihrer Analytikerin, ihr zu helfen. Auf die gemeine Attacke auf ihre Mutter – »ich möchte ihr die Freude verderben« – folgen das Gefühl, nichts wert zu sein, und Schuldgefühle: »Ich sollte hier nicht sein [an diesem besseren Ort], hier ist es zu schön für mich«.

Dabei geht es meines Erachtens auch ständig um die Befürchtung, die Analytikerin könnte das gute Ergebnis für sich selbst reklamieren. So als könnte die Analytikerin angesichts der Fortschritte der Patientin ganz erregt und ›groß‹ werden – ähnlich wie der nackte Penis des Vaters –, und dann wäre ihr selbstgefälliger Narzissmus, in dem die Patientin auch sich selbst erkennt, offenkundig. Teilweise fürchtet sie, dass dies ein zutreffendes Bild der Analytikerin sein könnte. Aber meines Erachtens fürchtet sie genauso, dass dieses Bild nicht stimmt. Denn wenn es nicht zutrifft, müsste sie die Verantwortung für ihre eigenen narzisstischen Angriffe auf ihre fürsorgliche Analytikerin selbst übernehmen.

Am darauffolgenden Wochenende hinterließ sie auf dem Anrufbeantworter der Analytikerin eine Nachricht: Sie sei in Panik geraten und brauche einen Termin. Als die Analytikerin nach Hause kam und zurückrief, hatte sie sich bereits wieder erholt. In der nächsten Sitzung stellt sich heraus, dass sie zum Teil wirklich in Panik geraten war; es zeigt sich aber auch, dass sie ihre Analytikerin manipulieren und erreichen wollte, dass diese auf sie ›reinfällt‹. Sie wäre dann entweder auf den echten *cri de coeur* der Patientin nicht eingegangen oder wäre ihrer Manipulation erlegen – ein tatsächlich bedürftiger Anteil der Patientin war mit einer anderen giftigeren Seite in ihr ziemlich verwickelt. Die Analytikerin wird dadurch in eine schwierige Situation gebracht. Und es zeigt sich, dass die Patientin die Analytikerin auf die eine oder andere Weise zu einem Enactment veranlasst – eine Verflechtung, bei der das Objekt entweder zu besorgt oder zu nachlässig wird.

Das könnte ein tragisches Ende nehmen; sie hat sich so nach diesem guten Ergebnis gesehnt, aber jetzt, wo es fast erreicht ist, könnte alles wieder zerstört werden, oder sie selbst könnte alles wieder zerstören. Oder doch nicht? Indem sie unablässig die Analytikerin in Angst und Ungewissheit versetzt, stellt sie sicher, dass die Frage nach dem Ende der Analyse nicht aufkommt. Und darüber hinaus erreicht sie durch ihre Projektionen, dass die Analytikerin an ihren eigenen Fähigkeiten zweifelt. Eine zufriedene Analytikerin wäre leichter in der Lage, sich ohne Schuldgefühle von ihr zu trennen. Es gibt nur Raum für eine Person, und das ist die Patientin! Sich so omnipotent aufzuführen fördert aber nur ihre eigenen Schuldgefühle, weil sie einen so guten Platz nicht verdient.

Ich habe zu zeigen versucht, dass viele verschiedene Faktoren miteinander verflochten sind. Und es gibt natürlich eine reichhaltige Literatur über all die Verflechtungen, die sich zwischen unseren Patienten und anderen Menschen, nicht zuletzt ihren Analytikern, ergeben können. Und auch darüber, wie diese anderen in unterschiedliche Enactments verwickelt werden können. Natürlich sind das mehr oder weniger Probleme, die zum Leben dazugehören, und es ist zu vermuten, dass die jeweiligen Formen dieser Verflechtungen uns zu den Menschen machen, die wir sind! Und doch bleibt in jedem Einzelfall offen, ob gerade dieser Analytiker gerade diesem Patienten dabei helfen kann, sich aus diesem Teufelskreis, diesem Hin und Her zwischen Sehnsucht und Zerstörung, zu befreien und einen hoffnungsvolleren Zustand zu erreichen.

Appendix

Vorwort zum Appendix und Danksagung

Wir freuen uns sehr darüber, dass es gelungen ist, noch zwei weitere Aufsätze von Irma Brenman Pick in die deutsche Ausgabe aufzunehmen.

In dem bereits im Vorwort der englischen Herausgeber erwähnten Aufsatz »Überlegungen zu *Neid und Dankbarkeit*« (S. 295–311), erschienen 2008, entwickelt Brenman Pick sehr differenziert ihre Gedanken zum Thema Neid und beschreibt den komplexen Teufelskreis, der entstehen kann, wenn Neid aus dem Gefühl heraus entsteht, zu kurz gekommen zu sein.

Den 1978 erschienenen Aufsatz »Melanie Kleins Beitrag zur Kinderanalyse: Theorie und Technik« hat Irma Brenman Pick (damals noch unter dem Namen Irma Pick) zusammen mit Hanna Segal verfasst. Er gibt einen außerordentlich klaren Überblick über die Entstehung und die Rahmenbedingungen kleinianischer Kinderanalyse und zeigt deren Auswirkungen auf die Entwicklung der theoretischen kleinianischen Konzepte.

Eine private Spende sowie die finanzielle Unterstützung durch den Melanie Klein Trust und das Psychoanalytische Institut Berlin haben die Übersetzung des vorliegenden Buches ermöglicht. Dafür bedanken wir uns sehr herzlich.

Unser ganz besonderer Dank gilt unserer warmherzig klugen Supervisorin Irma, der wir uns anfangs als bewundernd Lernende und mittlerweile in tiefer Freundschaft verbunden fühlen.

Berlin und Hamburg, im Juli 2020
Christine Glombitza und Ulrike Guercke

15. Kapitel
Überlegungen zu *Neid und Dankbarkeit*[1] (2008)

Kleins Arbeit über *Neid und Dankbarkeit* war ein entscheidender Durchbruch für unser psychoanalytisches Verstehen. Ihre Veröffentlichung weckte großes Interesse und löste viel Aufregung, aber auch polarisierende Reaktionen aus: Es gab Analytiker, die in fast jeder Situation von exzessivem Neid auf die Brust sprachen, während andere schon die bloße Vorstellung entschieden zurückwiesen. In beiden Extremen konnten sich Analytiker bequem einrichten: Sie nahmen entweder das Gute für sich selbst in Anspruch und wiesen die bloße Idee eines primären Neides – der auch ihnen gelten könnte – zurück oder projizierten den Neid massiv in den Patienten und fokussierten ihn dort. Mit jeder dieser Einstellungen erübrigten sich weitere schwierige Überlegungen, und außerdem hatte der Analytiker dann keinen Anlass mehr, über diese Seiten bei sich selbst nachdenken zu müssen. Ich möchte in diesem Kapitel darauf eingehen, wie anstrengend eine Auseinandersetzung mit diesen Problemen ist und wie viel Neid dabei ausgelöst wird.

Kleins Darstellung war viel komplexer als diese hitzigen, auf Teilaspekte bezogenen Reaktionen vermuten lassen. Ich möchte mich hier noch einmal mit der Komplexität ihrer ursprünglichen Formulierungen beschäftigen und einige Aspekte hervorheben. Klein betont ausdrücklich den »Teufelskreis«, in dem sich Neid- und Schuldgefühle verbinden. Auch möchte ich die Verbindung zwischen Neid einerseits und omnipotenter Erregung und Grausamkeit andererseits aufzeigen und darauf eingehen, dass zwischen Neid und Eifersucht nicht nur unterschieden werden muss, sondern beide auch ineinander verwoben sind und sich gegenseitig verstärken. Da-

1 Dieser Text wurde erstmals auf Englisch veröffentlicht in: P. Roth & A. Lemma (2008). *Envy and Gratitude Revisited.* London: Karnac. Veröffentlichung der Übersetzung ins Deutsche mit freundlicher Genehmigung der Autorin.

rüber hinaus wird, wie Klein zeigt, Neid durch erlebte Entbehrung noch gesteigert, was wiederum das Gefühl verstärkt, zu kurz zu kommen, weil der Neid das Subjekt daran hindert, aus dem, was ihm tatsächlich zur Verfügung steht, Nutzen zu ziehen. Zur Veranschaulichung dieser Themen möchte ich kurz einige Überlegungen über Shakespeares *Othello* und etwas ausführlicher zwei klinische Beispiele heranziehen, wobei diese Abläufe im ersten meiner Beispiele sehr augenfällig, im zweiten eher subtil sind.

Ein Teufelskreis aus Neid

Klein verwendet ein berühmtes Zitat aus *Othello*[2]:

> »But jealous souls will not be answer'd so:
> They are not ever jealous for the cause,
> But jealous for they are jealous; ›tis a monster
> Begat upon itself, born on itself.«[3]
> (*Othello* III, 3)

Nach Kleins Auffassung beschreibt Shakespeare in diesen Zeilen den Neid. Allerdings meint sie, dass er nicht immer zwischen Eifersucht und Neid unterscheide. Man könne sagen, dass der neidische Mensch »unersättlich sei, weil sein Neid inneren Ursprungs ist und deshalb immer ein Objekt findet, auf das er sich konzentrieren [kann]« (Klein, 2000[1957], S. 292) und ihm als Vorwand dient. Dann zitiert sie einen weiteren Abschnitt aus *Othello*, in dem die Bedeutung des Neids, wie sie ihn versteht, nach ihrem Eindruck genau wiedergegeben wird:

> »Oh beware my Lord of jealousy:
> It is the green-eyed monster which doth mock
> The meat it feeds on.«[4]
> (*Othello* III, 3)

---

2 zit. n. W. Shakespeare (2006). *Othello*. New York: Oxford Univ. Press.

3 »[Der Anlaß] ist den Eifersücht'gen einerlei,/Sie sind nicht stets aus Anlaß eifersüchtig,/ Sie eifern, weil sie eifern;,'s ist ein Scheusal,/Erzeugt von selbst, geboren aus sich selbst.«

4 »Oh, bewahr Euch, Herr, vor Eifersucht,/dem grüngeäugten Scheusal, das besudelt/Die Speise, die es nährt!«

Shakespeare zeigt uns, wie Othello von Jago gequält wird, dass er aber erst gegen Ende des Stücks sagen kann:

> »[...] demand that demi-devil [Jago]
> Why he has thus ensnar'd my soul.«[5]
> (*Othello* V, 2)

Die Tragödie besteht darin, dass diese Frage erst nach der Ermordung Desdemonas auftaucht und nicht vorher. Aber selbst jetzt fragt sich Othello nicht, warum er für Jagos Sticheleien so empfänglich – ihnen gegenüber geradezu machtlos – ist. Stattdessen fragt er, warum Jago ihn in die Falle locken und zerstören wollte. Dagegen würde ich gern der Frage nachgehen, warum Othello für Jagos Sticheleien so empfänglich war.

In seinen Überlegungen zu Othello führt Harold Bloom (1999) aus, dass Jago auf einen brillanten Gedanken kommt: Wenn er selbst wegen der Bevorzugung Cassios das Gefühl hat, zu einem Nichts zu schrumpfen, wie viel verletzlicher müsste dann Othello sein, dem es an Jagos Intellekt und dem Willen fehlt, mit ihm ein Spiel zu treiben? Jeder würde dabei aufgerieben werden, sagt er. Klein geht in der Tat davon aus, dass wir alle mit dem Potenzial geboren werden, anderen etwas aus Neid verderben zu wollen. Wie kommt es, dass manche Menschen besser als andere in der Lage sind, an guten und dankbaren Gefühlen so festzuhalten, dass Neidgefühle modifiziert werden? Ein Faktor scheint mit der Fähigkeit der Mutter verknüpft zu sein, sowohl die Tendenz des Säuglings zu Neidgefühlen und deren Projektionen als auch ihre eigene Anfälligkeit für Neidgefühle auszuhalten und die damit unausweichlich einhergehenden Schwierigkeiten durchzuarbeiten. Unter günstigen Bedingungen helfen diese Eigenschaften der Mutter auch dem Säugling, mit solchen Prozessen zurechtzukommen, auch wenn sie beträchtlichen Neid auslösen.

Soll man denken, Othello sei ›von Natur aus‹ besonders neidisch, oder wird sein Problem noch dadurch verstärkt, dass der edle Herzog ihm in seiner ›Edelmütigkeit‹ keinen Raum gelassen hat, mit seinem Hass fertigzuwerden? Selbst nachdem er Desdemona ermordet hat, besteht Othello darauf

> »For naught did I in hate but all in honour.«[6]
> (*Othello* V, 1)

5 »Wollt Ihr von diesem Teufel wohl erfragen,/Warum er Seel' und Leib mir so verstrickt?«

6 »Denn nichts tat ich aus Haß, aus Ehre alles.«

Othello scheint für sich in Anspruch zu nehmen, selbst absolut gut zu sein. In seinem erhabenen Ideal gefangen, ›adelt‹ er sich selbst und projiziert alles Böse in Jago. Von sich selbst behauptet er, nicht leicht eifersüchtig zu werden! Er ist der ›Ehrenhafte‹; der ›Teufel‹ steckt ausschließlich in Jago. Umso anfälliger ist er dann dafür, durch den rachsüchtigen Jago ›verstrickt‹ zu werden, der wiederum seine eigenen Zweifel, ob er überhaupt liebenswert sei, in Othello projiziert und ihm einflößt.

Dass einige Menschen weniger neidisch sind als andere, erweckt nach Klein besonders viel Neid. Darüber hinaus meine ich, dass unser Neid vielleicht nicht so sehr der Tatsache gilt, dass andere weniger neidisch sind, sondern vielmehr ihrer Fähigkeit und Ausdauer, sich mit diesen schwierigen Seiten innerlich so auseinandersetzen, dass sie in der Lage sind, sie anzuerkennen und innerlich zu verarbeiten.

Zum Beispiel verehrt eine junge Patientin ganz offensichtlich ›Genies‹ und ist bewusst neidisch auf sie. Sie versucht verzweifelt, auch selbst ein Genie zu sein, und manchmal ist sie manisch davon überzeugt, tatsächlich eines zu sein. In solchen Situationen spricht sie von mir, als sei auch ich ein Genie und als beneide sie mich darum. Auf diese Weise ›adelt‹ sie mich, könnte man sagen. Und jede von uns kann dann das ›Genie‹ der anderen lieben. Ich selbst wäre in einer so herausgehobenen Position natürlich frei von Neid. Sie nimmt mich dann als eine Analytikerin wahr, die einfach so in ihrem Sessel sitzt und der ›alles in den Schoß fällt‹. Sie glaubt, dass ich mich nach jeder Deutung zufrieden zurücklehne und mir zu meiner Genialität gratuliere, wobei sie mir in diesem Selbstlob nur beipflichten kann. Sie rede, sage ich, als sei es mir gelungen, mir ›Genialität‹ anzueignen, und als dächte ich nun, ich sei selbst – in projektiver Identifizierung, könnte man sagen – völlig mit einer ›genialen Brust‹ verschmolzen. Dahinter stecke, meinte ich, ein neidischer Angriff, nicht auf mein angebliches ›Genie‹, sondern darauf, dass ich mich mit diesen Problemen auseinandersetzte und versuchte, sie durchzuarbeiten.

Wenn ich in dieser Art deute, sagt sie, merke sie gleichzeitig, dass ich ihr zuhöre. Es müsse schwer für mich sein, mir ihren ganzen Mist anzuhören. Anscheinend hat meine Deutung bewirkt, dass sie nun ihre Identifizierung mit einem ›Genie‹ fallen lässt und sich selbst zu einer macht, die schlecht ist und nur ›Mist‹ liefert. Demnach ist sie entweder ein Genie oder Mist. Wahrscheinlich trifft auf mich dasselbe zu. Dann gilt der abfällige Angriff meiner – und ihrer – Fähigkeit, daran zu arbeiten. Wenn sie sagt, ich hörte ihr zu, sieht die Realität so aus, dass ich mir nicht nur über ihre ›Mist‹-

Anteile Gedanken machen und mich mit ihnen auseinandersetzen muss, sondern auch mit meinen eigenen – zum Beispiel mit der Frage, was und wie viel an diesem Bild von mir als einer narzisstischen Analytikerin zutreffen könnte. Zur Verehrung der Omnipotenz gehört nicht nur die neidische Entwertung des Objekts, das an sich arbeitet, sondern auch die Entwertung dieses inneren Kampfes. Mich beeindruckt, wie sehr diese Patientin innere Arbeit entwertet und wie häufig dies auch in anderen kulturellen Zusammenhängen geschieht.

Noch einmal zurück zu *Othello*. Shakespeares Stück lädt dazu ein, die besondere Empfindlichkeit des Protagonisten genauer zu untersuchen. Othello tritt zu Beginn des Dramas als schwarzer »Außenseiter« in Venedig auf. Er wird häufig abschätzig als »Mohr« bezeichnet, und Jago sagt sogar zu Desdemonas Vater Brabantio:

> »Even now, now, very now, an old black ram
> Is tupping your white ewe.«[7]
> (*Othello* I, 1)

Und später sagt Brabantio zu Othello:

> »Oh thou foul thief [...] She [Desdemona] shunned the wealthy
> curled darlings of our nation [...] [to] run for her guardage to
> the sooty bosom of such a thing as thou.«[8]
> (*Othello* I, 3)

Stellen wir uns vor, dass Othello sich mit den in ihm ausgelösten schmerzlichen Gefühlen auseinandersetzt oder dass er sie in seinem ›Edelmut‹ übergeht? Auch wenn er vielleicht tatsächlich edle Eigenschaften hat, könnte er doch meines Erachtens auch narzisstisch verletzlich sein. Jago ist in der Zwischenzeit bei der Beförderung übergangen worden, weil Othello ihm Cassio vorgezogen hat. Jago ist voller Hass und Rachedurst, ist aber, wie Bloom herausarbeitet, intelligent genug, um Othellos Schwächen zu erfassen und zu wissen, wie er sich dessen (verleugnete) schmerzliche Gefühle als schwarzer Außenseiter zunutze machen kann, statt sich mit seinen eige-

7 »Jetzt, eben jetzt, bezwingt ein alter schwarzer/Schafbock eu'r weißes Lämmchen.«

8 »O schnöder Dieb [...]/daß sie (Desdemona) floh/Den reichen Jünglingsadel unsrer Stadt/[...] an solches Unholds/Pechschwarze Brust.«

nen schmerzlichen Gefühlen auseinanderzusetzen, als er übergangen und ausgeschlossen wurde.

Man könnte also darüber nachdenken, wer was in wen projiziert hat. Wie sehr hat Othello seine eigenen abgelehnten, deprivierten und neidischen Anteile in Jago projiziert, Projektionen, die zurückkehren und ihn überwältigen? Und wie sehr ist Othello, der schwarze Außenseiter, die Zielscheibe für Jagos Projektionen? Und ist er darüber hinaus ein Empfänger, dem wegen seiner narzisstischen Verletzlichkeit die innere Stärke fehlt, mit diesen Projektionen fertigzuwerden?

Nach Klein wird Neid verstärkt, wenn es an der Erfahrung einer guten Bemutterung fehlt. Zweifellos gibt es noch weitere Umweltfaktoren, zu denen auch die Projektion neidischer Gefühle der Eltern oder Geschwister in das Kind gehört. Das verletzliche Kind könnte für solche Projektionen anfällig sein, so wie der sozial abgewertete Mohr vielleicht selbst zu einem besonders empfindlichen Ziel für die Projektion von Neid wird.

Solche komplexen Situationen sind Beispiele für Melanie Kleins ›Teufelskreise‹, bei denen sich oft schwer sagen lässt, wo der jeweilige Kreis begonnen hat. Klein spricht vom Teufelskreis aus Neid, Destruktivität und Verfolgung und unterscheidet darüber hinaus zwischen Neid und Eifersucht. Bei Neid, sagt sie, gehe es um die Beziehung zu einer einzelnen Person. »Als Neid bezeichnen wir das wütende Gefühl, daß eine andere Person etwas Begehrenswertes besitzt und sich daran erfreut – der neidische Impuls besteht darin, dieses Objekt der Begierde zu rauben oder zu zerstören« (Klein, 2000[1957], S. 289f.). »Eifersucht [dagegen] beruht auf Neid, setzt aber eine Beziehung zu mindestens zwei Personen voraus; sie gilt im wesentlichen der Liebe, auf die das Subjekt Anspruch erhebt und die ihm von seinem Rivalen geraubt wird« (ebd., S. 290).

Klein geht nicht näher darauf ein, wie außerordentlich schmerzhaft es ist, wenn beide Gefühle – Neid und Eifersucht – gleichzeitig auftreten, obwohl sie ohnehin mehr oder weniger stark ineinander verflochten sind. Othello könnte neidisch sein, weil Desdemona so gut ist, er könnte aber auch eifersüchtig auf ihre Beziehung zu Cassio sein und dessen Beziehung zu ihr. Auch wenn, wie Klein meint, der Neid vielleicht der Eifersucht vorausgeht, sind beide Gefühle in meinen Augen so intime Bettgenossen und so eng miteinander verwoben, dass schwer festzustellen sein dürfte, wo das eine anfängt und das andere aufhört.

Außerdem geht Klein davon aus, dass Neid in der Beziehung zwischen zwei Personen auftritt. Aber trifft das immer und ausschließlich zu? Auch wenn es eine unlösbare Frage sein mag, was ein Neugeborenes über das ›Dritte‹ weiß oder empfindet, so taucht wohl schon sehr früh die Vorstellung auf, dass das Objekt eine Beziehung zum tatsächlichen Vater oder zu einem ›inneren Penis‹ hat. In einem ›idyllischen‹ inneren Zustand kann das verleugnet werden; aber im Erleben des Säuglings stellt sich, wenn er, was unvermeidlich ist, frustriert wird, etwas seiner Befriedigung in den Weg. Nach Klein glaubt er dann, dass die Brust sich selbst füttert; aber er könnte auch glauben, dass die Brust einen anderen füttert oder eine Beziehung zu einem anderen hat. Der Vater oder der innere Vater kann, in welcher Form auch immer, dann als jemand erlebt werden, der dem Kind die totale Befriedigung verwehrt.

Weil Neid als so verwerflich gilt, könnte der Säugling dann den anderen als jemanden erleben, der ›nicht neidisch‹ ist und deshalb bevorzugt wird, was sowohl die Eifersucht als auch den Neid verstärkt. Das Subjekt hat dann nicht nur das Gefühl, selbst nicht liebenswert zu sein, sondern fühlt sich auch schuldig, weil es so neidisch und eifersüchtig auf ›den Anderen‹ ist, der geliebt wird – ein außerordentlich schmerzlicher Zustand und ein wirklicher ›Teufelskreis‹, in dem sich Eifersucht und Neid gegenseitig verstärken.

Selbstüberhöhung als Abwehr gegen Neid

In der psychoanalytischen Literatur ist viel über die negative therapeutische Reaktion diskutiert worden. Eine interessante Frage dabei ist, wie weit sie durch Neid oder Schuldgefühle begünstigt wird. Ich hoffe mit meinem klinischen Material zeigen zu können, dass es sich dabei nicht um ein Entweder-oder handelt, sondern eher um eine Verbindung von Neid- und Schuldgefühlen, die, wie ich weiter oben bereits erwähnt habe, durch Eifersucht noch verschlimmert wird. So entstehen ›Teufelskreise‹, die außerordentlich schwer zu durchbrechen sind. Ich möchte deshalb genauer auf die unzähligen Varianten eingehen, wie wir die Wahrnehmung unserer eigenen neidischen Natur abwehren. Ich möchte zeigen, wie eine Selbstüberhöhung, eine ›Selbstadelung‹, wie ich sie bei Othello beschrieben habe, als Abwehr gegen diese Wahrnehmung eingesetzt wird: nachdrücklich und direkt bei Patientin A, etwas verdeckter und subtiler bei Patient B.

Patientin A

Eine junge, seit Kurzem verheiratete Patientin, die, wie ich weiter oben bereits erwähnt habe, Genialität bewunderte, verursachte nach einigen Jahren Analyse durch einen dramatischen Zusammenbruch ein ziemliches Chaos, ähnlich dem Chaos, in dem sie die Analyse begonnen hatte. Sie war damals gerade aus Südamerika gekommen, hatte kurz darauf Panikattacken bekommen und eine Schlafstörung entwickelt. Ihre Mutter wurde gerufen, und ein Psychiater kümmerte sich ebenfalls um sie. Sie war zu dieser Zeit so von ihren Problemen absorbiert und fühlte sich so omnipotent, dass sie beispielsweise bei unserer ersten Begegnung im Juli in einer Mischung aus Verzweiflung und Verführung – wie begabt und gleichzeitig unglücklich sie doch sei – von mir verlangte, auf meinen Sommerurlaub zu verzichten und mich stattdessen um sie zu kümmern. Sie war außer sich vor Wut, als ich darauf nicht einging.

Sie war überzeugt, dass ihre junge Mutter sie schon sehr früh und für viele Stunden in eine Kindertagesstätte gegeben hatte, weil sie ihr Studium abschließen wollte. Ihren Vater beschrieb sie als großzügig, aber jähzornig und tyrannisch, ihre Mutter als eine Frau, die sich in der ›Opferrolle‹ sah und diese sogar genoss. Von Beginn an hielt sie sich für das Opfer meiner tyrannischen Arrangements, alternativ sollte ich das Opfer ihrer Tyrannei sein. Ihre Identifizierung mit einem tyrannischen Vater unterstützte sie in ihrer Überzeugung, die Macht zu haben, andere kontrollieren zu können.

Nach etwa drei Jahren hatte die Patientin beträchtliche Fortschritte gemacht. Sowohl in der Analyse wie an ihrer Arbeitsstelle arbeitete sie gut mit; außerdem setzte sie ihr Studium in internationaler Politik fort. Deshalb war ich ziemlich schockiert, als sie während meines Sommerurlaubs wieder einen Zusammenbruch hatte und ihre Symptomatik erneut aufblühte. In diesem Zustand richtete sie ein ziemliches Chaos an. Ihre Mutter war wieder gerufen worden, und die Fortsetzung der Analyse war gefährdet. Ihr Zusammenbruch hatte alle Merkmale einer negativen therapeutischen Reaktion.

Vor diesem Zusammenbruch hatten wir uns unter anderem mit einem Traum beschäftigt, *in dem sich Soldaten versammelten, um Schiffe zu besteigen. Eines der Schiffe war nach Moshe Dayan benannt [er war ein General im israelischen Sechstagekrieg und war der mit der Augenbinde, erklärte sie]; die meisten Soldaten waren Schwarze [wie in den britischen und amerikanischen Armeen, sagte sie, in denen Schwarze als Kämpfer eingesetzt wurden, weil sie arm waren].*

Über Dayan sagte sie, er sei korrupt gewesen und habe archäologische Kunstwerke gestohlen, er sei machtgeil gewesen. Seine Tochter sei viel netter gewesen, eine Liberale, die das Risiko eingegangen war, Siedler zu besuchen, die ihr dann aber Säure und heißes Wasser ins Gesicht geschüttet hatten.

Ich hatte vor allem ihre Befürchtung gedeutet, ich könnte der einäugige Dayan sein, ein kurzsichtiges, engstirniges und grausames Überich (Brenman, 1985), das alles Gute für sich beanspruchte, sie beraubte und alles ›Schwarze‹ ihr überließ (die armen schwarzen Soldaten). Ich hatte auch aufgegriffen, dass jegliche Rücksichtnahme ihr zu gelten hatte und sie tyrannisch darauf bestand, dass dies ihr gutes Recht sei. Hinsichtlich dieses Aspekts war sie sich mit Dayan, dem tyrannischen Vater, einig. Während ich damals darüber nachgedacht hatte, auf welche Weise sie (neidisch) eine eher bewunderte Analytikerin (die liberale Tochter Dayans) angriff, realisierte ich erst im Rückblick nach diesem zweiten Zusammenbruch, dass ich weder genügend auf die Intensität und Ernsthaftigkeit geachtet hatte, mit der sich die Kräfte einer neidischen Destruktivität in ihr ›verbündet‹ hatten, noch gesehen hatte, wie sehr sie die gewalttätigen Siedler oder den einäugigen Dayan insgeheim bewunderte. Man könnte sich mit Othello fragen, warum diese »Schurken ihre Seele so verstrickt« hatten. Auf welche Art und Weise verbinden sich Entbehrungen und das Festhalten an einer omnipotent rachsüchtigen Grausamkeit zu einer Mischung, die zu einem Modus Vivendi wird? Mir kommt es so vor, als halte die Patientin sich angesichts einer realen Entbehrung – jetzt meine Urlaubspause, damals die Kindertagesstätte – für berechtigt, die Situation omnipotent wie Dayan auszunutzen (die armen Soldaten), um sich mehr zu nehmen/zu stehlen als ihr zusteht, ohne auf die Bedürfnisse der anderen Rücksicht nehmen zu müssen. Diese Art von Fähigkeiten bewundert sie.

Einige Jahre später und nachdem wir viel erarbeitet hatten, vermittelte mir die Patientin nach ihrer Rückkehr aus den Ferien zum ersten Mal, dass sie die Urlaubszeit genossen hatte. Auch am zweiten Montag nach der Pause erzählte sie wieder von einem schönen Wochenende. Sie war mit ihrem Mann im Theater gewesen und hatte ein Stück gesehen, in dem eine mit ihrem Mann befreundete Schauspielerin aufgetreten war: Es war gut, aber während der Aufführung hatte sie den Impuls, auf ihren Panik-Alarmknopf zu drücken und einen Tumult auszulösen. Was an diesem Impuls, allgemeine Erregung und Panik hervorzurufen, entstammte ihrer Eifersucht (auf die Freundschaft ihres Mannes mit der Schauspielerin und die

Tatsache, dass nicht sie im Mittelpunkt der Aufmerksamkeit stand)? Und was entstammte ihrem Neid, nicht nur auf die Leistung anderer, sondern auch auf ihre eigene, neu erworbene Fähigkeit, ihr Leben zu genießen, die allerdings mit Schuldgefühlen einherging, weil ihr Leben jetzt so viel reicher war? Ihre Schuldgefühle lösen bei ihr das Gefühl aus, diese Reichhaltigkeit nicht zu verdienen. Sie hatte eine Freundin erwähnt, die masochistisch alles schlecht macht. Ist das erneute Auftreten dieses Sadomasochismus eine Kombination aus allen drei Aspekten? Ich werde später auf diese Frage zurückkommen. Gleichzeitig fällt mir aber auf, wie viel besser es ihr geht. Alles zusammen war es ein ›gutes Wochenende‹ für sie, und sie konnte ihren Impuls beherrschen, auf den Alarmknopf zu drücken, und warten, bis sie mir am Montag davon erzählen konnte, ohne ihn, vorerst zumindest, in die Tat umsetzen zu müssen.

Am nächsten Tag kam sie voller Angst, sie hatte wieder nicht schlafen können. Sie sprach von einem Chef, der sie mit unmöglichen Anforderungen quäle und dauernd an ihr herummäkle. Es hatte sie sehr verletzt, als sie entdeckte, dass ein älterer Kollege, zu dem sie bis dahin eine gute Beziehung gehabt hatte, sich durch diesen Chef hatte ›verstricken‹ lassen und sich auf dessen Seite geschlagen hatte. Es schien um eine machtvolle Verführung zu gehen, die letztendlich zu totaler Kontrolle führt. Während der Sitzung erinnerte sie sich voller Schuldgefühl daran, wie sie mit ihrem Mann, und auch mit mir, umzugehen pflegte. Es fiel ihr wieder ein, wie erregend sie das gefunden hatte, während es ihr jetzt ganz schlecht ging, wenn sie nur daran dachte. Ich deutete, dass sie glaube, es sei für mich besonders verletzend, wie sie Teile ihrer selbst, die zuvor eine gute Beziehung zu mir und ihrem Mann hatten, in diese Angriffe einbezogen (›verstrickt‹) habe. Deshalb fürchte sie nun, dass ihr Mann und ich uns zusammentun und unmögliche Anforderungen an sie stellen könnten, dass sie die Dinge wieder in Ordnung bringen sollte.

Sie erinnerte sich jetzt daran, dass es (zwei Jahre zuvor) zu ihrem bis dahin schlimmsten Zusammenbruch ausgerechnet dann gekommen war, als es ihr gerade anfing, besser zu gehen. Sie hatte damals ihr Studium wieder aufgenommen und fürchtete jetzt, wenn sie nur daran denke, ihr Studium erfolgreich abzuschließen, könnte in ihr die erregende Vorstellung auftauchen, alles wieder kaputt zu machen. »Was mich so gefangen nimmt, ist, dass ich die Macht hätte, das zu tun. Weil ich dann das Gefühl habe, etwas Besonderes zu sein.« Sie sagte, sie habe in der Zeitung gelesen, dass ein Autofahrer durch seinen rücksichtslosen Fahrstil den Tod einer 26-jährigen Ärztin verursacht hatte. Sie beneide diese Frau (das Opfer), die schon mit 26 einen PhD geschafft hatte. »In der Zeitung stand viel darüber, wie schrecklich das Unglück für die Mutter war; das Schlimme ist, dass mich die Grausamkeit dieses Todes in Erregung versetzt.«

Ihre grausame Erregung kam hier viel offener als jemals zuvor zum Ausdruck. Meinem Eindruck nach verleiht ihr diese hasserfüllte Destruktivität ein Gefühl der Macht. Ohne die dadurch hervorgerufene Erregung fühlt sie sich schutzlos gegenüber dem schwer zu ertragenden Ausgeschlossensein, wenn sich das Paar zusammentut (ihr Mann und die Schauspielerin, die beiden Chefs, ich und mein Mann in den Ferien) sowie gegenüber ihrem Neid (auf meine Arbeit und meinen Anteil daran, dass es ihr besser geht, und auch auf ihre eigenen Erfolge – zum Beispiel könnte auch sie ihren PhD bald abschließen, und sie hatte sich am Wochenende wohlgefühlt). Hinzu kommen ihre Schuldgefühle über das, was sie ihrer Mutter und der ›Mutter‹ in mir durch ihr destruktives und selbstdestruktives Verhalten zugemutet hat. Aber sie bewundert diese Destruktivität auch und findet deren ›Genialität‹ erregend, da sie ihr Schutz gegen diese schmerzhaften Gefühle bietet, ähnlich wie ihre Bewunderung für Dayan und die Siedlerfiguren.

Sie sagte, es errege sie, wenn sie beispielsweise lese, dass die Tochter eines Ministers an Drogenmissbrauch gestorben sei: »Es ist wirklich schrecklich, davon erregt zu werden.« Ich griff nicht nur ihre *Schadenfreude* (im Orig. dt., Anm. d. Ü.) in dieser Situation auf, sondern auch ihre Erregung, in der sie sich geradezu süchtig davon abhängig fühle, ihre Fortschritte grausam zunichte zu machen. Diese Fortschritte zeigen sich auch darin, dass sie immer besser in der Lage ist, diese Gefühle offen und ehrlich einzuräumen. Aber gleichzeitig ist die Vorstellung dieser Grausamkeit mir (der Mutter) gegenüber so erregend, weil sie jetzt sogar noch mehr Möglichkeiten hat, mich/sie zu enttäuschen, ihre Pläne zu durchkreuzen und wieder destruktiv zu sein. In diesem erregten Zustand glaubt sie, identifiziert mit einem grausamen Vater und einer Mutter in der Opferrolle, an einem unaufhörlichen Verkehr (intercourse) beteiligt zu sein – einem ganz schrecklichen Verkehr (intercourse) zulasten des Kindes.

Man kann süchtig sein nach einer wirklich sadistischen Grausamkeit, bei der jemand nicht angegriffen wird, weil er böse, sondern weil er gut ist. Für die Patientin ist es erregend, die Verzweiflung der Eltern angesichts dieser Sucht des Kindes wahrzunehmen. Gleichzeitig gibt ihr diese Erregung das Gefühl, ›richtig schlimm‹ zu sein, wie sie sagt. Und dann kann sie sich von

Neuem daran erregen, dass dies so verwerflich ist. Die noch weiter gesteigerte Erregung besteht dann darin, alles ›so schlimm‹ zu finden, dass man nicht mehr in Ruhe darüber nachdenken kann. Denn wenn sie sich von dieser Erregung distanziert, ist sie mit wirklichem Schmerz konfrontiert, nicht nur, weil sie sich mir gegenüber schuldig fühlt, sondern auch, weil ihre Destruktivität mit einer anderen Seite in ihr in Konflikt gerät, mit einer Patientin, die unsere gemeinsame Arbeit wirklich schätzt und gleichzeitig sowohl für ihren Mann wie auch für mich große Liebe und Dankbarkeit empfindet.

Zwar habe ich mich vor allem damit beschäftigt, wie leicht die Patientin durch Grausamkeit zu erregen ist, habe dabei aber keineswegs ihre Bereitschaft vergessen, sich ernsthaft und mutig mit diesen schwierigen Themen auseinanderzusetzen, was sich beispielsweise auch in der echten Wertschätzung ihrer Analyse und auch in der Liebe zu ihrem Mann zeigt. Aber diese liebevollere Seite ist immer wieder mit der neidischen Destruktivität ›verstrickt‹, in der Neid mit Manie und Perversion verknüpft ist.

Ich fühle mich dabei an Oscars Wildes Zeilen erinnert:

> »Yet each man kills the thing he loves
> By each let this be heard
> Some do it with a bitter look
> Some with a flattering word
> The coward does it with a kiss
> The brave man with a sword.«[9]
> (Wilde, 1898, *The Ballad of Reading Gaol*, v. 4)

Im nächsten Beispiel geht es um einen viel weniger destruktiven und besser integrierten Patienten, der nicht mit dem Schwert, sondern mit einem Kuss angreift: ein subtileres Enactment einer geheimen neidischen Erregung.

Patient B

Ein Professor aus einem Spezialgebiet der Pflegewissenschaften, der bereits eine Analyse gemacht hat, wendet sich an mich, weil er meint, er arbeite zu

9 »Doch jeder mordet, was er liebt,/Sei jeder des belehrt,/Mit schmeichelndem Wort, mit bittrem Blick,/Nach jedes Art und Wert;/Der Feige mordet mit einem Kuß,/Der Tapfre mit einem Schwert« (Wilde, 1978[1898], S. 215).

viel und strenge sich zu sehr an. Er beginnt eine Sitzung mit dem Bericht eines Traums:

Eine Analytikerin [meine Kollegin] hielt einen Vortrag über einen Patienten mit einem Aortenaneurysma. Eine E-Mail meines Patienten hing an einer Anschlagtafel – das verwirrte ihn, und er versuchte irgendwie, ein Glas Wein wegzuschieben.

Er assoziiert dazu, dass er einen Vortrag dieser Analytikerin gehört hat, und spricht dann von einer Auseinandersetzung mit der Leiterin seines Fachbereichs, die ihm vorwarf, sich nicht genug für ein gemeinsames Projekt einzusetzen. Er sagte ihr, sie solle aufhören, sich so einzumischen. Nach all diesen Jahren habe er zum ersten Mal wirklich gesagt, was er denkt. Danach hatte es einen E-Mail-Wechsel zwischen ihnen gegeben, den er mit der E-Mail an der Anschlagtafel in Verbindung brachte.

Er meint, dies hänge mit der letzten Sitzung zusammen, als ich ihm so deutlich gemacht hatte, dass er wegen meines Hustenanfalls so ›besorgt‹ war, dass er mir sogar angeboten hatte, Wasser zu holen und so weiter, aber nicht hatte sagen können, wie wütend er war, weil mein Husten ihn gestört und sich in seine Sitzung ›eingemischt‹ hatte. Er betont erneut, wie sehr es ihn erleichterte, sagen zu können, was er denke. Dann sagt er, sie (die Leiterin des Fachbereichs) habe angekündigt, in den Ruhestand zu gehen, und er frage sich besorgt, ob er ihr etwas angetan habe.

Ich deute, dass er mir einerseits einen Blumenstrauß überreiche, indem er so betont, dass es das erste Mal sei und so weiter; andererseits mache er sich aber Sorgen, dass ich mich ähnlich wie seine ältere Kollegin verletzt und beschädigt fühlen könnte, mich vielleicht zur Ruhe setzen/aufgeben könnte. Ich meine, dass er mir zwar einen Strauß bringe und sich sehr anstrenge – zu sehr? –, um mir zu helfen, mir aber auch sage, ich solle mich nicht mehr einmischen.

»Oh je«, sagt er, er fühle sich an den Ausdruck »a bouquet of barbed wire« (Anm. d. Ü.: Titel eines Films aus den Siebzigern, frei übersetzt: vergiftetes Kompliment) erinnert. Wieder verhält er sich kooperativ und ergänzt meine Deutung mit einer blumigen Umschreibung. Aber versucht er damit auch, mich zu übertrumpfen? Dabei verhält er sich vielleicht eher wie ein Kind, das die Eltern sehr gut versteht, aber auch mit ihnen konkurriert. Dann hat er noch weitere Einfälle zu dem Aortenaneurysma. Sein Vater war sehr krank; er erwähnt das Alter seiner Eltern und spielt dabei – unbewusst – deutlich auf mein Alter und das meines Mannes an. Er sagt, seine Mutter liege ihm ständig mit ihren Symptomen in den Ohren, er sei so froh, dass seine jüngere Schwester jetzt Ärztin ist und sich um ihre Mutter kümmern kann. Wenn er sie besuche, verhalte er sich sehr zurückhaltend und habe gar nicht im Sinn, dass er Professor ist. Seine Sekretärin, mit der er sehr gut auskommt, sage, er benehme sich überhaupt nicht wie ein Professor.

Ich sage, er biete mir an, gut mit mir auszukommen und nicht zur Kenntnis zu nehmen, dass er ein Professor und Doktor ist und ich nicht. Erstaunt sagt er: »Haben Sie keinen Doktor?« Schnell fügt er hinzu: »Das ist absurd, aber ich habe wirklich nicht daran gedacht, dass Sie keinen Doktor haben könnten.« Diese doppelte Verneinung scheint negieren zu sollen, dass er auch nur für einen Moment erwogen haben könnte, sich über mich zu erheben.

Ich meine, er habe mir die Deutung nahegelegt, dass er sich selbst herabsetze, mir eigentlich aber sage, wie gut er mit seiner Sekretärin auskomme und wie gut er es verstehe, mir nicht den Rang ablaufen zu wollen, selbst wenn er mich herabsetze. Er glaube, ich könne mit meinem Neid auf das, was er im Unterschied zu mir hat, nicht zurechtkommen. Aber im Traum gebe es dieses Glas Wein, das weggeschoben werde und meines Erachtens den rauschhaften Triumph über seine Objekte darstelle, um die er sich bewusst so beflissen kümmere.

Patient B widerspricht: »Das kann nicht sein. Sie sind so erfolgreich. Wie sollte ich auf den Gedanken kommen, dass Sie neidisch auf mich sein könnten?« Ich zeige ihm, dass er mich behandelt wie eine ganz fragile Person, die unmöglich damit fertigwerden könne, auf das neidisch zu sein, was er hat, ich aber nicht. Damit habe er all diese Fähigkeiten, während ich darauf angewiesen sei, dass man mir so etwas wie ein Glas Wasser oder einen Strauß überreicht, selbst wenn dieser aus Stacheldraht ist.

Dann spreche ich noch seine alten (analytischen) Eltern an und seine Sorge oder Phantasie, dass sie und wir (mein Mann und ich) ihn um seine relative Jugend und Gesundheit – verglichen mit uns – beneiden könnten. Wir mit all den Symptomen (Husten) und der Angst vor dem Alter; es sei, als würde ich ihn wie seine Mutter mit diesen Symptomen bedrängen, die er dann behandeln sollte, was er auch übernehme, indem er sie ›freundlicherweise nicht zur Kenntnis nimmt‹, oder mir, wenn sie nicht zu übersehen sind, ein Glas Wasser anbietet. Er antwortet, dass sein Vater, der sich aus eigener Kraft zu einem erfolgreichen Geschäftsmann hochgearbeitet hat, sich immer wegen seiner Herkunft geschämt habe und auch dafür, nicht so eine gute Ausbildung wie der Patient zu haben. Aber als seine Schwester ihr Examen hatte, habe er sagen können: »Ich bin so stolz auf dich, und gleichzeitig beneide ich dich um die Möglichkeiten, die du hattest, und um deine Ausbildung.« Wie Oscar Wilde sagt, kann der Tapfere seinen Neid zugeben.

Ich sage, er spüre, dass die Liebe seines Vaters zu seiner Schwester und ihren Erfolgen mehr Gewicht habe als sein Neid auf sie, was ihm die Kraft und den Mut verliehen habe, ehrlich zu sein. Vielleicht spüre er, dass auch ich nicht von ihm erwarte, sich so anzustrengen, um meine möglichen Neidgefühle ihm gegenüber zu verleugnen oder zu verbergen. Stattdessen fühle er sich irgendwie sehr schlecht und schäme sich sogar, weil er das Bedürfnis habe, seine Neidgefühle auf den Vater/auf mich ›zu verbergen‹, so wie vielleicht auch seine Eifersucht auf die Beziehung seiner Schwester zu ihren Eltern.

Patient B sagt, dass ein Teil von ihm in seiner früheren Analyse ständig (insgeheim) die Deutungen des Analytikers schlecht gemacht und gedacht habe: »Sie sind nur neidisch auf mich.« Ich meine, dass er genau dies gemacht habe, vielleicht nicht nur in seiner früheren Analyse, sondern auch zu Beginn dieser Sitzung und sogar gerade jetzt. Ich meine, was er an seinem Vater beneide, sei nicht nur dessen Stärke und seine Fähigkeit, seine Familie zu lieben und zu unterstützen, sondern auch seine Fähigkeit, seine Neidgefühle zuzugeben, und ich füge hinzu, dass er mich in Wirklichkeit herabsetze, wenn er mich vordergründig beschütze, und dann Angst vor meinem mörderischen, neidischen Angriff bekomme. Er sagt: »Merkwürdig, dass Sie das sagen. Meine Frau meinte, es wäre gefährlich, wenn ich heute mit der U-Bahn zu Ihnen komme« (es war der 7.7., der Jahrestag der Bombenattentate auf die U-Bahn und die Busse in London). Ich verstehe dies als eine Assoziation zu meiner Äußerung, er fürchte meinen mörderischen Neid auf seine Qualifikation und seine Jugend, er fürchte meine Rache. Jedenfalls scheint es um etwas sehr Mörderisches zu gehen: In dem Blumenstrauß aus Stacheldraht ist eine Bombe verborgen. (Interessanterweise hebt Klein den analen Charakter neidischer Angriffe hervor, den wir bei beiden Patienten sehen, bei ihm die Bomben und bei der Patientin A die Bemerkung, ich hörte mir ihren ›Müll‹ an.)

Ähnlich wie viele Kinder depressiver Mütter ist auch dieser Patient in einem Teufelskreis gefangen. Er erlebt eine Mutter, die nach seiner Überzeugung – zumindest teilweise – nicht zurechtkommt. Aber in der Sitzung ist zu sehen, dass er die Analytikerin nicht nur als eine Frau erlebt, die mit dem Leben nicht zurechtkommt, sondern ihm sogar wie seine Mutter ihre

Symptome vorführt, woraufhin er anbietet, sich um sie/mich zu kümmern (mir z. B. wegen meines Hustens Wasser zu holen oder einen ›Blumenstrauß‹ zu überreichen). Dabei hasst er gleichzeitig diese Mutter/Analytikerin, um die er sich kümmert, gerade dann, wenn er sich nicht umsorgt fühlt: Stattdessen ist seine Sitzung durch meinen Husten ›beeinträchtigt‹ und auch durch meine Deutungen, die nicht auf seine omnipotenten Lösungen für seine Probleme ›eingehen‹ und sie nicht übernehmen. Er sieht mich also nicht nur als eine Analytikerin, die ›nicht zurechtkommt‹ (hustet), sondern unterläuft meine Position noch weiter und reduziert mich auf eine Person, die mit gar nichts zurechtkommt. Dafür fühlt er sich unbewusst verantwortlich und schuldig, findet es aber auch unfair, dass er sich für die Depression seiner Mutter oder meinen Husten verantwortlich fühlen soll. Er fühlt sich also verantwortlich für mich und verachtet mich gleichzeitig; weder kann er selbst diese Person infrage stellen, noch kann er, wie er glaubt, von dieser depressiven Mutter oder dieser scheinbar neidischen Analytikerin infrage gestellt werden.

Fazit

Die beiden Fälle, die ich als Illustrationen verwendet habe, haben einiges mit der Problematik in *Othello* gemeinsam. Obwohl Patientin A und Patient B sich natürlich hinsichtlich ihrer äußeren Bedingungen und in ihrem Charakter deutlich unterscheiden, ist ihnen doch gemeinsam, dass sie sich selbst ›erhöhen‹ und sich insgeheim zu ihrem ›Genie‹ gratulieren, was ihnen bei der Abwehr schmerzhafter Neid- und Eifersuchtsgefühle hilft. Tatsächlich besteht das Problem nicht so sehr im Neid selbst als vielmehr darin, angeblich nicht neidisch zu sein. Wie oft macht man nicht im öffentlichen Leben die Erfahrung, dass jemand nicht wegen einer Verfehlung ins Abseits gerät, sondern weil er versucht, sie zu vertuschen! Damit geht offen oder verdeckt die Gefahr eines erregten, explosiven – analen, wie Klein meinte – Ausbruchs einher, der auf unterschiedliche Art und Weise mit einem Chaos droht oder es sogar herbeiführt.

Wie alle anderen Eigenschaften auch kann man sich Neid als angeborene Eigenschaft vorstellen. Davon geht Klein aus, sie hebt aber auch hervor, dass Neid durch die Umwelt modifiziert werden kann. Mir geht es nicht so sehr um ein Übermaß an angeborenem Neid, sondern um die drohende Eskalation, wenn der Versuch, sich mit dieser schwierigen Neigung auseinanderzusetzen, keine Unterstützung findet. In diesen Fällen scheint es nur wenig Raum zum Nachdenken oder für die innere Arbeit zu geben, die nötig ist, um mit Neid und der damit einhergehenden Eifersucht zurechtzukommen. Stattdessen kommt es unmittelbar zu einer mörderischen Reaktion. Aber was diese Menschen meines Erachtens am meisten beneiden, ist gerade die Fähigkeit ihrer Objekte, die Probleme durchzuarbeiten, die aus der Mischung aus Verlust, Neid, Eifersucht und damit einhergehenden Schuldgefühlen entstehen.

16. Kapitel
Melanie Kleins Beitrag zur Kinderanalyse: Theorie und Technik[1] (1977)

Zusammen mit Hanna Segal

Der Anfang

In der »Analyse der Phobie eines fünfjährigen Knaben« (Freud, 1909 [der kleine Hans]) erwähnt Freud die Tatsache, dass er selbst nur einmal kurz mit dem Jungen gesprochen habe. Er habe zwar – ausgehend von den Beobachtungen des Vaters – »den Plan der Behandlung im ganzen geleitet« (ebd., S. 243), die Behandlung selbst aber habe der Vater durchgeführt.

> »[D]ie Sachkenntnis, vermöge welcher der Vater die Äußerungen seines 5-jährigen Sohnes zu deuten verstand, hätte sich nicht ersetzen lassen, die technischen Schwierigkeiten einer Psychoanalyse in so zartem Alter wären unüberwindbar geblieben. Nur die Vereinigung der väterlichen und der ärztlichen Autorität in einer Person, das Zusammentreffen des zärtlichen Interesses mit dem wissenschaftlichen bei derselben, haben es in diesem einen Fall ermöglicht, von der Methode eine Anwendung zu machen, zu welcher sie sonst ungeeignet gewesen wäre« (Freud, 1909, S. 243).

In seiner »Nachschrift zur Analyse des kleinen Hans« schrieb Freud (1922):

> »Die Veröffentlichung dieser ersten Analyse an einem Kinde hatte viel Aufsehen und noch mehr Entrüstung hervorgerufen und dem armen Jungen war

1 Dieser Text erschien erstmals auf Englisch mit dem Titel »Melanie Kleins Contribution to Child Analysis: Theory and Technique« in: Jules Glenn (Hrsg.). (1977). *Child Analysis and Therapy*.

großes Unheil prophezeit worden, weil er in so zartem Alter ›entharmlost‹ und zum Opfer einer Psychoanalyse gemacht worden war« (Freud, 1922, S. 431).

Tatsächlich waren in den dazwischenliegenden Jahren die tieferen Schichten des kindlichen Unbewussten von der Psychoanalyse kaum erforscht worden, da befürchtet wurde, eine Untersuchung dieser Art könnte möglicherweise gefährlich sein. Zum Beispiel schrieb Hug-Hellmuth 1921:

> »Eine regelrechte Analyse läßt sich erst etwa vom siebenten, achten Lebensjahr ab durchführen. Aber auch bei Kindern dieser frühen Altersstufe muß der Analytiker [...] vom gewohnten Geleise abbiegen, sich mit Teilerfolgen begnügen, wo er befürchten müßte, durch ein zu gewaltsames Bohren im Gefühls- und Gedankenkreis das Kind einzuschüchtern, an seine Auffassungskraft zu hohe Anforderungen zu stellen und seine Seele zu verwirren statt zu befreien« (Hug-Hellmuth, 1921, S. 181).

Hug-Hellmuth vertrat die Ansicht, dass Deutungen nur sehr zurückhaltend gegeben werden sollten; und obwohl sie gelegentlich Zeichnungen und Spiele als Material benutzte, entwickelte sie daraus keine spezifische Technik. Bei seinen Überlegungen zur Kinderanalyse schrieb Freud:

> »[...] sie kann nicht sehr inhaltsreich sein; man muß dem Kind zuviel Worte und Gedanken leihen und wird vielleicht doch die tiefsten Schichten undurchdringlich für das Bewußtsein finden. Die Analyse der Kindheitserkrankung durch das Medium der Erinnerung bei dem Erwachsenen und geistig Gereiften ist von diesen Einschränkungen frei« (Freud, 1918, S. 30f.).

Dies war die Atmosphäre, in der Melanie Klein ihre psychoanalytische Spieltechnik entwickelte. Ihren ersten kindlichen Patienten, den fünfeinhalbjährigen Fritz, behandelte sie vor 1920; ihre Arbeiten über diese Behandlung verfasste sie 1921 und 1923. Zunächst übernahm Klein die Methode, die Freud beim Kleinen Hans angewandt hatte, und ging davon aus, dass es genügen würde, die Einstellung der Mutter des Kindes zu beeinflussen. Sie legte der Mutter nahe, das Kind zu ermutigen, offen mit ihr über die vielen unausgesprochenen Fragen zu sprechen, die seine intellektuelle Entwicklung beeinträchtigten. Das half, wenn auch nur teilweise. Deshalb wurde bald beschlossen, »daß ich ihn psychoanalysieren sollte« (Klein,

2000[1955], S. 204). Und mit dieser Entscheidung begann die kleinianische Kinderanalyse.

Als Melanie Klein eine Arbeit über die Geschichte und Bedeutung ihrer Technik schrieb, sagte sie über Fritz' Analyse: »[I]ch deutete, was mir in dem Material, welches das Kind mir präsentierte, am dringlichsten erschien, und stellte fest, dass sich mein Interesse auf seine Ängste und auf die gegen sie gerichteten Abwehrmechanismen konzentrierte« (ebd., S. 204). Sie fuhr fort:

> »Die Ängste nämlich, die mir in der Analyse dieses ersten Falls begegneten, waren sehr intensiv, und obwohl meine Überzeugung, gute Arbeit zu leisten, durch die Beobachtung gestärkt wurde, daß ich die Angst durch meine Deutungen immer wieder zu lindern vermochte, war ich bisweilen von der Intensität der neu zutage tretenden Ängste beunruhigt« (ebd.).

Ihr Mentor Karl Abraham (1924)[2] unterstützte sie bei ihrer Vorgehensweise und erklärte: »Die Zukunft der Psychoanalyse liegt bei der Spielanalyse« (Klein, 2000[1955], S. 4).

Die Behandlung wurde bei dem Kind zu Hause und mit seinen eigenen Spielsachen durchgeführt. Klein bemerkte, dass das Kind seine Phantasien und Ängste vor allem im Spiel zum Ausdruck brachte und sie diese dann deuten konnte. Und sie entdeckte, dass das Spiel den freien Assoziationen des Erwachsenen entsprach.

> »Darüber hinaus ließ ich mich von zwei weiteren, auf Freud zurückgehenden Grundsätzen der Psychoanalyse leiten, denen ich von Anfang an eine fundamentale Bedeutung beimaß: die Hauptaufgabe des psychoanalytischen Verfahrens ist die Erforschung des Unbewußten, und die Analyse der Übertragung ist das Mittel, mit dem wir dieses Ziel erreichen« (ebd., S. 205).

Übertragung

Der Wendepunkt in der Geschichte der psychoanalytischen Theorie und Technik kam mit der Erkenntnis, dass der Erfolg der Methode von der Be-

2 Anm. d. Ü.: Bei der ersten Zusammenkunft deutscher Psychoanalytiker in Würzburg (Oktober 1924).

reitschaft des Patienten abhing, Deutungen zu akzeptieren. Oft, so stellte sich heraus, standen diesem Erfolg unbewusste Widerstände entgegen. Mehr noch, es stellte sich heraus, dass Patienten intensive Liebes- und Hassgefühle gegenüber dem Analytiker entwickelten. Zunächst sah Freud in diesen Tatsachen lediglich ein Hindernis. Dann erkannte er, dass diese Gefühle und Impulse aus früheren Beziehungen stammten und auf den Analytiker übertragen wurden. Sie wurden nicht erinnert, sondern in der Beziehung zum Analytiker wiedererlebt und -erfahren. Es stellte sich heraus, dass wirkliche Veränderungen beim Patienten nur in dem Maß zustande kamen, wie diese Gefühle und Impulse erneut erlebt und verstanden wurden. Was die Psychoanalyse, sowohl als eine Form der wissenschaftlichen Untersuchung der Psyche als auch als eine Form der Behandlung erwachsener neurotischer Patienten, vor allem auszeichnet, ist die zentrale Bedeutung der Übertragung. Alle Erwachsenenanalytiker stimmen in diesem Punkt überein. In der Kinderanalyse jedoch entwickelten sich zwei unterschiedliche Sichtweisen – die eine stammte von Anna Freud, die andere von Melanie Klein.

Anna Freud wollte die klassische Technik modifizieren. Nach ihrer Auffassung entwickelten Kinder keine Übertragungsneurose. »Das Kind ist nicht wie der Erwachsene bereit, eine Neuauflage seiner Liebesbeziehungen vorzunehmen, weil – so könnte man sagen – die alte Auflage noch nicht vergriffen ist« (A. Freud, 1989[1926], S. 57). Sie fand, dass negative Tendenzen, die sich gegen die Analytikerin richteten, von Nachteil waren und so schnell wie möglich abgebaut werden sollten. »Die eigentlich fruchtbringende Arbeit wird immer in der positiven Übertragung vor sich gehen« (ebd., S. 54). Anna Freud bemühte sich deshalb aktiv um die Zuneigung des Kindes und seine Mitarbeit. Ihre Überlegung war, dass wegen des noch schwachen kindlichen Ichs die Analytikerin eine erzieherische Rolle einnehmen sollte.

Melanie Klein dagegen ging davon aus, dass Kinder eine Übertragungsneurose entwickeln können und das auch tun. Zu Übertragungssituationen kommt es, wenn eine der Erwachsenenanalyse äquivalente Methode angewandt wird. Alle pädagogischen Maßnahmen werden vermieden, und die Übertragung wird analysiert, insbesondere die negativen Impulse, die sich gegen die Analytikerin richten. (In einem anderen Zusammenhang hatte Abraham 1919 gezeigt, dass Patienten mit einer ausgeprägt narzisstischen Persönlichkeit sehr wohl, und anders als Freud gedacht hatte, eine Übertragung entwickeln. Wenn man die Situation genau beobachte, fänden sich Hinweise auf eine gut verborgene negative Übertragung, schrieb er.)

Schon 1925 hatte Melanie Klein ein noch sehr kleines Mädchen behandelt, Rita, die damals zwei Jahre und neun Monate alt war. Rita litt unter nächtlichen Angstanfällen und einer Tierphobie. Sie war so ambivalent und klammerte sich so sehr an ihre Mutter, dass man sie kaum allein lassen konnte. Die Analyse eines so kleinen Kindes war ein völlig neues Experiment und wurde bei Rita zu Hause durchgeführt. Als Rita allein mit Klein im Kinderzimmer blieb, zeigte sie sofort Symptome, die Klein als Anzeichen einer negativen Übertragung verstand. Rita war ängstlich, sie verstummte und wollte bald hinaus in den Garten. Klein war einverstanden, versuchte aber nicht, ihre kleine Patientin zu beruhigen oder abzulenken, sondern deutete ihre negative Übertragung. Aus dem wenigen, was Rita sagte, und der Tatsache, dass sie draußen im Garten nicht mehr so ängstlich war, schloss Klein, dass das Mädchen vor allem Angst hatte, dass Klein ihr etwas antun könnte, wenn sie allein im Zimmer waren. Rita verknüpfte ihr Misstrauen gegenüber Klein als einer feindseligen Fremden mit ihrer Angst, dass eine böse Frau sie angreifen würde, wenn sie nachts allein war. Durch eine Analyse dieser und anderer Ängste konnte Klein sehen, dass Ritas Übertragung nicht der Angst vor ihrer Mutter in der Gegenwart galt, auch nicht ihren tatsächlichen Erfahrungen mit ihrer Mutter jetzt oder in der Vergangenheit, sondern einer introjizierten Mutter. Diese Mutter hatte Rita viel strenger und grausamer behandelt, als die tatsächliche Mutter das je getan hatte. Zu dieser Übertragung kam es, weil das Kind innere Elternfiguren auf die Analytikerin projiziert hatte. Klein entdeckte, dass Ritas Objektbeziehungen bereits im Alter von zweieinhalb Jahren eine lange Vorgeschichte hatten, in deren Verlauf Elternfiguren durch Projektion und Introjektion in ihrer inneren Welt entstanden waren. Diese Figuren bilden in der Analyse von Kindern und Erwachsenen die Grundlage der Übertragung.

Kleins striktes Festhalten an der Analyse der Übertragung ermöglichte es ihr, die sehr frühen Anfänge der Objektbeziehungen zu entdecken und den Zugang zu den seelischen Bereichen zu finden, die Freud als die dunklen und schattenhaften Bereiche der Seele bezeichnet hatte. Sie betonte, dass man die Übertragung nicht beobachten könne, ohne eine regelrechte analytische Situation hergestellt zu haben, und eine regelrechte analytische Situation könne nicht hergestellt werden, ohne dass man die Übertragung analysiere. Wie wir wissen, wiederholt der Patient in der Übertragung auf die Analytikerin frühere Gefühle und Konflikte. Nach unserer Erfahrung können wir dem Patienten vor allem dadurch helfen, dass wir in unseren Übertragungsdeutungen seine Phantasien und Ängste dorthin zurückverfolgen, wo sie entstanden sind – in der frühen Kindheit und der Beziehung zu seinen allerersten Objekten. Indem der Patient frühe Gefühle und Konflikte wiedererlebt und sie in der Beziehung zu seinen primären Objekten versteht, kann er diese Beziehungen an ihren Wurzeln revidieren und damit seine Ängste wirksam verringern.

Die Spieltechnik

Ritas Analyse wurde bei ihr zu Hause durchgeführt, und das Kind spielte mit seinen eigenen Spielsachen. Bei dieser Behandlung gelangte Melanie Klein zu dem Schluss, dass man Kinder nicht zu Hause analysieren sollte. Wichtiger noch als das Problem der Einmischung vonseiten der Mutter war für Klein der Eindruck, dass die Übertragungssituation nur hergestellt und aufrechterhalten werden konnte, wenn das Kind den Behandlungsraum oder das Spielzimmer, eigentlich die gesamte Analyse, als etwas wahrzunehmen vermag, das sich von seinem gewohnten häuslichen Leben unterscheidet.

> »Denn nur unter solchen Voraussetzungen kann er [der Patient] die Widerstände überwinden, welche dem Erleben und dem Ausdruck von Gedanken, Gefühlen und Wünschen, die mit der Konvention unvereinbar sind, entgegenwirken und von Kindern so empfunden werden, als widersprächen sie einem Großteil dessen, was man sie gelehrt hat« (Klein, 2000[1955], S. 206f.).

Bei der Analyse eines teilnahmslosen, verschlossenen Kindes entschied sich Klein 1923, einige kleine Spielsachen einzuführen. Später schrieb sie, das Spiel sei

> »seine [des Kindes] wichtigste Ausdrucksweise. Bei Anwendung dieser Spieltechnik finden wir bald, daß uns das Kind nicht weniger Assoziationen zu einzelnen Spielstücken bringt als der Erwachsene zu den Traumstücken. Die Einzelheiten des Spieles zeigen dem aufmerksamen Beobachter den Weg; dazwischen spricht das Kind auch allerlei, was voll als Assoziationen zu werten ist« (Klein, 1997[1932], S. 23).

Nach Kleins Eindruck brachte das Kind seine Phantasien, Wünsche und Erfahrungen symbolisch im Spiel zum Ausdruck. Dabei verwendet es dieselben archaischen und phylogenetischen Ausdrucksweisen, dieselbe Sprache wie die Träume. Um das Spiel des Kindes richtig zu verstehen, muss es im Zusammenhang mit seinem gesamten Verhalten während der Analysestunde gesehen werden. Ähnlich wie schon Freud bei seinen Überlegungen zum Verstehen der Träume ausgeführt hatte, betonte auch Klein, dass es nicht ausreicht, die Bedeutung einzelner Symbole herauszugreifen, sondern dass alle Mechanismen und Formen der Darstellung einbezogen werden müssten.

> »Was uns das Kind in einer Analysenstunde zeigt, wobei es vom Spiel mit dem Spielzeug zur Darstellung durch die eigene Person übergeht, dann wieder zum Spiel mit Wasser, zum Ausschneiden von Papier, zum Zeichnen – *wie* es das tut, *warum* der Wechsel einsetzt und *welche* Mittel es zur Darstellung wählt –, dieses bunte, oft wirr und sinnlos scheinende Durcheinander zeigt sich als wohlgeordnet und wird sinnvoll, wenn wir es wie im Traum deuten« (ebd., S. 23; Hervorh. i. O.).

Für Kleins Überlegungen, wie das Unbewusste zu verstehen sei, spielen implizit die Ideen Susan Isaacs' (1948), die diese schon 1929 detailliert vorgestellt hatte, eine zentrale Rolle – die Psyche ist ein Ganzes. Die höheren Funktionen verlaufen nicht unabhängig; das Unbewusste ist nicht einfach ein rudimentärer Teil der Seele, sondern das aktive Organ psychischer Prozesse. Ohne seine Mitwirkung gibt es keine geistige Aktivität, auch wenn seine frühen Aktivitäten normalerweise vielfach modifiziert wurden, bevor es das Denken und Handeln eines Erwachsenen bestimmt. Die ursprüngliche, primäre psychische Aktivität ist als unbewusste Phantasie bezeichnet worden. Es gibt keine Impulse und kein triebhaftes Verlangen, die nicht zuallererst als unbewusste Phantasie auftauchen. Einem bewussten Gedanken – oder einer bewussten Handlung – liegt selbst dann, wenn er vollständig rational und angemessen ist, eine unbewusste Phantasie zugrunde.

Obwohl Freud selbst sich sehr bestimmt und in ähnlichen Worten über das Unbewusste geäußert hat, sind seine Überlegungen nicht explizit in das Gewebe der Theorie und Technik der klassischen Analyse eingebunden worden. Einige Analytiker verstehen intuitiv, dass unbewusste Phantasien stets beteiligt sind und handeln entsprechend. Sie suchen immer nach dem unbewussten Inhalt, der den bewussten Handlungen und Gedanken zugrunde liegt. Aber viele Analytiker tun dies nicht, und wenn ihnen etwas rational oder ›objektiv‹ erscheint, versuchen sie nicht herauszufinden, worin die Verknüpfung mit dem Unbewussten besteht. Bei diesen Analytikern besteht die Gefahr, dass sie im Material des Patienten nicht viel entdecken und eine Übertragungssituation erst erkennen, wenn sie verbal und direkt auf den Analytiker bezogen formuliert wird. In einer kleinianischen Analyse mit Kindern und Erwachsenen ist es die Aufgabe der Analytikerin, den unbewussten Inhalt zu entdecken, den der Patient in diesem Moment, im Hier und Jetzt der Sitzung, zum Ausdruck bringt. Vielleicht wählt der Patient dafür Worte, vielleicht auch nicht. Er könnte sowohl auf unterschiedliche Art und Weise agieren als auch sich verbal äußern. Es ist die Aufgabe der Analytikerin, dem Patienten die Inhalte der Phantasien, die seinem ganzen Verhalten zugrunde liegen, zu deuten, damit sie letztendlich dem Denken und der verbalen Formulierung zur Verfügung stehen. Vielleicht muss der Patient dann weniger agieren und kann seine Phantasien schließlich besser in Worte fassen. Weit davon entfernt, ähnlich wie Freud das kindliche Material für wenig reichhaltig zu halten, stehen wir eher vor dem Problem, was wir aus der Fülle des Materials herausgreifen sollen, weil es am dringlichsten gedeutet werden müsste.

In einer kleinianischen Kinderanalyse versucht die Analytikerin mithilfe des Spiels und anderer Mitteilungen des Kindes, mit dessen unbewussten Ängsten und Wünschen in Kontakt zu kommen, und sie ist von Anfang an bestrebt, diese Mitteilungen zu deuten, da Deutungen die Angst des Kindes mindern, sodass sein Interesse und seine Kooperation erhalten bleiben.

Das Setting der Spieltherapietechnik

Wie in der Erwachsenenanalyse werden dem Kind fünf Sitzungen à 50 Minuten in der Woche angeboten. Melanie Klein war es wichtig, dass jedes Kind seine eigene Schachtel oder Schublade mit Spielzeug haben sollte. Es wird zu einem Teil der besonderen und persönlichen Beziehung des Kindes zu seiner Analytikerin. Zu dem zur Verfügung gestellten Material gehören normalerweise ein Set kleiner Tier- und Menschenfiguren, kleine Fahrzeuge (Autos, Züge, Flugzeuge oder Schiffe), kleine Behälter usw. Die Spielsachen sind klein, damit sie leicht in die Hand zu nehmen sind, und so unspezifisch wie möglich, damit das Kind sie mit Eigenschaften ausstatten kann, die seiner Phantasiewelt entsprechen und nicht mit denen, die der Hersteller beabsichtigt hatte. Man würde zum Beispiel keine Soldaten- oder Cowboyfiguren nehmen, sondern nach Figuren unterschiedlicher Größe suchen, die sich gut als Darsteller für Kinder oder Erwachsene verwenden lassen. Außerdem werden dem Kind üblicherweise Papier, Bleistifte, vielleicht Klebstoff, Klebeband, Knetmasse, Schnüre und Scheren zur Verfügung gestellt. Wenn möglich sollte es in dem Raum fließendes Wasser geben, und zum Saubermachen sollten Bürsten und Putztücher vorhanden sein.

Der Raum sollte so einfach und sicher wie möglich gehalten sein und so gestaltet, dass das Kind sich frei fühlt, seiner Aggression freien Lauf zu lassen, ohne sich und andere zu gefährden. Es sollte einen kleinen Tisch geben und Stühle, einen Sessel und eine Couch mit Kissen, mit denen kleine Kinder oft einer Vielzahl von Gefühlen und Phantasien Ausdruck verleihen. Wenn die Kinder in der Behandlung Fortschritte machen, legen sie sich vielleicht auch manchmal auf die Couch und assoziieren frei.

Ein sehr wichtiger Bestandteil des Settings ist die Haltung der Psychoanalytikerin/des Psychoanalytikers. Im Grunde genommen sollte diese Haltung dieselbe sein wie in der Analyse von Erwachsenen. Sie sollte freundlich, unvoreingenommen interessiert und aufrichtig darum bemüht sein, die Kommunikationen des Kindes zu verstehen. Zu Beginn könnte die Analytikerin dem Kind etwas über die Analyse sagen.

> »Ich sehe dich jeden Tag fünfzig Minuten lang, außer am Samstag, Sonntag und in den Ferien. Hier sind Spielsachen für dich, die du nehmen kannst, wenn du hier bist. Ich fände es auch schön, wenn du mir erzählen würdest, was dir so durch den Kopf geht – Träume, Ideen, Gefühle und so weiter, auch wenn du sie blöd findest oder sie dir unangenehm sind. Zusammen wollen wir versuchen herauszufinden, was dich beunruhigt und warum du unglücklich bist.«

Wie man diese einleitenden Bemerkungen formuliert, hängt natürlich vom Alter des Kindes ab und davon, wie viel es schon verstehen kann. Im Allgemeinen versucht man zu erklären, wozu die Spielsachen in der Arbeit mit der Analytikerin da sind, und sagt nicht einfach, um ›mit ihnen zu spielen‹. So lässt sich leichter eine Atmosphäre schaffen, die dem Kind vermittelt, dass Analytikerin und Patient nicht vor allem zum ›Spielen‹ zusammengekommen sind, sondern um ›zusammen zu arbeiten‹ und die Probleme des Kindes zu verstehen. Auf diese Weise zeigt die Analytikerin, dass es nach ihrer Meinung im Ich des Kindes einen Anteil gibt, der mit ihr in der Behandlung ›zusammenarbeitet‹. Man könnte dem Kind auch sagen, dass es ihm freisteht, alles im Raum nach Belieben zu benutzen, sagt aber keineswegs: »Du kannst hier machen, was du willst«. Man kann erklären, dass die Sachen in der Schublade nur für das Kind da sind, und dass alles, was sich hier ereignet, ausschließlich zwischen ihnen bleibt. Damit wird dem Kind Vertraulichkeit zugesichert.

Ab diesem Punkt versucht die Analytikerin dem Kind zu zeigen, was damit gemeint ist, dass sie zusammen versuchen, seine Probleme zu ›verstehen‹. Bittet das Kind zum Beispiel um die Erlaubnis, etwas benutzen zu dürfen, oder fragt, womit es denn spielen soll, oder scheint mit seiner Gehemmtheit zu kämpfen, würde die Analytikerin weder versuchen, es zu beruhigen noch Vorschläge zu machen, sondern würde die Angst als etwas nehmen, was sie zusammen verstehen könnten. Die Angst des Kindes würde anerkannt werden, und falls dabei etwas zu beobachten war, das Licht auf die Art dieser Angst werfen könnte, würde man dies dem Kind vermitteln. Wenn dies gelingt, wird das Kind merken, dass es etwas ›Besonderes‹ bekommt, etwas, das es zu schätzen weiß. Die nächste Aufgabe wäre dann, darauf zu achten, wie das Kind darauf reagiert: freudig, ambivalent, feindselig, zustimmend und bemüht, die Situation weiter zu erkunden, oder mit Widerstand und dem Versuch, zu unterbrechen. Diese Reaktionen können dann untersucht werden. Auf diese Weise wird das ›Setting‹ rasch etabliert und vom Kind verstanden.

Das gesamte Setting der Analyse und die deutende Rolle der Analytikerin als ›Übersetzerin‹ werden für das Kind bald sehr wichtig und symbolisieren verschiedene frühe Empfindungen. Die Angriffe des Kindes auf das Setting müssen verstanden werden. Die Fähigkeit der Analytikerin, diese Angriffe auszuhalten und mit ihnen umzugehen, kann in der Behandlung des Kindes eine wichtige Rolle spielen. In einer Kinderanalyse kann die Analytikerin mit Problemen konfrontiert werden, denen man sonst nur bei der Analyse erwachsener psychotischer Patienten begegnet. Es sollte besonders darauf geachtet werden, dass das Setting so stabil wie möglich bleibt. Die Erfahrung zeigt, dass Kinder sehr schnell begreifen, wie wichtig die Deutungsfunktion der Analytikerin ist und was damit gemeint ist. Wenn sie fordern, dass etwas nicht gedeutet wird, geht dies oft mit einem Angriff auf ihr gutes Objekt einher, auf die gute innere nährende Mutter, und auf den ›guten‹ oder hilfreichen Anteil in ihnen selbst, der weiß, dass sie darauf angewiesen sind, verstanden zu werden. Gibt man dem Kind etwas anderes, sei es eine Beruhigung oder ein irgendwie geartetes Geschenk, erlebt es dieses Angebot möglicherweise, als nehme man ihm etwas anderes weg – nämlich das, was es am meisten braucht: etwas, worüber es nachdenken kann und das ihm hilft, seine Probleme zu verstehen. Für die Erziehung und Beruhigung des Kindes sind andere zuständig; doch nur die Analytikerin kann ihm anbieten, dass sie immer versuchen wird, es zu verstehen.

Besonders wichtig ist dies für Kandidaten in der Ausbildung, wenn sie schwer oder auch weniger schwer deprivierte Kinder behandeln. Hier besteht häufig vonseiten des Kindes wie auch vonseiten der jungen Analytikerin, die ihre eigenen Gründe dafür haben mag (sei es die Konkurrenz zu den Eltern, seien es Schuldgefühle, weil sie als Kind bessere Erfahrungen mit ihrer Mutter gemacht hat, sei es die Identifizierung mit dem deprivierten Kind), ein entschlossenes Bemühen, durch die tatsächliche Übernahme mütterlicher Funktionen die Defizite auszugleichen, die das Kind in seiner Umwelt erlebt. Das Problem taucht natürlich auch in Erwachsenenanalysen auf. Vielleicht wegen der Verletzlichkeit des Kindes und auch wegen der Verwundbarkeit der Analytikerin, wenn frühe infantile Identifizierungen geweckt werden, zeigt sich allerdings, dass dieses Problem oft gerade in der Behandlung deprivierter Kinder auftaucht.

Manchmal braucht die Analytikerin eine sichere Beziehung zu ihren inneren Objekten, um selbst daran festhalten zu können, dass das Wichtigste, was sie dem Kind an mütterlicher Zuwendung zur Verfügung stellen kann, darin besteht, dass sie jederzeit zu verstehen versucht, was von ihr gefordert wird, und dass sie dafür Worte findet, statt die zweitbeste Lösung zu wählen und auf die momentanen Forderungen des Kindes einzugehen. Sobald die Analytikerin sich darauf einlässt, tatsächlich die mütterliche oder väterliche Rolle zu übernehmen, wird der Prozess, die Übertragung zu beobachten und zu verstehen, beeinträchtigt. Und damit wird dem Kind genau das vorenthalten, was besonders wertvoll für es ist.

Projektive Identifizierung, Deutung und die Analytikerin als Container

Die Ideen Melanie Kleins, insbesondere ihr Konzept der projektiven Identifizierung, sind seither weiterentwickelt worden, vor allem von Bion (1962a). Dabei stand vor allem die Frage nach der Fähigkeit des Analytikers, die Projektionen des Patienten auszuhalten, im Fokus der Aufmerksamkeit. Nach Ansicht Bions wird vieles mittels projektiver Identifizierung kommuniziert. Der Patient glaubt vielleicht, omnipotent in die Analytikerin eindringen und ihre Funktionen übernehmen zu können. Gleichzeitig hat er vielleicht das Gefühl, Impulse oder eigene Anteile oder für ihn unerträgliche Aspekte seiner inneren Objekte in der Analytikerin unterzubringen. Zunehmend mehr Aufmerksamkeit gilt deshalb dem Bemühen der Analytikerin, empfänglich für die Gefühle zu sein, die in ihr ausgelöst werden. Wenn die Analytikerin diese Gefühle in sich ›halten‹ kann, können sie untersucht werden, und sie kann darüber nachdenken und versuchen zu verstehen, was das Kind ihr mitteilt.

Ich hatte Gelegenheit, eine Kandidatin zu supervidieren, die mit der Behandlung eines achtjährigen Jungen begann. Es hieß, der Junge, Robin, habe ein Pokerface, er sei zurückgezogen und lasse kaum emotionale Reaktionen erkennen. In der Schule galt er als selbstgenügsamer Einzelgänger. Robin wurde nach seiner Geburt wegen eines schweren Ikterus für 24 Stunden von seiner Mutter getrennt. Als er ihr wiedergebracht wurde, hatte ihr Milchfluss aufgehört. Es gab anscheinend keine Probleme, als er mit der Flasche gefüttert wurde, aber er gab die Flasche erst auf, als er sieben Jahre alt war.

In der Behandlung erlebte die Kandidatin Robin als unnahbar. Für ihr Gefühl gab es während der Sitzungen mit ihm nur kurze Momente, in denen sie ihm nahekommen konnte. Robin kam oft zu spät und machte früh Anstalten, wieder zu gehen. Wenn er mit diesen Vorbereitungen fünf Minuten vor der vereinbarten Zeit begann, beendete die Kandidatin die Sitzung von sich aus, weil sie das Gefühl hatte, Robin würde es nicht aushalten, noch zu bleiben. Während der Sitzungen schien Robin, wenn er etwas knetete oder zeichnete, völlig in seine Arbeit versunken, und die Kandidatin fühlte sich sehr ausgeschlossen und hilflos. Er wirkte sehr erwachsen und so, als könnte er ihr alle möglichen Informationen geben, wenn er nur wollte. Die Kandidatin fühlte sich ganz klar in der Position eines hilflosen Kindes – sie brauchte Informationen von ihm, wartete auf ihn oder fühlte sich vor dem Ende der Sitzung zurückgewiesen. Mithilfe der Supervision konnte sie sehen, dass Robin sich wie ein Erwachsener aufzuführen schien und die Funktionen einer ziemlich kalten Mutter übernommen hatte, während er seine eigenen ohnmächtigen Babygefühle in die Therapeutin projiziert hatte, sodass diese sich sehr klein fühlte. Das Gefühl, ausgeschlossen zu sein und von jemandem, der nicht verfügbar war, etwas zu wollen, war für das Kind unerträglich. Manchmal fand auch die

Kandidatin diese Gefühle unerträglich, was sich zum Beispiel an ihrem Bedürfnis zeigte, Sitzungen vorzeitig zu beenden.

Nachdem an diesen Problemen gearbeitet worden war, wurden Robins Zeichnungen allmählich lebendiger, und er sagte mehr dazu. In der sechsten Behandlungswoche teilte die Therapeutin Robin die Termine für ihre bevorstehenden Ferien mit. Es schien ihn nicht zu stören, und er zeichnete ein Bild von einer idyllischen Szene auf dem Land, in der alles friedlich war. Es schien zu seiner anscheinend friedlichen Reaktion auf die Ankündigung ihres bevorstehenden Urlaubs zu passen. Robin deutete jetzt und auch bei anderen Gelegenheiten an, dass sie für sein Gefühl diese idyllischen Ferien gemeinsam verbringen würden. Dadurch empfand er die Abwesenheit der Therapeutin nicht als Verlust, sondern als eine Zeit, in der sie auf eine ideale Weise miteinander verbunden sein würden. Als die Therapeutin meinte, er habe vielleicht Angst vor seinem Ärger wegen der bevorstehenden Trennung, sagte er, die Grasbüschel in seinem Urlaubsbild könnten vielleicht Bomben sein. Dann widersprach er ängstlich und sagte: »Es ist wirklich Gras«.

Als ihn die Therapeutin kurze Zeit später wieder an ihre Ferientermine erinnerte, reagierte er scheinbar abgeklärt und sagte, er wisse, dass sie nach Amerika fahren werde (sie ist Amerikanerin) und mit einem Mann schlafen und in ein Restaurant gehen werde. Dann zeigte Robin auf ein Bild, das wieder mit einer idyllischen Szene auf dem Land begann, nur dass dieses Mal auch ein Boot zu sehen war, das gerade ablegte (die Analytikerin). Im Meer schwamm ein riesiger Wal mit sehr großen weißen Zähnen und einer großen Schwanzflosse, die in die Landschaft ragte. Es wirkte, als hätte er die bevorstehenden Ferien zwar ungerührt zur Kenntnis genommen, aber als tauche jetzt etwas Riesiges auf, das den Frieden störte. Dieser Wal mit seinen bissigen Zähnen und seinem bedrohlichen Schwanz schien eine Projektion seiner eigenen bissigen und aggressiven analen Gefühle in den Penis des Vaters zu sein (der Mann, mit dem die Therapeutin in den Ferien schlafen wird). Es schien uns auch etwas darüber auszusagen, wie Robins verschlingende Gier und Aggression »ins Riesenhafte anwuchsen«, wenn er verlassen zu werden drohte. In diesem Stadium konnte er die Deutungen der Therapeutin über seine Wut und seine Angst wegen der bevorstehenden Ferien nicht annehmen. Allerdings sagte er seinem Vater, die Therapeutin werde wohl sterben und nicht mehr zurückkommen. Angesichts seiner phantasierten Attacken auf sie war das natürlich verständlich.

In einer späteren Zeichnung stellte Robin eine Landkarte von Amerika dar, in der das Urlaubsschiff ankam. Der Kontinent war von bedrohlichen

Walen und Haien umgeben, und auf dem Land waren viele Schlangen, ein Todessee, ein Blutwald, ein Vulkan, eine Unmenge an tödlichen und giftigen Objekten – die für bedrohliche Fäzes und Urin standen. Robins innerer Vulkan schien auszubrechen. Aber obwohl diese Zeichnungen so lebendig und anschaulich waren, wirkte er selbst völlig abgeschottet. Nach und nach stellte sich heraus, dass Robin sich für einen bedeutenden Künstler, einen Star, hielt, dessen Zeichnungen sehr gefragt waren. Für ihn waren seine künstlerischen Werke wichtiger als die Deutungen der Therapeutin. Am Ende einer ausgefeilten und wunderschön geschriebenen Geschichte (die er verfasst hatte, als seine Therapeutin krank und einige Tage nicht da war) hieß es: »Der Seestern wird Seestern genannt, weil er wie ein Stern (star) aussieht. Er ist gefährlich und könnte jemanden töten«.

In der Übertragungsbeziehung wurde deutlicher, dass sein Selbstbild, ein unabhängiger Einzelgänger zu sein, auch der Abwehr großer Verlassenheitsängste diente. Es erlaubte ihm auch, sich wie ein »Star« vorzukommen oder wie ein riesiger Wal. Allerdings war er wegen dieser Abwehr auch weniger zugänglich für Hilfe. Seine narzisstische manische Abwehr überdeckte tödliche und destruktive oder giftige Gefühle, die eine Gefahr für sein Objekt waren und seine Fähigkeit bedrohten, seinen Wunsch nach Hilfe zu spüren. Deshalb war er nicht nur dem Verlust eines äußeren Objekts (die Therapeutin, die für die Mutter stand, die ihn verlässt) ausgeliefert, sondern sein inneres Objekt war ebenso zerstört wie der Selbstanteil, der mit seinen Bedürfnissen im Kontakt sein konnte.

Dieses Problem wurde einige Wochen später noch deutlicher, als der Therapeutin ein behandlungstechnischer Fehler unterlief, der sich für beide, Therapeutin und Kind, als hilfreich erwies. Sie hatte bei einer Gelegenheit Robins Rivalität mit seinem Vater gedeutet. Daraufhin stellte Robin Tiere paarweise nebeneinander und behauptete, so wären sie beide am letzten Wochenende als Paar zusammen gewesen. Als wollte er noch weitere Beweise für seine Behauptung anbringen, sagte Robin: »Sie *waren* in meinem Traum letzte Nacht. Sie kamen in meine Schule und dann zu mir nach Hause – und dann sind Sie weggegangen«. Seine Therapeutin ging darauf nicht ein, auch nicht darauf, dass er zum ersten Mal gesagt hatte, sie sei weggegangen, obwohl doch er und sie ein Paar sein sollten. Stattdessen wurde sie ganz aufgeregt, weil er einen Traum mitgebracht hatte, und sie erklärte ihm, wie nützlich Träume für die Analyse seien und fragte, ob er sich noch an weitere Träume erinnern könnte. Robin bejahte die Frage sehr rasch und erzählte ihr einen anderen Traum. Er war in einem Flugzeug unterwegs nach Afrika. Auf dem Tragflügel stand ein Elefant. Der Flugbegleiter (waiter) bat ihn, den Elefanten mit einem Netz einzufangen. Das tat er und übergab ihn dem Piloten. Als sie in Afrika ankamen, gab es da keinen Käfig für den Elefanten. Deshalb übergaben sie ihn dem Zoowärter.

Es war nicht klar, ob es sich um einen Traum oder eine Geschichte handelte. Aber es wirkte wie eine Assoziation zu dem, was gerade passiert war. Als die Therapeutin nicht auf Robins Gefühle wegen ihres Weggehens einging, sondern ihn ermunterte, ein »Star« im Erzählen von Träumen zu sein, wurde er sofort riesig – ein Elefant. Aber dieser Elefant war in einer äußerst gefährdeten Lage – auf einem Tragflügel. Robin schien zu wissen, dass er als ein »Wartender« (waiter) eingefangen und festgehalten werden musste. Es muss einen Käfig für seine Gefühle geben oder jemanden, der sich um sie kümmert, weil sie sonst rasch manisch werden und er sich dann sehr unsicher und geängstigt fühlen würde.

In einer kleinianischen Kinderanalyse geht es vor allem darum, dem Verlauf der Übertragung im Einzelnen zu folgen. Zunächst musste die Therapeutin auf Robins Gefühle eingehen, indem sie diese wahrnahm und die in sie projizierten Gefühle dazu nutzte, ihn mit den Gefühlen, die er in sie projiziert hatte, in Kontakt zu bringen. Mithilfe entsprechender Deutungen zeigte Robin seine Probleme allmählich deutlicher. Ein tatsächliches Ereignis wie die nahenden Ferien der Therapeutin und die nahende Trennung waren für Robin in die Farben seiner wütenden Reaktionen und seiner manischen Abwehr getaucht. Wir verstehen jetzt den scheinbaren Widerspruch zwischen seiner Unabhängigkeit und seinem Festhalten an der Flasche, bis er sieben war, besser. Ein Kind, das wie Robin seinen Wunsch nach einem Objekt so sehr verleugnet, braucht die ständige Anwesenheit eines Objekts, um an der Vorstellung festhalten zu können, unabhängig zu sein. Die Therapeutin muss in der Lage sein, die für das Kind unerträglichen Gefühle zu containen. Zum Beispiel brauchte Robin das Gefühl, dass es einen Käfig gibt, etwas, das ihn hält und ihm genügend Sicherheit gibt, um sich seine Gefühle wegen der Trennung klarzumachen und Einblick in sie zu gewinnen. Dieser achtjährige Junge brauchte Hilfe, um stark genug zu werden, die durch die Trennung in ihm ausgelösten Gefühle aushalten und verarbeiten zu können. Es sind dieselben Gefühle, die vielleicht ein kleiner Säugling hat, wenn seine Mutter nicht da ist, und sie schließen die manische Abwehr gegen beißende Zähne und eruptive anale Attacken mit ein, die angesichts der Trennung ausbrachen. Es konnte Robin dabei geholfen werden, mit diesen frühen Erfahrungen und Bedürfnissen in Kontakt zu kommen, vor denen er sich so abgekapselt hatte. Der Druck auf seine junge Therapeutin (wie auch auf seine junge Mutter) war manchmal so stark, dass es schwer für sie war, ihn innerlich zu halten.

Das Setting und die deutende Rolle der Analytikerin im Rahmen dieses Settings kann dem Patienten die Erfahrung eines containenden Objekts vermitteln (Bion, 1962a) oder die Erfahrung mit einer *Mutter, die gut genug ist* (Winnicott, 1965). Vielleicht unterscheidet sich ein kleinianischer Kinderanalytiker in seinem technischen Vorgehen von Winnicott vor allem durch die Überzeugung, dass ein wesentlicher Teil der Erfahrung des Gehaltenwerdens auf der Funktion des Analytikers beruht, die Übertragung zu beobachten und dann die Gefühle und Erfahrungen des Kindes in Worte zu fassen. Dadurch wird das Kind in die Lage versetzt, ein Objekt zu internalisieren, das ihm hilft, seine Erfahrungen in seinem Inneren selbst zu halten. Kleinianische Analytiker vertreten die Auffassung, dass das Verbalisieren, eigentlich das Deuten, ein wesentlicher Teil der kinderanalytischen Technik ist.

Der Druck auf den Analytiker, seine deutende Rolle zu verlassen, kann sehr unterschiedliche Formen annehmen. Zum Beispiel könnte ein Jugendlicher, der mit dem Kampf zwischen seinen kindlichen und seinen erwachsenen Anteilen beschäftigt ist, versuchen, die Analytikerin zu seiner geheimen Verbündeten gegen die restriktiven Eltern zu machen. Oder er könnte die Analytikerin mit seiner Tendenz, die wiederauflebenden sexuellen und aggressiven Gefühle auf gefährliche oder selbstzerstörerische Weise zu agieren, erschrecken und so versuchen, ihr die Rolle eines sanktionierenden oder verbietenden Elternteils aufzuzwingen. Die Analytikerin sollte sich dieser Gefahren bewusst sein und den inneren Konflikt des Patienten ansprechen. Dazu muss sie sich an die gesunden oder reifen Anteile des Jugendlichen wenden, die in der Lage sind, mit der Analytikerin zusammenzuarbeiten. Dann können beide, Analytikerin und Patient, gemeinsam versuchen, seine kindlichen Gefühle und Wünsche zu verstehen sowie seine Angst davor, sie auf gefährliche Weise auszuagieren. Der Jugendliche ist oft verwirrt und kann dann nicht einschätzen, was Omnipotenz ausmacht und was wirkliche Potenz oder Stärke ist. Er braucht die Hilfe der Analytikerin, um sich seinen Konflikten stellen zu können, ohne dass es zu einem wechselseitigen Agieren kommt. In der Latenz setzen Kinder massive Abwehrmaßnahmen ein, um ihre psychische Realität nicht spüren zu müssen. Die Analytikerin braucht dann viel Geschick und Geduld, um die scheinbare Gleichgültigkeit des Kindes gegenüber der Analyse auszuhalten und trotzdem weiterhin das Verhalten des Kindes minutiös zu beobachten. Zum Beispiel könnte ein

Kind, das während der Sitzung Komikhefte liest, in die Analytikerin seine Wut projizieren, weil es sich bei irgendetwas ausgeschlossen fühlt.

Manchmal muss die Kinderanalytikerin mit offen aggressivem Verhalten umgehen. Das Kind könnte beispielsweise den Raum unter Wasser setzen oder sie gefährden, indem es etwas nach ihr wirft. Zumindest vorübergehend wird eine derartige Situation die Analytikerin an ihrer Deutungsarbeit hindern, weil sie intervenieren muss, um den Raum oder sich selbst zu schützen. Wenn das Kind sie unablässig in dieser Weise attackiert, kann sie es natürlich schwierig finden, noch nachzudenken, weil sie sich verständlicherweise ärgert. Aber auch dann ist es wichtig, das Verhalten des Kindes zu untersuchen. Vielleicht versucht es die Analytikerin so zu provozieren, dass sie die Rolle des strengen Überichs einnimmt. Oder vielleicht unternimmt das Kind eine sadistische urethrale Attacke. Es könnte dabei seine Wutgefühle in die Analytikerin entleeren und ihr dabei buchstäblich zu verstehen geben, wie es sich anfühlt, von Wut überwältigt oder von Angst überflutet zu werden. Wenn sich diese Angriffe verstehen lassen, könnte gerade ihre Konkretheit dazu beitragen, die sehr primitiv gearteten Impulse des Kindes und die damit einhergehenden Ängste zu erhellen. Es könnte dabei um primitive Attacken auf die Urszene gehen – im Erleben des Kindes sind das Denken und Fühlen der Analytikerin der Ort, an dem Gedanken miteinander verbunden werden –, es ist der Verkehr in ihrem Kopf, der die Deutung/das Baby erzeugt. Oder es könnte um eine primitive Attacke auf die Möglichkeit der Brust sein, eine Verbindung zum Mund des Babys herzustellen. Der Patient könnte wie ein schreiendes Baby sein, das seine Mutter so verwirrt, dass der Stoff zum Nachdenken bei der Analytikerin nicht mehr fließen oder vom Patienten nicht mehr aufgenommen werden kann. Auf diese Weise kann die Analytikerin oft Zugang zu frühen und häufig überwältigenden Ängsten und Gefühlen finden.

Die Weiterentwicklungen der Theorien Melanie Kleins durch Bion haben viel dazu beigetragen, einige dieser Probleme genauer zu verstehen.

Die Beziehung zwischen der Analytikerin und den Eltern des Kindes

In einer Erwachsenenanalyse (außer vielleicht in der Behandlung psychotischer Patienten) kommt der Patient üblicherweise selbst und übernimmt auch selbst die Verantwortung für die Kontinuität der Behandlung. Ein

Kind wird dagegen von seinen Eltern zur Behandlung gebracht, und sie sind es, die letztlich die Verantwortung für das Kind und für die Aufrechterhaltung der Behandlung tragen. Dies ist eine wichtige Komplikation in einer Kinderbehandlung. Die Analytikerin muss überdenken, welche Art von Beziehung sie zu den Eltern hat, da unverarbeitete Empfindungen ihren eigenen Eltern gegenüber geweckt werden könnten. Zum Beispiel spürt man bei jungen Ausbildungskandidaten oft, dass sie mit den Eltern des Kindes konkurrieren. Sie möchten dann beweisen, dass sie das Kind besser verstehen und bessere Eltern gewesen wären, wenn sie die Gelegenheit dazu gehabt hätten. Oder die Kandidatin könnte Angst bekommen, die Zuneigung des Kindes aufs Spiel zu setzen. Diese Gefühle könnten den schlimmsten Befürchtungen der Eltern entsprechen. Meistens ist es für die Eltern ein sehr schwerer Schritt, sich auf eine Analyse für ihr Kind einzulassen. Oft sehen sie darin einen Beweis für ihr Versagen, oder sie haben Angst, die Analytikerin wolle vielleicht über sie triumphieren, sie übertrumpfen, wo sie versagt haben, oder ihre Schuldgefühle durch Vorwürfe noch verschlimmern.

Es ist wichtig, dass sich die Analytikerin dieser Gefühle bewusst ist. Üblicherweise sieht man die Eltern vor dem Beginn einer Behandlung allein, um im Detail etwas über die Probleme des Kindes und deren Vorgeschichte zu erfahren. Darin liegt auch eine Chance für die Eltern, die Analytikerin, der sie ihr Kind anvertrauen, kennenzulernen. Häufig äußern Eltern direkt oder indirekt ihre Ängste vor einer Analyse. In dieser Situation hat die Analytikerin die Gelegenheit, die Ängste der Eltern aufzunehmen und ihnen zu vermitteln, dass es keine Konkurrenz zwischen ihren jeweiligen Rollen gibt. Die Analytikerin bietet dem Kind etwas völlig anderes an, etwas, das vonseiten der Eltern gar nicht angebracht wäre. Wir gehen nicht davon aus, dass die Eltern schlicht die Ursache für die Probleme ihres Kindes sind, und das vermitteln wir den Eltern auch. Wir verstehen zwar, dass sie sich Vorwürfe wegen der Schwierigkeiten ihres Kindes machen, meinen aber, dass die Kinder ihre eigenen Gründe für die Probleme haben und dass sie bei deren Bewältigung Hilfe brauchen. Auch wenn Melanie Klein sich kaum direkt zu der Beziehung zwischen Analytikern und Eltern geäußert hat, so ist es doch diese grundsätzliche Einstellung gegenüber den Problemen des Kindes, die unsere Arbeit mit den Eltern, und im Grunde auch mit dem Kind, am stärksten beeinflusst. Wir sollten den Eltern durch unsere Haltung vermitteln, dass wir verstehen, wie viel wir ihnen zumuten. Wir bitten sie um Verständnis dafür, dass das Kind wissen muss, dass seine Analyse vertraulich und etwas anderes ist als sein Alltag und dass weiterer Kontakt zwischen den Eltern und uns die Analyse beeinträchtigen könnte. Das kann für die Eltern schwer auszuhalten sein, da sie vielleicht wegen einer möglichen Konkurrenz, ihres Besitzanspruchs oder ihrer Schuldgefühle meinen, sie sollten unmittelbar und stärker in die Behandlung eingebunden sein. Man sollte bei jeder Behandlung einschätzen, ob die Eltern dieses Vorgehen aus eigener Kraft mittragen können oder vielleicht selbst kontinuierliche Unterstützung brauchen. In diesem Fall könnte man ihnen vorschlagen, sich an einen Kollegen zu wenden oder vielleicht auch an eine Sozialarbeiterin, da ein zu häufiger Kontakt zwischen der Analytikerin eines Kindes und seinen Eltern den analytischen Prozess erheblich stören könnte.

Es ist für Eltern auch wichtig zu verstehen, dass die Durchführung einer Kinderanalyse eine große und langfristige Verpflichtung bedeutet. In einem Moment der Krise oder Panik könnten Eltern mit allem Möglichen einverstanden sein und hoffen, damit das Problem zu lösen oder loszuwerden. Sie könnten es uns dann vielleicht verübeln, dass das Kind zu seinen täglichen Sitzungen gebracht werden muss. Wir sollten ihnen vermitteln, wie ernst wir selbst unsere Verpflichtung mit der Behandlung nehmen und wie wichtig es ist, am Setting und der Kontinuität festzuhalten. Wir müssen sicher sein, dass sie verstehen, eine schnelle Symptomlinderung bedeute nicht, dass das Kind geheilt sei und kein Grund mehr bestehe, die Behandlung fortzusetzen. Eltern sollten darauf hingewiesen werden, dass es Zeiten geben kann, in denen das Kind nicht mehr zur Behandlung kommen will und die Unterstützung seiner Eltern braucht für den Teil in ihm, der möchte, dass es ihm besser geht. Es braucht aufseiten der Analytikerin viel Taktgefühl, um die Eltern für die Zusammenarbeit zu gewinnen und ihnen klarzumachen, dass man zur Verfügung steht, falls sie sich wirklich große Sorgen um ihr Kind machen und beunruhigt sind, ihnen aber gleichzeitig klarzumachen, dass sie sich nicht in die Behandlung einmischen sollten.

Der kleinianische Standpunkt

Schon im Oktober 1923 schrieb Abraham an Freud, er habe etwas Erfreuliches für ihre Wissenschaft mitzuteilen. Er sei bei seiner Arbeit über die Melancholie von der Annahme ausgegangen, dass es in der Kindheit eine frühe Depression gebe, die ein Prototyp für eine spätere Melancholie sei. Melanie Klein

> »hat nun in den letzten Monaten die Psychoanalyse eines dreijährigen Kindes mit Geschick und therapeutischem Erfolg durchgeführt. Dieses Kind bot getreu die von mir angenommene Ur-Melancholie und zwar in engster Verknüpfung mit der Oral-Erotik. Der Fall bietet überhaupt erstaunliche Einblicke in das kindliche Triebleben« (Freud & Abraham, 1980[1965], S. 315).

Melanie Kleins Spieltechnik wurde zu einem Werkzeug, mit dem sich neue Entdeckungen machen ließen. Ihre Beiträge zur psychoanalytischen Theorie sind eine herausragende Leistung und die wichtigste, seit Freud die Welt der Kindheit durch die Analyse von Erwachsenen entdeckt hatte. Durch die Kinderanalyse konnte Melanie Klein den direkten Beweis für seine Theorien erbringen, unser Wissen über die Kindheit erweitern und tiefer in die Säuglingszeit eintauchen. Um ihre Behandlungstechnik bei Kindern zu verstehen, muss man ihre Grundannahmen über das kindliche Erleben kennen. Und diese Auffassungen Kleins beeinflussen sehr stark den Rahmen, in dem eine kleinianische Kinderanalytikerin ihre Beobachtungen macht und infolgedessen auch den Inhalt ihrer Deutungen.

Schon früh in ihrer Tätigkeit wurde sich Klein bewusst, wie wichtig und vielfältig die frühen Objektbeziehungen eines Kindes sowohl in seiner Phantasie als auch in seiner Realität sind und wie reichhaltig seine unbewusste Phantasie ist. Mithilfe ihrer Technik gewann sie Zugang zur inneren Welt ihrer kleinen Patienten, und ihr wurde klar, auf welch komplexe und detaillierte Art und Weise die äußere und die innere Welt des Kindes sich überlappen und gegenseitig beeinflussen. Sie formulierte eine kohärente und detailliert ausgearbeitete Theorie über die früheste Beziehung des Säuglings zu seiner Mutter und über die sehr frühen Anfänge des Ödipuskomplexes. Aus ihrer Arbeit gewann sie die Überzeugung, dass Angst- und Schuldgefühle viel früher in der Kindheit auftreten als von Freud angenommen. Und sie stellte fest, dass die Phantasien des Säuglings über seine Beziehung zur mütterlichen Brust sowohl für Charakterstörungen bei Erwachsenen verantwortlich sind als auch für die Gefahr, eine psychotische Störung zu entwickeln.

Melanie Klein vertrat die Ansicht, dass der Säugling von Geburt an seine Mutter unbewusst wahrnimmt. Sie sagte, wir wissen, dass sich neugeborene Tiere sofort ihrer Mutter zuwenden und dort ihre Nahrung finden. Beim Menschentier ist das auch nicht anders, und dieses instinktive Wissen ist die Basis für die primäre Beziehung des Säuglings zu seiner Mutter. Sie meinte auch, dass es von Geburt an ein wirksames rudimentäres Ich gibt, dessen wichtige Aufgabe es ist, Angst abzuwehren. Nach Klein erlebt der neugeborene Säugling sowohl während des Geburtsvorgangs als auch bei der Anpassung an die postnatale Situation Verfolgungsängste. Anfangs fehlt es dem Ich weitgehend an Kohäsion, es wird von Spaltungsmechanismen beherrscht. Da der kleine Säugling seine Situation noch nicht intellektuell begreifen kann, erlebt er unbewusst jede Art von Unbehagen, als werde es ihm von feindlichen Mächten zugefügt. Und umgekehrt löst jedes Behagen (die Wärme und liebevolle Art des Gehaltenwerdens oder die Befriedigung beim Füttern), das ihm zuteilwird, glücklichere Gefühle aus und wird erlebt, als komme es aus guten Quellen. Das ermöglicht dem Säugling seine erste Liebesbeziehung, zumindest zu einem Teilobjekt – der Brust der Mutter, ihren Händen, ihrem Schoß usw.

Das Unbehagen des Säuglings ist keine Reaktion auf Frustration, vielmehr stammt es aus Mächten in seinem Inneren. Melanie Klein entwickelte Freuds Todestriebkonzept weiter und meinte, dass die Gefahr der Zerstörung durch den Todestrieb, der sich gegen das Selbst richtet, zur Spaltung der Impulse in gute und böse Impulse beiträgt. Klein formulierte auch die Ansicht, dass von Geburt an einige der frühesten Ichaktivitäten mit den frühesten unbewussten Phantasien des Säuglings verknüpft sind. Aus diesem Blickwinkel betrachtet bedeutet Introjektion, dass die Außenwelt, deren Einflüsse und die Objekte, mit denen es der Säugling zu tun hat, nicht nur als etwas Äußeres erlebt werden, sondern von ihm aufgenommen und als Teil seines Innenlebens empfunden werden. Projektion bedeutet, dass der Säugling nicht nur seinen Stuhl entleert, sondern außerdem die Phantasie hat, gute oder schlechte Erfahrungen oder Teile seiner selbst oder seiner Objekte ausstoßen zu können. Das wiederum beeinflusst, was für eine Art von Objekt er re-introziert. Ist das Objekt in seinem Erleben liebevoll, wird er für sein Gefühl ein liebevolles Objekt in sich aufnehmen; ist es dagegen mit seinem Hass angefüllt, wird er ein Objekt, das er als böse und verfolgend erlebt, in sich aufnehmen. Aus diesen frühesten Projektionen und Introjektionen wird allmählich seine innere Welt aufgebaut. Zunächst wird diese Welt von einer Spaltung beherrscht, mit deren Hilfe die guten Objekte und die guten Selbstanteile in gewisser Weise geschützt sind, da die Aggression in eine andere Richtung gelenkt wird.

Das heißt, Melanie Klein vertrat die Ansicht, dass der Säugling von Beginn an mächtige libidinöse und destruktive Triebregungen erlebt, die sich auf die Mutter, oder einen Teil von ihr, richten und in der Beziehung zu ihr erlebt werden. Ist der Säugling voller Liebe, projiziert er seine guten Gefühle auf die Brust und kann dann nicht nur die tatsächliche Milch in sich aufnehmen, sondern auch das Bild oder die Erfahrung eines guten und liebevollen Objekts. Wenn er dagegen von Hass oder Wut beherrscht wird, folgt diesen Gefühlen, wenn sie projiziert werden, die Re-Introjektion einer bösen und erschreckenden Brust. Er spaltet die Brust auf in eine entweder ideale und ausschließlich gute Brust oder in eine total böse und gefürchtete Brust. Wenn die Erfahrungen des Säuglings nicht gut genug sind, weil entweder das Objekt so unbefriedigend ist oder er übermäßig von destruktiven Gefühlen beherrscht wird, insbesondere von Gier und frühem Neid, dann wird die Entstehung eines guten inneren Objekts beeinträchtigt. Über die äußeren Erfahrungen des Säuglings ist viel gearbeitet worden, aber den Auswirkungen seiner inneren Impulse als Quelle für spätere Schwierigkeiten ist wenig Aufmerksamkeit gewidmet worden. Ein übermäßig gieriges oder neidisches Kind (Klein, 1957) ist nie zufrieden mit dem, was es bekommt und kann deshalb nicht die Erfahrung machen, eine gute Mutter zu haben. Klein legte viel Gewicht auf die angeborenen oder konstitutionellen Faktoren im Säugling. Später postulierte sie die Vorstellung von einer primitiven frühen Form des Neids auf das Gute der mütterlichen Brust und führte aus, welchen Einfluss dieser Neid darauf hat, wie der Säugling die Außenwelt innerlich erlebt, was dann wiederum die tatsächliche Fähigkeit der Mutter beeinflusst. Ein Baby, das bereitwillig und voller Anerkennung auf die Mutter reagiert, kann ihr helfen, während ein widerwillig und nachtragend reagierendes Kind sich auf die Fähigkeit der Mutter auswirken kann, für ihr Kind da zu sein.

Freud betrachtete die frühe Säuglingszeit als eine narzisstische, nicht auf das Objekt bezogene Periode. Melanie Klein vertrat die Auffassung, dass Objektbeziehungen von Anfang an bestehen und dass narzisstische Patienten Objektbeziehungen haben, auch wenn diese primitiv sind und intensiv von Hass und Destruktivität beherrscht werden. Diese Probleme sind der Psychoanalyse zugänglich. Deshalb konnten Melanie Klein und ihre Nachfolger bei der Behandlung von psychotischen oder Borderline-psychotischen Patienten sowohl bei Erwachsenen als auch bei Kindern die klassische freudianische Technik anwenden. Insbesondere Rosenfeld (1965) hat auf diesem Feld weitere wichtige Beiträge geleistet.

In der normalen Entwicklung gibt es von Anfang an den Drang zur Integration, der mit zunehmender Reife des Ichs noch stärker wird. Wenn das gute innere Objekt einigermaßen sicher verankert ist, wird es zum Kern des sich entwickelnden Ichs. Aber selbst unter den günstigsten Bedingungen bleibt die glückliche Beziehung zur Mutter und ihrer Brust nie störungsfrei. Verfolgungsängste kommen zwangsläufig auf und sind, wenn sie aus dem Konflikt zwischen Lebens- und Todestrieben erwachsen, in den ersten Lebensmonaten am stärksten. Einer der vielen die Integration stimulierenden Faktoren ist die Tatsache, dass die Spaltungsvorgänge immer nur vorübergehend effektiv sind. Das Ich wird dazu gedrängt, mit den destruktiven Impulsen zurechtzukommen. Eine gelungene Integration mindert den Hass durch Liebe und bewirkt damit, dass die destruktiven Impulse nicht mehr so mächtig sind. Nach Melanie Klein beginnt dieser Integrationsprozess, den sie als *depressive Position* bezeichnete, normalerweise in der Mitte des ersten Lebensjahres. Die in den ersten Lebensmonaten vorherrschenden Verfolgungsängste bilden die *paranoid-schizoide Position*, wie sie von ihr genannt wurden. Allerdings ist auch Integration nur schwer zu akzeptieren. Das Zusammenkommen der destruktiven und der liebevollen Impulse, des guten und des bösen Objekts, löst die Angst aus, dass die destruktiven Impulse die liebevollen Gefühle überwältigen und das gute Objekt und die guten Selbstanteile gefährden könnten. Nach Kleins Auffassung kann die Integration nur Schritt für Schritt stattfinden, und die erreichte Sicherheit ist unter innerem und äußerem Druck leicht zu erschüttern. Das gilt ein Leben lang. Eine umfassende und dauerhafte Integration kann es nicht geben, weil eine gewisse Polarisierung zwischen Lebens- und Todestrieben immer besteht und die stärkste Quelle für Konflikte bleibt.

In der depressiven Position wird dem Säugling nach und nach bewusst, dass die Brust, die er liebt und die ihn zufriedenstellt, dieselbe Brust ist wie die, die er hasst, wenn sie ihn frustriert. Mit der emotionalen Weiterentwicklung wächst nicht nur die Fähigkeit des Säuglings, seine Bedürfnisse wahrzunehmen, sondern auch die Fähigkeit zu erkennen, dass auch das Objekt eigene Bedürfnisse hat. In der paranoid-schizoiden Position spielen die Ängste des Säuglings für sein eigenes Überleben eine wichtige Rolle. In der depressiven Position entwickelt der Säugling die Fähigkeit, auf sein Objekt Rücksicht zu nehmen, und erlebt Trauer und Verlustängste. Er verknüpft diese Gefühle jetzt mit seinen Befürchtungen vor den möglichen Folgen seiner Aggressivität und entwickelt erste Schuldgefühle.

Es ist unmöglich, diesen Ideen in wenigen Worten gerecht zu werden. Melanie Klein konnte im Detail zeigen, wie reichhaltig und komplex die Beziehung des Säuglings zuerst zu seiner Mutter und dann auch zu den anderen wichtigen Personen in seinem Leben ist, wie dem Vater und seinen

Geschwistern. Den Vater erlebt der kleine Säugling unterschiedlich. Er wird als Rivale um die Brust der Mutter und ihre Zuwendung erlebt. Auch die – später auf den Vater projizierte – böse Brust wird als einer der frühesten Vorläufer des strengen und primitiven Überichs erlebt. Doch werden andererseits bei einer guten Beziehung zur Mutter die ihr geltenden liebevollen Gefühle ebenfalls auf den Vater übertragen. In der depressiven Position wird der Vater als wichtige Ergänzung zur Mutter wahrgenommen, und beide, Mutter und Kind, brauchen ihn als Beschützer. All diese Einstellungen gehörten für Klein zur frühen ödipalen Situation. Sie bereichern und variieren die Komplexität der frühen ödipalen Ängste, die verfolgend oder depressiv sein können.

Melanie Kleins Arbeit mit Kindern und ihre Erkenntnisse beeinflussten ihre Technik bei der Behandlung von Erwachsenen und Kindern. Ihre Entdeckungen in der Analyse von Kindern und die daraus resultierenden Theorien machten deutlich, wie wichtig Spaltungsmechanismen und projektive sowie introjektive Vorgänge sind und wie rasch sie ablaufen, und sie zeigten auch, wie wichtig die ständigen Fluktuationen in der inneren Verfassung des Patienten sind. Die Folge war, dass Klein häufiger Deutungen gab als es in der klassischen Analyse üblich war. Klein folgte Schritt für Schritt der Spaltung, den Projektionen und Introjektionen und deutete sie dem Patienten. Da sie den Ängsten des Patienten und den Abwehrmaßnahmen, die er dagegen einsetzte, in der Übertragung im Detail folgte, konnte sie die tiefsten seelischen Schichten erreichen.

Das Ziel einer Behandlung besteht darin, dem Patienten dabei zu helfen, weniger in der paranoid-schizoiden Position verwurzelt zu sein, weniger von Spaltungsprozessen beherrscht zu werden, sicherer den Weg zur Integration einzuschlagen und zu mehr Liebe und Rücksichtnahme fähig zu sein. Der Prozess der Übertragung seiner frühen Elternimagines auf den Analytiker und dessen Fähigkeit, die Projektionen des Patienten zu containen und mit ihm darüber zu sprechen, ermöglichen dem Patienten nach und nach mehr Einsicht in die Natur seiner Impulse. Wenn der Patient es als etwas Gutes in sich aufnehmen kann, vom Analytiker verstanden zu werden, wird sein gutes inneres Objekt gestärkt und hilft ihm dabei, sich mit seinen destruktiven Impulsen auseinanderzusetzen. Wenn ihm das gelingt und er konstruktiver dafür sorgen kann, dass seine guten inneren Objekte erhalten bleiben, lassen seine Verfolgungsängste und seine Schuldgefühle nach, und sein Vertrauen in sein gutes inneres Objekt und das Gute in ihm selbst wird gestärkt.

Melanie Kleins Entdeckungen haben in der psychoanalytischen Welt erhebliche Kontroversen ausgelöst, aber sie können nicht ignoriert werden. Sie sind in ihren Auswirkungen genauso revolutionär wie es früher die Entdeckungen Freuds waren.

Literatur

Abraham, K. (1919). Über eine besondere Form des neurotischen Widerstandes gegen die psychoanalytische Methodik. In ders., *Gesammelte Schriften, Bd. I* (S. 276–283). Hrsg. v. J. Cremerius. Frankfurt a. M.: Fischer Taschenbuch Verlag. 1982.

Abraham, K. (1924). Versuch einer Entwicklungsgeschichte der Libido auf Grund der Psychoanalyse seelischer Störungen. In ders., *Gesammelte Schriften, Bd. II* (S. 32–102). Hrsg. v. J. Cremerius. Frankfurt a. M.: Fischer Taschenbuch Verlag. 1982.

Bion, W. R. (1959). Attacks on linking. In *Second Thoughts*. New York: Jason Aronson (S. 93–109). 1967. Dt.: Angriffe auf Verbindungen. In E. Bott Spillius (Hrsg.), *Melanie Klein Heute, Bd. 1* (S. 110–129). 3. Aufl. Stuttgart: Klett-Cotta. 2002.

Bion, W. R. (1962a). A theory of thinking. In *Second Thoughts*. New York: Jason Aronson. 1967. Dt.: Eine Theorie des Denkens. In E. B. Spillius (Hrsg.), *Melanie Klein Heute, Bd. 1* (S. 225–235) 3. Aufl. Stuttgart: Klett-Cotta. 1990.

Bion, W. (1962b). *Learning from Experience*. London: Heinemann. Dt.: *Lernen durch Erfahrung*. Frankfurt a. M.: Suhrkamp. 1990.

Bion, Wilfred (1967). *Second thoughts*. London: Heinemann. Dt. in K. Mätzler, Karl & R. Mätzler (Hrsg.), *Frühe Vorträge und Schriften mit einem kritischen Kommentar*. Frankfurt a. M.: Brandes & Apsel. 2013.

Bion, W. R. (1970). *Attention and Interpretation*. London: Tavistock Publications. Dt.: *Aufmerksamkeit und Deutung*. Tübingen: edition discord. 2006.

Birksted-Breen, D. (1996). Phallus, penis and mental space. *Int. J. Psychonal., 77*, 649–657.

Bloom, H. (1999). *Shakespeare. The Invention of the Human*. London: Fourth Estate.

Bowlby, J. (1944). Forty-four juvenile thieves. *Int. J. Psychoanal., 25*, 19–52 u. 107–127.

Brenman, E. (1985). Cruelty and narrow mindedness. *Int. J. Psychoanal., 66*, 273–281. Dt.: Grausamkeit und Engstirnigkeit. In E. Brenman, *Vom Wiederfinden des guten Objekts* (S. 91–108). Stuttgart: frommann-holzboog. 2014.

Brenman, E. (2006). *Recovery of the Lost Good Object*. G. Fornari Spoto (Hrsg.), New Library of Psychoanalysis. Hove, East Sussex and New York: Routledge. Dt.: *Vom Wiederfinden des guten Objekts*. Stuttgart: frommann-holzboog. 2014.

Britton, R. (1998). *Belief and Imagination*. London: Routledge. Dt.: *Glaube, Phantasie und psychische Realität*. Stuttgart: Klett-Cotta. 2001.

Chasseguet-Smirgel, J. (1984). *Creativity and Perversion*. London: Free Association Books. Dt.: *Kreativität und Perversion*. Frankfurt a. M.: Nexus. 1986.

Deutsch, H. (1942). Some forms of emotional disturbance and their relationship to schizophrenia. *Psychoanal. Quart., 11*, 301–21.

Freud, A. (1926). The role of transference in the analysis of children. In dies., *Introduction to Psycho-Analysis*. London: Hogarth Press. 1974. Dt.: Die Rolle der Übertragung in der Kinderanalyse. In dies., *Einführung in die Technik der Kinderanalyse*. Frankfurt a.M.: Fischer. 1989.
Freud, S. (1909). Analyse der Phobie eines fünfjährigen Knaben. *GW 7*, 241–377.
Freud, S. (1914). Zur Einführung des Narzißmus. *GW 10*, 137–170.
Freud, S. (1918). Aus der Geschichte einer infantilen Neurose [»Der Wolfsmann«]. *GW 12*, 27–157.
Freud, S. (1922). Nachschrift zur Analyse des kleinen Hans. *GW 13*, 429–432.
Freud, S. (1937). Die endliche und die unendliche Analyse. *GW 16*, 57–99.
Freud, S. (1941f[1938]). »Ergebnisse, Ideen, Probleme«. *GW 17*, 148–152.
Freud, S. & Abraham, K. (1980[1965]). *Briefe 1907–1926*. Frankfurt/M.: Fischer.
Grinberg, L. (1970). The problems of supervision in psychoanalytic education. *Int. J. Psychoanal., 51*, 371–82.
Heimann, P. (1950). On countertransference. *Int. J. Psychoanal., 31*, 81–84.
Hug-Hellmuth, H. von (1921). Zur Technik der Kinderanalyse. *Int. Z. Psychoanal., 7*, 179–197.
Isaacs, S. (1948). The nature and function of phantasy. *Int. J. Psychoanal., 29*, 287–305. Auch in: M. Klein, P. Heimann, S. Isaacs & J. Riviere (Hrsg.), *Developments in Psycho-Analysis*. London: Hogarth Press. 1952. Dt.: Wesen und Funktion der Phantasie. *Psyche – Z Psychoanal., 70*(6), 532–582. 2016.
Joseph, B. (1960). Some characteristics of the psychopathic personality. *Int. J. Psychoanal., 41*, 526–31. Auch in M. Feldman & E.B. Spillius (Hrsg.), *Psychic Equilibrium and Psychic Change. Selected Papers of Betty Joseph* (S. 34–43). London: Routledge. Dt.: Über einige Persönlichkeitsmerkmale des Psychopathen. In dies., *Psychisches Gleichgewicht und psychische Veränderung* (S. 58–74). Stuttgart: Klett-Cotta. 1994.
Joseph, B. (1975). The patient who is difficult to reach. In M. Feldman & E.B. Spillius (Hrsg.), *Psychic Equilibrium and Psychic Change* (S. 75–87). London: Routledge. Dt.: Der unzugängliche Patient. In dies., *Psychisches Gleichgewicht und psychische Veränderung* (S. 116–134). Stuttgart: Klett-Cotta. 1994.
Klein, M. (1921). Eine Kinderentwicklung. In dies., *Gesammelte Schriften, Bd. I*, Teil 1 (S. 11–88). Hrsg. v. R. Cycon. Stuttgart: frommann-holzboog. 1995.
Klein, M. (1923). Die Rolle der Schule in der libidinösen Entwicklung des Kindes. *Int. Z. Psychoanal., 9*, 323–344. Auch in dies., *Gesammelte Schriften, Bd. I*, Teil 1 (S. 139–162). Hrsg. v. R. Cycon. Stuttgart: frommann-holzboog. 1995.
Klein, M. (1926). Die psychologischen Grundlagen der Frühanalyse. *Imago, 12*, 365–376. Auch in dies., *Gesammelte Schriften, Bd. I*, Teil 1 (S. 195–210). Hrsg. v. R. Cycon. Stuttgart: frommann-holzboog. 1995.
Klein, M. (1930). The importance of symbol-formation in the development of the ego. In dies., *The Writings of Melanie Klein, vol. II*. Hrsg. v. R. Money-Kyrle, B. Joseph, E. O'Shaughnessy & H. Segal. London: Hogarth Press. 1975. Dt.: Die Bedeutung der Symbolbildung für die Ich-Entwicklung. *Int. Z. Psychoanal., 16*, 57–72. Auch in dies., *Gesammelte Schriften, Bd. I*, Teil 1 (S. 347–368). Hrsg. v. R. Cycon. Stuttgart: frommann-holzboog. 1995.
Klein, M. (1932). The significance of early anxiety situations on the sexual development of the boy. In dies., *The Writings of Melanie Klein, vol. II*. Hrsg. v. R. Money-Kyrle, B. Joseph, E. O'Shaughnessy & H. Segal. London: Hogarth Press. 1975. Dt.: Die Aus-

wirkungen früher Angstsituationen auf die männliche Sexualentwicklung. In dies., *Gesammelte Schriften, Bd. II* (S. 303–350). Hrsg. v. R. Cycon. Stuttgart: frommann-holzboog. 1997.

Klein, M. (1945). The oedipus complex in the light of early anxieties. In dies., *The Writings of Melanie Klein, vol. I.* Hrsg. v. R. Money-Kyrle, B. Joseph, E. O'Shaughnessy & H. Segal. London: Hogarth Press. 1975. Dt.: Der Ödipuskomplex im Lichte früher Ängste. In dies., *Gesammelte Schriften, Bd. I,* Teil 2 (S. 361–431). Hrsg. v. R. Cycon. Stuttgart: frommann-holzboog. 1996.

Klein, M. (1946). Notes on some schizoid mechanisms. In dies., *The Writings of Melanie Klein, Bd. III.* Hrsg. v. R. Money-Kyrle, B. Joseph, E. O'Shaughnessy & H. Segal. London: Hogarth Press. 1975. Dt.: Bemerkungen über einige schizoide Mechanismen. In dies., *Gesammelte Schriften, Bd. III* (S. 7–41). Hrsg. v. R. Cycon. Stuttgart: frommann-holzboog. 2000.

Klein, M. (1948). The theory of anxiety and guilt. In dies., *The Writings of Melanie Klein, vol. III.* Hrsg. v. R. Money-Kyrle, B. Joseph, E. O'Shaughnessy & H. Segal. London: Hogarth Press. 1975. Dt.: Beitrag zur Theorie von Angst und Schuldgefühl. In dies., *Gesammelte Schriften, Bd. III* (S. 43–70). Hrsg. v. R. Cycon. Stuttgart: frommann-holzboog. 2000.

Klein, M. (1952). The origins of transference. In dies., *The Writings of Melanie Klein, vol. III.* Hrsg. v. R. Money-Kyrle, B. Joseph, E. O'Shaughnessy & H. Segal. London: Hogarth Press. 1975. Dt.: Die Ursprünge der Übertragung. In dies., *Gesammelte Schriften, Bd. III* (S. 81–96). Hrsg. v. R. Cycon. Stuttgart: frommann-holzboog. 2000.

Klein, M. (1955). On identification. In dies., *The Writings of Melanie Klein, Bd. III.* Hrsg. v. R. Money-Kyrle, B. Joseph, E. O'Shaughnessy & H. Segal. London: Hogarth Press. 1975. Dt.: Über Identifizierung. In dies., *Gesammelte Schriften, Bd. III.* (S. 229–278). Hrsg. v. R. Cycon. Stuttgart: frommann-holzboog. 2000.

Klein, M. (1955). The psycho-analytic play technique: Its history and significance. In dies., *The Writings of Melanie Klein, vol. III.* Hrsg. v. R. Money-Kyrle, B. Joseph, E. O'Shaughnessy & H. Segal. London: Hogarth Press. 1975. Dt.: Die psychoanalytische Spieltechnik: Ihre Geschichte und Bedeutung. *Psyche – Z Psychoanal., 12,* 687–705. 1959. Auch in dies., *Gesammelte Schriften, Bd. III* (S. 201–228). Hrsg. v. R. Cycon. Stuttgart: frommann-holzboog. 2000.

Klein, M. (1957). Envy and gratitude. *The Writings of Melanie Klein, Bd. III.* Hrsg. v. R. Money-Kyrle, B. Joseph, E. O'Shaughnessy & H. Segal. London: Hogarth Press. 1975. Dt.: Neid und Dankbarkeit. Eine Untersuchung unbewußter Quellen. In dies., *Gesammelte Schriften, Bd. III* (S. 279–368). Hrsg. v. R. Cycon. Stuttgart: frommann-holzboog. 2000.

Klein, M. (1960). The Narrative of a Child Analysis. In dies., *The Writings of Melanie Klein, vol. IV.* Hrsg. v. R. Money-Kyrle, B. Joseph, E. O'Shaughnessy & H. Segal. London: Hogarth Press. 1975. Dt.: Darstellung einer Kinderanalyse. In dies., *Gesammelte Schriften, Bd. IV,* Teil 1 und 2. Hrsg. v. R. Cycon. Stuttgart: frommann-holzboog. 2001.

Meltzer, D. (1966). The relation of anal masturbation to projective identification. *Int. J. Psychoanal., 45,* 246–53. Dt.: Die Beziehung der analen Masturbation zur projektiven Identifizierung. In E. Bott Spillius (Hrsg.), *Melanie Klein Heute, Bd. 1* (S. 130–147). 3. Aufl. Stuttgart: Klett-Cotta. 2002.

Money-Kyrle, R. (1956). Normal counter-transference and some of its deviations. *Int. J. Psychoanal., 37,* 360–366. Auch in E. B. Spillius (Hrsg.), *Melanie Klein Today, vol. 2.*

London: Routledge. 1988. Dt.: Normale Gegenübertragung und mögliche Abweichungen. In E. B. Spillius (Hrsg.), *Melanie Klein Heute, Bd. 2* (S. 29–44). München und Wien: Verlag Internationale Psychoanalyse. 1991.

O'Shaugnessy, E. (1964). The absent object. *J. Child Psychother., 1*, 34–43.

Racker, H. (1954). Notes on the theory of transference. *Psychoanal. Quart., 23*, 78–86.

Riviere, J. (1929). Womanliness as a masquerade. *Int. J. Psychoanal., 10*(2/3), 303–313. Dt.: Weiblichkeit als Maske. In L. Gast (Hrsg.), *Joan Riviere. Ausgewählte Schriften* (S. 102–113). Tübingen: edition discord. 1996.

Riviere, J. (1936). A contribution to the analysis of the negative therapeutic reaction. *Int. J. Psychoanal., 17*, 304–320. Dt.: Beitrag zur Analyse der negativen therapeutischen Reaktion. In L. Gast (Hrsg.), *Joan Riviere – Ausgewählte Schriften* (S. 138–158). Tübingen: edition diskord. 1996.

Rosenbluth, D. (1970), Transference in Child Psychotherapy. *Journ. of Child Psychotherapy, 2*, 72–87.

Rosenfeld, H. (1964). On the psychopathology of narcissism: A clinical approach. In ders., *Psychotic States: A Psycho-Analytical Approach*. London: Hogarth Press. 1965. Dt.: Zur Psychopathologie des Narzißmus – Ein klinischer Beitrag. In ders., *Zur Psychoanalyse psychotischer Zustände* (S. 196–208). Frankfurt a. M.: Suhrkamp. 1981.

Rosenfeld, H. (1965). *Psychotic States: A Psycho-Analytical Approach*. New York: International Universities Press. 1965. Dt.: *Zur Psychoanalyse psychotischer Zustände*. Frankfurt a. M.: Suhrkamp. 1981.

Segal, H. (1964). *Introduction to the Work of Melanie Klein*. London: Heinemann Medical Books. Dt.: *Melanie Klein. Eine Einführung in ihr Werk*. Frankfurt a. M.: Fischer Wissenschaft. 1993.

Segal, H. (1978). Countertransference. *Int. J. Psychoanal., 6*, 31–7.

Segal, H. (1993). On the clinical usefulness of the concept of the death instinct. *Int. J. Psychoanal. 74*, 55–61. Dt.: Über den klinischen Nutzen des Todestriebkonzepts. *Jahrb. der Psychoanal., 2002, 44*, 105–119.

Shakespeare, W. (2006). *Othello*. New York: Oxford Univ. Press. Dt. in ders., *Sämtliche Dramen*. Hrsg. v. G. Klotz, 5. Aufl. Berlin und Weimar: Aufbau. 1994.

Shorter Oxford English Dictionary (1973). Oxford: Oxford Univ. Press.

Steiner, J. (1987). The interplay between pathological organizations and the paranoid-schizoid and depressive positions. *Int. J. Psychoanal., 68*, 69–80. Dt.: Die Wechselwirkung zwischen pathologischen Organisationen und der paranoid-schizoiden und depressiven Position. In E. Bott Spillius (Hrsg.), *Melanie Klein Heute, Bd. 1* (S. 408–431). 3. Aufl. Stuttgart: Klett-Cotta. 2002.

Steiner, J. (1993). *Psychic Retreats*. London: Routledge. Dt.: *Orte des seelischen Rückzugs. Organisationen bei psychotischen, neurotischen und Borderline-Patienten*. Stuttgart: Klett-Cotta. 1998.

Strachey, J. (1934). The nature of the therapeutic action of psychoanalysis. *Int. J. Psychoanal., 15*, 127–159. Dt.: Die Grundlagen der therapeutischen Wirkung der Psychoanalyse. *Intern. Zeitschrift für Psychoanalyse, 21*, 486–516. 1935.

Thorner, H. A. (1952). Examination anxiety without examination. *Int. J. Psychoanal., 33*, 153–159.

Wilde, O. (1898). The Ballad of Reading Gaol. In C. Ricks (Hrsg.), *The New Oxford Book of Victorian Verse*. Oxford: Oxford Univ. Press. Dt.: In ders., *Gedichte und Balladen*. Wiesbaden: F. Englisch. 1978.

Winnicott, D.W. (1945). Primitive emotional development. In ders., *Through Paediatrics to Psycho-Analysis*. London: Hogarth Press. 1987. Dt.: Die primitive Gefühlsentwicklung. In ders., *Von der Kinderheilkunde zur Psychoanalyse* (S. 57–74). München: Kindler. 1976.

Winnicott, D.W. (1948). Reparation in respect of mother's organised defence against depression. In ders., *Through Paediatrics to Psycho-Analysis*. London: Hogarth Press. 1987. Dt.: Wiedergutmachung im Hinblick auf die organisierte Abwehr der Mutter gegen Depression. In ders., *Von der Kinderheilkunde zur Psychoanalyse* (S. 261–269). München: Kindler. 1976.

Winnicott, D.W. (1949). Hate in the countertransference. In ders., *Through Paediatrics to Psycho-Analysis*. London: Hogarth Press. 1987. Dt.: Haß in der Gegenübertragung. In ders., *Von der Kinderheilkunde zur Psychoanalyse* (S. 75–88). München: Kindler. 1976.

Winnicott, D.W. (1956). On transference. *Int. J. Psychoanal., 30,* 69–74. Dt.: Klinische Varianten der Übertragung. In ders., *Von der Kinderheilkunde zur Psychoanalyse* (S. 227–223). München: Kindler. 1976.

Winnicott, D.W. (1965). *The Family and Individual Development*. London: Tavistock. Dt.: *Familie und individuelle Entwicklung*. Gießen: Psychosozial-Verlag. 2017.

Register

A

B

C

D

E

F

G

R

S

T